优质备孕 怀孕52周

翟建军 · 编著

中国纺织出版社

图书在版编目(CIP)数据

优质备孕·怀孕52周 / 翟建军编著. -- 北京 : 中国纺织出版社，2012.7（2019.7重印）

(好孕优生钻石系列)

ISBN 978-7-5064-8515-9

Ⅰ.①优… Ⅱ.①翟… Ⅲ.①妊娠期-妇幼保健-基本知识②产褥期-妇幼保健-基本知识 Ⅳ.①R715.3

中国版本图书馆CIP数据核字（2012）第080475号

策划编辑：尚　雅　张天佐　　责任编辑：刘艳红　　责任印制：刘 强

美术编辑：张彩萍　　装帧设计：赵　静　程　程

中国纺织出版社出版发行

地址：北京市朝阳区百子湾东里A407号楼　邮政编码：100124

北京天恒嘉业印刷有限公司印刷　各地新华书店经销

2019年7月第1版第2次印刷

开本：720×1020　1/16　印张：16

字数：280千字　定价：38.80元

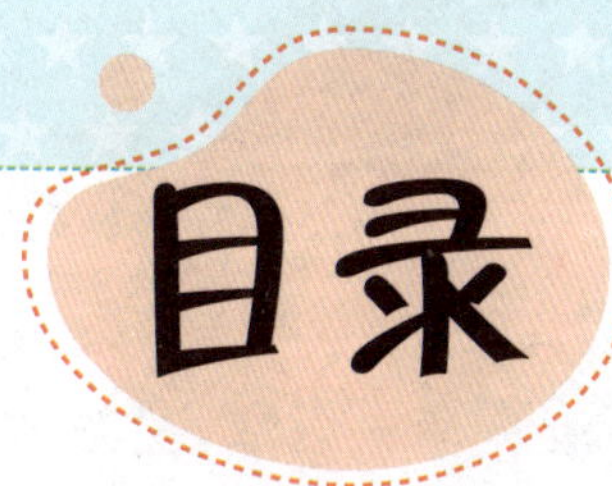

目录

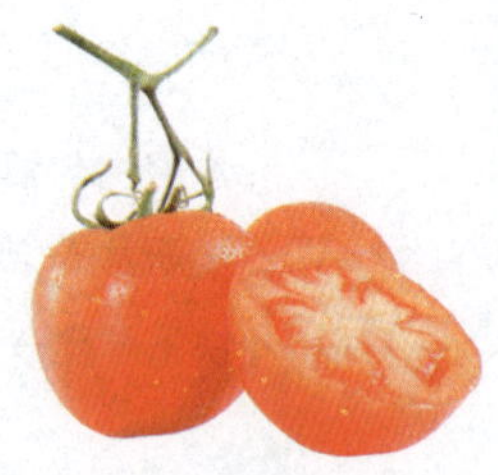

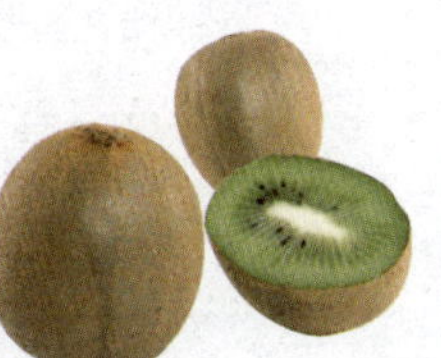

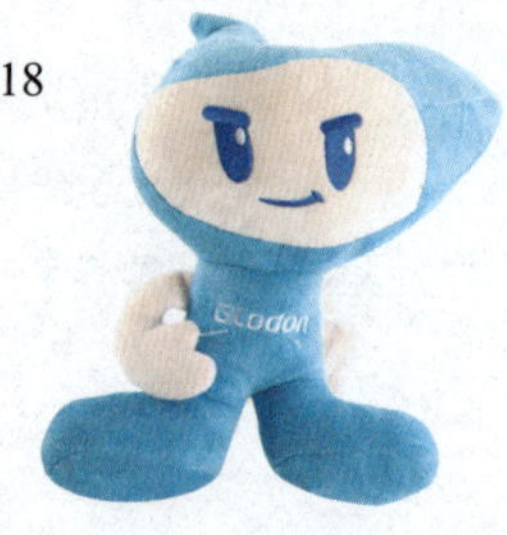

Part 1

备孕 从孕前12周着手

怀孕，对于每位女性来说都是一件幸福而辛苦的事情，也是所有女性必然经历的一项重大考验。因此，无论是在心理上，还是物质上，每对夫妻都需要做好充分的准备，将自己的身心健康始终维持在最佳状态。

备孕

第1周

实施你的“宝贝计划”

本周备孕细细读——孕前必知的营养法则

孕前营养储备的重要性

夫妻双方在怀孕前要做好各方面的准备，保证身体的健康，摄取足够的营养。尤其是孕前的营养储备更为重要，不可偏食、挑食。一旦备孕女性营养补给不足，很可能导致不孕。即使成功怀孕，在怀孕后也很可能会乳腺发育不良，从而导致产后乳汁不足，影响到新生儿的喂养或导致胎宝宝的营养不足等情况的发生。

因此，为了孕育一个健康的宝宝，夫妻双方要在怀孕之前就做好充分的营养储备工作。

孕前营养储备有讲究

为了给怀孕创造一个良好的营养环境，夫妻双方在准备怀孕前的3个月就要进行有选择的饮食，比如多吃瘦肉、鱼类、蛋类、豆制品、新鲜蔬菜及应季水果等。

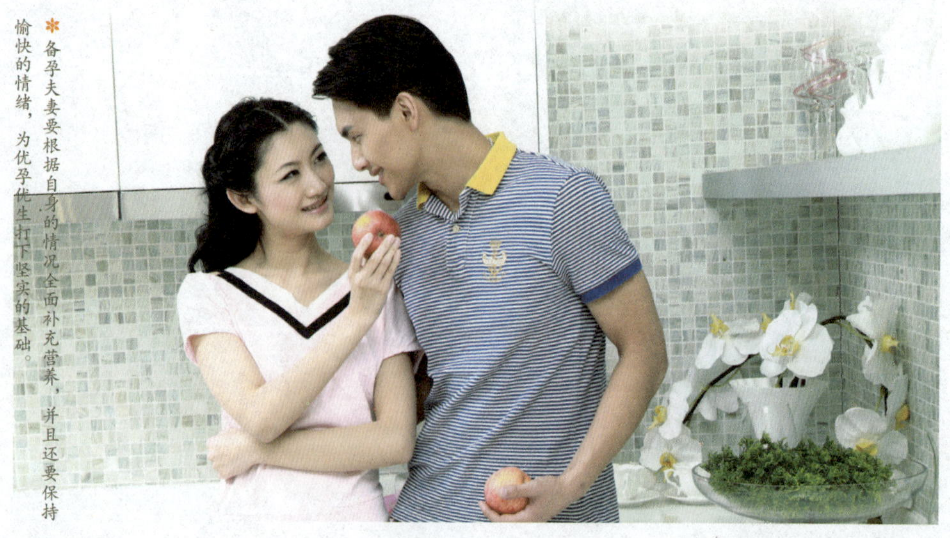

✻备孕夫妻要根据自身的情况全面补充营养，并且还要保持愉快的情绪，为优孕优生打下坚实的基础。

同时，还要制订一个健康合理的饮食计划，保证饮食的多样化结构。

首先，备孕夫妻要根据自身的实际情况，全面补充身体所需的蛋白质、脂肪、碳水化合物、维生素与矿物质等各种营养素。

其次，应当吃得“杂”一些，做到不偏食。只要不影响受孕，备孕夫妻就不需要忌口，最好什么都吃些，养成良好的饮食习惯。备孕女性要注意多摄取身体储存量较少的营养素，如叶酸、锌、铁、钙等，而备孕男性为了帮助形成优质的精子，也要多摄取含锌和氨基酸的食物，如韭菜、牡蛎、鳝鱼等。

助你好“孕”的营养素

/ 为卵巢“加油”的维生素E /

维生素E又叫生育酚，实验表明，适当补充维生素E可以推迟性腺萎缩的进程，并具有抗衰老的作用。因此，备孕女性保养卵巢的最佳方式就是摄入维生素E，最简单的方法就是通过增加玉米油的摄入量来补充。

/ 促进胎宝宝大脑发育的碘 /

备孕女性补碘对未来胎宝宝的大脑发育有着重要的促进作用。因此，备孕女性最好能检测一下尿碘水平，以判断自身是否缺碘。如果缺碘，需在医生的指导下服用含有碘酸钾成分的药物。当然，日常多食用紫菜、海带、虾仁等富含碘的食物，同样可以改善体内缺碘的状况。

拒吃含反式脂肪酸的食物

反式脂肪酸对人体健康有多方面的不利影响，比如容易引发心脑血管疾病及乳腺癌，影响精子的合成等。因此，备孕夫妻要坚决拒吃含反式脂肪酸的食物。

/ 含反式脂肪酸的食物有哪些 /

常见的食物中，如奶茶、饼干、油酥饼、炸薯条、巧克力、色拉酱、炸面包圈、奶油蛋糕、大薄煎饼、薯片、油炸干吃面等，都可能含有反式脂肪酸。

/ 提防反式脂肪酸的“潜伏”威胁 /

反式脂肪酸往往会潜伏在人们看不到的角落。对此，备孕夫妻一定要擦亮双眼，“明察秋毫”。

◎**氢化植物油。**植物油经过氢化，制成人造黄油或人造奶油，就会产生反式脂肪酸。因此，凡标有含氢化植物油的食物，都含有反式脂肪酸的隐患。

◎**烧得过热的油。**炒菜时，如果将油温烧得过高，就可能产生反式脂肪酸，当然其量较少。

备孕“加油站”——做好孕前的心理调适

建立积极乐观的生育态度

对待怀孕的态度，有些人顺其自然；有些人本无怀孕计划，但既然怀孕了，很无奈；也有些人是很早就计划要孩子，现在怀孕了，欢喜不禁。

这些不同态度对孕育的影响也是截然不同的。要知道，未来胎宝宝的健康和妈妈在孕前及孕期内的心理健康有着重要的关系。因此，备孕女性在怀孕前就要拥有一个乐观的心态、健康的心理并持续到分娩前，这对未来宝宝的健康是大有裨益的。

怀孕是一个自然的生理过程。所以，既然怀孕了，孕妈妈就无需害怕、惊慌，心态平和才是最重要的。用乐观的心态去迎接胎宝宝的到来，让胎宝宝也感受到这种欢乐祥和的气氛，才会令其发育得更好。所以，积极乐观的生育态度是至关重要的。

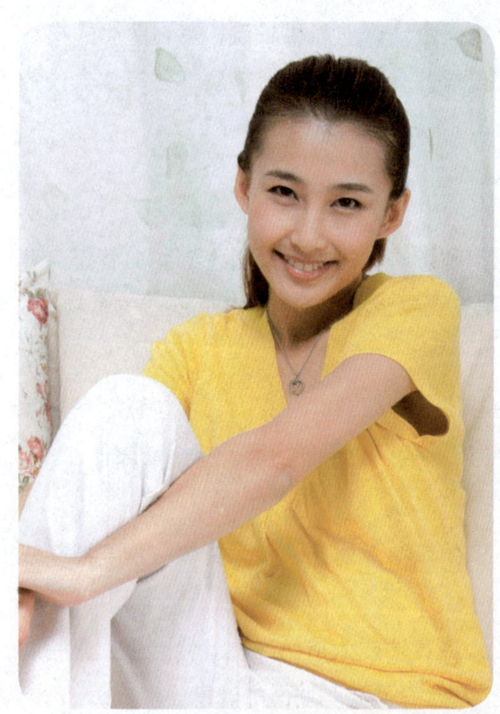

为孕育一个健康优质的胎宝宝，备孕女性需在孕前做好各方面的准备，更需要用乐观的心态、健康的心理去迎接胎宝宝的到来。

做好孕前的心理准备

孕前心理准备主要说的是备孕夫妻思想上的准备，即调整好心理和精神状态，准备迎接新生命的降临。要知道，孕育宝宝是一个漫长而又艰辛的过程，所以备孕女性在怀孕前更要做好充分的心理准备。

/ 直面孕期的各种变化 /

怀孕会使女性的情绪、体形、饮食、性格等发生很大的变化，这一切都是孕期正常的且必须要经历的过程。因此，备孕女性要坦然并愉快地接受这些变化，用乐观平和的心态去迎接怀孕和分娩的全过程。

/ 做好受累的心理准备 /

宝宝出生后，带给家庭快乐的同

时也会增加许多的家务活，夫妻双方要共同分担。尤其是妻子，既要上班，又要照顾孩子，而且还要操持家务。因此，丈夫更应该主动帮助妻子承担家务，不可“大男子主义”。

/接受心理空间的变化/

宝宝的出生会使原本的两人空间变成三人世界，宝宝不仅要占据夫妻双方的生活空间，还要占据夫妻间各自在对方心里的情感空间。这种心理空间的变化常常会被夫妻双方所忽视，从而引起不适感。所以，备孕夫妻一定要事先做好心理空间变化的准备。

/放下压力，快乐受孕/

对于那些着急要宝宝的夫妻来说，等待是最漫长而残酷的过程。尤其是久婚未孕的女性，此时的压力更为巨大，沮丧、挫败感等消极的情绪更是不期而至。面对一个未知的时刻，谁也说不准具体的时间。坚持固然重要，但适时让自己避开压力，乐观地面对现实，才可能快乐地受孕。

/及时发泄不良情绪/

备孕夫妻在决定要宝宝以后，就要努力调整自己的情绪，以积极乐观的心态去迎接宝宝的到来。将一切忧愁都抛诸脑后，将抑郁等不良情绪通过适当的方式发泄出去，尽力恢复心理平衡。

当备孕女性出现不良情绪时，要学会自我调节，或是借助于他人的疏导，逐渐将心中的不良情绪发泄出去。如在生活中遇到了不幸或是产生挫败感，可以向朋友或是亲人倾诉，寻求帮助。在朋友或亲人的开导和支持下，使心态变得轻松豁达，这样对优质受孕有更好的帮助。

/知识储备要充分/

及时学习并掌握一些有关孕产的相关知识，会让你的受孕过程更加顺利。如了解每个月最容易受孕的时间，受孕前应该去医院做哪些检查，以及受孕前的注意事项等。尽量多了解一些受孕期可能遇到的问题，为顺利受孕做好充分的知识储备。

优孕专家如是说

备孕夫妻要互相支持

怀孕并不是一个人的事情，更不是一个人就可以完成的。在备孕期，夫妻双方要互相支持、互相谅解，用更大的决心与更多的努力去实现生育健康宝宝的目标。

优孕指南对对碰
——现在是你怀孕的最佳时机吗

任何一个备孕男性和备孕女性都希望自己能够孕育出健康聪明的宝宝，但是，把握好受孕时机才是孕育健康宝宝的一个重要前提。因此，如何把握受孕时机才是备孕夫妻需要注意的问题。

选择合适的受孕季节

一年中以七、八、九3个月份怀孕最为适宜。要知道，夏末秋初，气温宜人，各种蔬菜和水果又非常丰富。在这样的季节受孕，不但可以减轻孕妈妈的早孕反应，还有利于孕妈妈摄入充足的营养，而且这对胎宝宝大脑的发育相当有益。此时怀孕，会在第二年四、五、六月份分娩，这个时间最为理想，因为正值春末夏初，气候变得温和湿润，有利于新妈妈坐月子。

选择最佳受孕时间

专家认为，人体的生理现象和身体状态在一天24小时里是不断变化的，7：00～12：00人的身体功能状态呈上升趋势；13：00～14：00是一天中的低潮时期；17：00开始再次上升，而每天晚上21：00～22：00时，人体功能最强，是真正的“性”福时刻，也是受孕的最佳时间。

优孕专家如是说

创造优质的生活环境

备孕夫妻应该为孕育提供一个优质的生活环境，找时间整理一下房间以方便怀孕后的行动。尽量使生活环境保持良好的通风状态，如果室内通风条件不好，可安装一台换气扇。

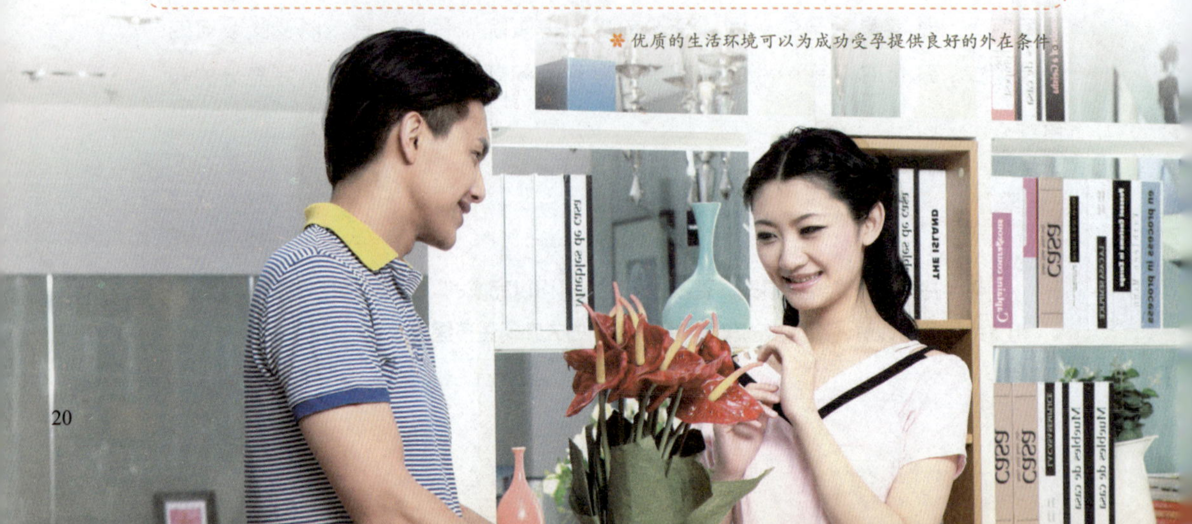

优质的生活环境可以为成功受孕提供良好的外在条件。

备孕男性爱妻大行动——你永远是我的天使

现在，大多数的孕妈妈都是初次孕育，对怀孕后的一些事情都是陌生的，这不免会使她们有些担忧和恐惧。她们会担心会不会一如既往地得到丈夫的疼爱，身材会不会走样，分娩会不会很痛苦等一些比较感性的事情，继而就会表现出愁眉不展、忧心忡忡的样子。此时，作为丈夫的你就要多和妻子进行沟通，化解她心中的忧虑。让她知道，在你心中，她永远是最美丽的。

和妻子共同学习孕产知识

备孕男性还要和妻子一起学习怀孕、分娩等孕产方面的知识，与妻子一起制订孕期健身、饮食计划，并鼓励妻子参加有趣的活动，让她保持好心情。你要用实际行动告诉她，只要做好了充分的准备，怀孕分娩的痛苦是完全可以承受的，而且你都会一直陪在她的身边。

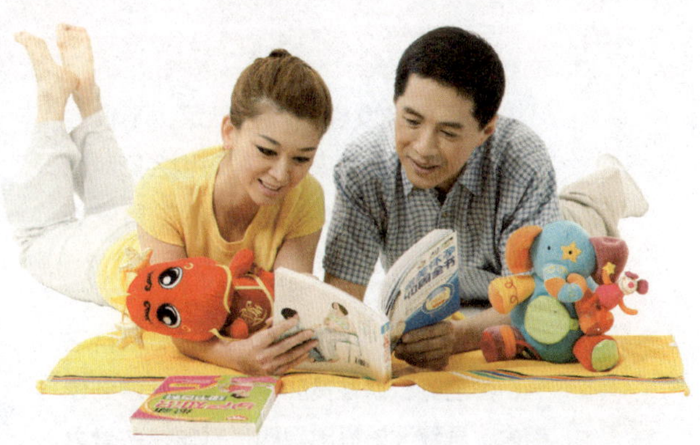

※ 备孕男性可以和妻子共同学习孕产知识，以便为日后的孕期生活做好充分的准备。

用幽默调节妻子的情绪

备孕男性在备孕阶段应给予妻子更多的体贴和关爱，并经常和妻子进行交流，用风趣诙谐的语言和幽默的笑话来开导妻子，让妻子克服掉对怀孕的恐慌感，使她拥有一个良好的备孕心理。

她永远是你的天使

爱美是每个女人的天性，但是很多备孕女性都会担心怀孕后身体会发生很大的变化，体态会变得臃肿，皮肤变得粗糙并且失去往日的光泽。其实，这些变化都是暂时的，备孕女性不必过于担忧。如果你的妻子因此而闷闷不乐，作为丈夫的你可以这样开导妻子："只要在孕期注意保健，产后积极锻炼，你的美很快就会回来的，而且孕中的你永远是最美丽、最棒的，你永远都是我心中那个可爱的天使。"

备孕

第2周

坚持完成各项任务

本周备孕细细读——孕前不可或缺的矿物质

名称	作用	孕前补充量	主要食物来源
钙	如果备孕女性摄入钙不足，不仅会影响个人的身体健康，怀孕后也会影响胎宝宝的健康，使胎宝宝骨骼的发育受到阻碍。	每天至少需要补钙约800毫克。	海带、奶制品、黑木耳等。
铁	铁是人体生成红细胞的主要原料之一，孕前的缺铁性贫血也很可能延续到孕期内，导致孕妈妈出现心慌气短、头晕乏力，甚至导致胎宝宝宫内生长发育迟缓。	每天应该摄入15～20毫克的铁质。	瘦肉、鸡蛋、海带、绿色蔬菜等。
锌	锌在生命活动过程中起着转运物质和交换能量的作用，故被誉为“生命的齿轮”。备孕女性宜多摄入富含锌的食物，为怀孕后胎宝宝的大脑发育做准备。	每日需要补充12～16毫克的锌。	香蕉、牡蛎以及坚果等。
碘	碘是人体各个时期所必需的微量元素之一。孕前补碘比孕期内补碘对下一代脑发育的促进作用更为显著。	每天需要补碘200微克左右。	海带、海蜇、苔菜、虾米、核桃等。
铜	研究发现，在婴幼儿死亡疾病中，以贫血为多见。这是妈妈在孕期内血液中含铜量过低，造成人体新陈代谢提供能量来源的三磷酸腺苷缺乏引起的。	适量，不可过多。	水果、芝麻、粗粮、坚果和豆类等。

备孕营养视点
——实行健康饮食计划

从优生的角度来看，如果怀孕女性身体营养失衡就会导致胎宝宝发育所需要的某些营养短缺，对优生不利。因此，备孕女性在怀孕前就要对自己的营养状况有个全面的了解，需制订并严格实行科学健康的饮食计划，为孕育健康宝宝打下良好的营养基础。

调整饮食习惯

如果经常挑食、偏食、节食减肥，会引起身体某些微量营养素的失衡。要知道，不同食物中所含的营养成分不同，所以每种食品都可以尝试一下，做到不偏食。只要不影响受孕，就不要忌口，养成健康良好的饮食习惯。

摄入足够营养

调查显示，孕妈妈对蛋白质、矿物质和维生素的需要量大约是没有怀孕女性的1.8倍。因此，备孕女性在计划怀孕时就要在饮食中特别注意摄入足够的营养。如各种豆类、蛋类、瘦肉、鱼等含有丰富的蛋白质；海带、紫菜、海蜇等食品含有丰富的碘；芝麻酱、猪肝、大豆、红腐乳中含有较多的铁；瓜果、蔬菜中含有丰富的维生素。备孕夫妻可以根据各自情况，科学合理地安排饮食。

不要摄入含咖啡因的食物

备孕女性最好不要过多饮用咖啡、茶以及其他含咖啡因的饮料和食品。研究发现，咖啡因是一种能够影响到女性生理变化的物质，它会在一定程度上改变女性体内雌激素、孕激素的比例，从而间接抑制受精卵在子宫内的着床和发育。

慎食致敏性食物

备孕夫妻一定要避免食用致敏性食物，如果不小心食用了致敏性食物，则很容易引起过敏反应，不利于受孕。如果恰巧此时受孕，还很容易造成流产或胎宝宝畸形等严重后果。

避免食用腌制食物

腌制食物虽然可口，但其中含有大量的亚硝酸盐、苯并芘等物质，对身体非常不利。所以，建议备孕女性在孕前以及孕期内都要避免食用。

备孕“加油站”——孕前双方需要进行身体检查

备孕女性需做的身体检查

以下便是备孕女性需做的几项检查：

◎**尿常规。**尿常规检查有助于肾脏疾病的早期诊断。

◎**大便常规。**大便常规检查用于消化系统疾病、肠道寄生虫感染诊断。

◎**肝肾功能。**这项检查用于了解肝肾功能。如果母体肝肾功能不佳，怀孕后不宜承受过重负担，否则会加重母体原有的疾病，甚至还会危及胎宝宝生命。

◎**宫颈细胞涂片。**了解女性是否患有宫颈癌或癌前病变。

◎**血常规18项。**可以尽早发现贫血、凝血异常等血液系统疾病。如孕妈妈贫血、易出血，不仅会出现产后大出血、产褥期感染等并发症，还会殃及宝宝，给宝宝带来一系列影响，如出现易感染、抵抗力下降、出血倾向、生长发育迟缓等。

◎**胸部透视。**这项检查用于结核等肺部疾病诊断。患有肺结核的女性怀孕以后，会使治疗用药受到限制，影响治疗效果。更严重的是活动性的结核常会因为女性产后的劳累而加重，并有传染性。做完胸部透视检查应最少3个月后再受孕。

◎**优生五项。**通过血清抗体检查，了解女性近期是否感染了弓形虫、风疹、巨细胞病毒和单纯疱疹（Ⅰ、Ⅱ型）。这5种感染易造成胎宝宝严重畸形，要早检查、早防治。

◎**盆腔B超。**这项检查是为了了解女性子宫及附件情况。例如，子宫肌瘤、卵巢肿瘤。即使肿瘤为良性，女性怀孕后常常也会因子宫的增大，影响了对肿瘤的观察，甚至导致流产、早产等危险。

◎**白带常规。**这项检查用于检查滴虫、真菌、细菌的感染。如果患有性传播疾病，最好先彻底治疗，然后再怀孕，否则易出现流产、早产、胎膜早破等危险。

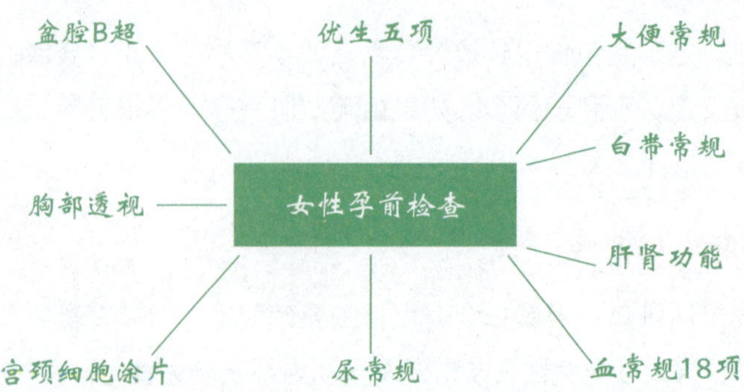

女性在做孕前检查时，最好不要吃早餐，也不要喝水，因为有些检查是需要空腹进行的。但去医院之前可准备些早餐，以备抽血后食用。最好在检查前准备一瓶水，以备在B超前喝。

再者，有些女性怕检查的时候下身有异味，去医院之前会清洗下身，其实这样做是不对的，此举会影响妇科检查结果的准确性。

备孕男性需做的身体检查

孕育一个新生命是两个人的事情。因此，丈夫与妻子一同去医院做个全面的检查，为自己的优孕优生能力评分，也是很有必要的。备孕男性需要做如下几项检查：

◎ **尿常规。**了解泌尿系统是否有感染、是否有糖尿病。

◎ **大便常规。**检验粪便中有无红细胞、白细胞及虫卵等。

◎ **血常规18项。**了解有无病毒感染、白血病、组织坏死、败血症、营养不良、贫血、ABO溶血症等。

◎ **肝功能。**了解肝功能是否受损，是否有闭塞性黄疸、急（慢）性肝炎、肝癌等肝脏疾病的初期改变。

◎ **肾功能。**肾功能检查主要是为了查看肾脏是否有受损、是否有急（慢）性肾炎、尿毒症等疾病。

◎ **生殖器官检查。**目的是排除生殖器官疾病和生殖道感染；及时发现症状，给予及时治疗，以防对胎宝宝造成伤害。

◎ **内分泌激素检查。**了解体内性激素水平。

◎ **精液分析。**检查精液量、颜色、黏稠度、pH值及精子密度、活动率、形态等，从而了解精液的活动能力。

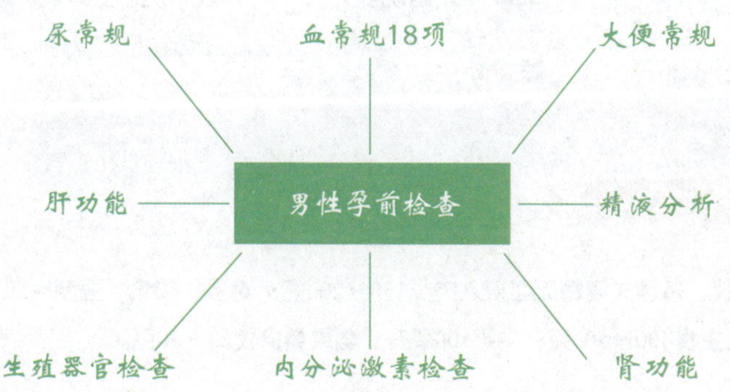

优孕指南对对碰

——孕前制订科学的作息时间表

良好的生活习惯是孕育健康宝宝的前提条件，备孕夫妻宜按照自己的身体情况，遵守生物钟作息，为孕育宝宝做充足的准备。

科学孕前生物钟

<table>
<tr><th>季节</th><th>每日时间</th><th>具体事项</th><th>备孕男性需要做的事情</th><th>备孕女性需要做的事情</th><th>饮食安排</th></tr>
<tr><td rowspan="6">春夏</td><td>6：00</td><td>起床</td><td rowspan="6">每天晚餐后抽出一定的时间陪妻子散步；周末带妻子到公园或是郊外游玩；为妻子准备好时令蔬果。</td><td rowspan="6">早晚时间适当散步；或到郊外游玩；每天进行一段时间的孕育保健操。</td><td rowspan="6">以清淡为主，主食可以加入粥和稀饭，肉类以性平类为主，如鸡肉；水果蔬菜以时令果蔬为主。</td></tr>
<tr><td>7：30</td><td>早餐</td></tr>
<tr><td>11：30</td><td>午餐</td></tr>
<tr><td>12：30～14：00</td><td>午休</td></tr>
<tr><td>18：00</td><td>晚餐</td></tr>
<tr><td>22：00</td><td>睡觉</td></tr>
<tr><td rowspan="6">秋冬</td><td>7：00</td><td>起床</td><td rowspan="6">多陪陪妻子晒晒太阳；天气好时，坚持外出散步；可以到公园去游玩。</td><td rowspan="6">每天按时进行孕育保健操；天气好时外出散步，需注意保暖，外出时要多穿衣服。</td><td rowspan="6">每日饮食都要荤素搭配，多吃蔬菜水果；饮食调理的关键在于合理膳食，不可偏食。</td></tr>
<tr><td>8：00</td><td>早餐</td></tr>
<tr><td>11：30</td><td>午餐</td></tr>
<tr><td>12：30～13：30</td><td>午休</td></tr>
<tr><td>17：30</td><td>晚餐</td></tr>
<tr><td>21：30</td><td>睡觉</td></tr>
</table>

优孕专家如是说

孕前饮食小建议

专家建议，备孕夫妻每天可摄入肉类150～200克；鸡蛋1～2个；豆制品50～100克；蔬果500克；主食400～500克；牛奶500毫升；坚果类食物20～50克。

备孕男性爱妻大行动
——做好孕前理财计划

随着人们生活水平的不断提高，抚养宝宝的费用也在不断增加。因此，备孕男性更要做一个合格的理财师，合理安排家庭的财务支出，以保证“宝贝计划”的顺利进行。

孕前的理财计划

◎要加强夫妻双方饮食营养方面的支出。如果有条件的话，还可以适当地补充营养品。

◎夫妻双方生活用品、健身锻炼方面的支出。

◎要定时定期地做孕前检查等。如果备孕女性有生育险，就可以将这一部分花销省下。没有生育险的备孕女性，最好在怀孕前10个月投生育保险才有效。

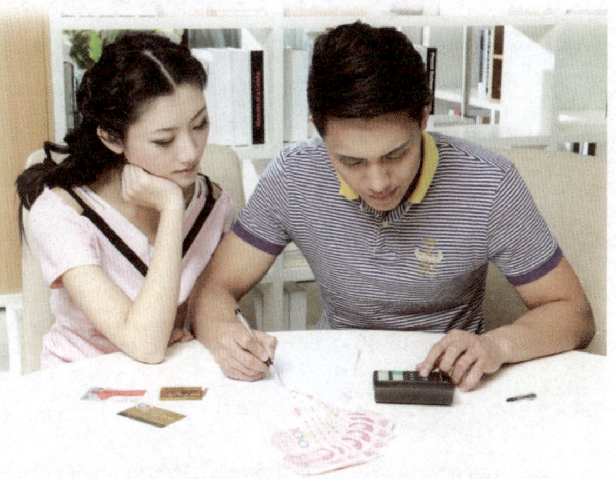

✲ 在孕前，备孕夫妻就要做好孕期经济预算，以便日后有备无患。

孕期花销计划单

我们可以将以下内容列入孕期多项花销计划单中：

◎**孕妈妈的体检费用。**整个孕期体检费用为2000～3000元。

◎**孕期营养费。**根据家庭情况不同，营养费为5000～10000之间。

◎**孕妇服装及专用的护肤产品。**要根据季节和孕程的不同选购合适的衣服，并且要穿着舒适的内衣和鞋袜。另外，最好选用专业的孕妇护肤、护发产品。

◎**购置婴儿用品。**婴儿床、婴儿车、床上用品、宝宝的衣服、婴儿专业洗浴护肤用品、饮食用品等必备的东西要买全。宝宝生活需要的护理用品及纸尿裤等也是必不可少的。同时，如果新妈妈不能保证母乳喂养，就要考虑奶粉的费用。

◎**分娩及住院费。**自然分娩的支出费用比剖宫产的费用要少。

◎**护理费。**新妈妈在医院时，特别是剖宫产后，有些医院会出租躺椅或增收一定的加床费。有些医院还增设了特殊的母胎护理服务，收费标准要依照情况而定。

◎**分娩期间的营养费。**孕妈妈在分娩期间，饮食营养非常重要。

备孕 第3周

与叶酸有关的那些事儿

本周备孕细细读——补充叶酸宜早不宜晚

叶酸虽小作用大

叶酸属于B族维生素，对细胞的分裂生长及蛋白质的合成起着重要的作用，也是胎宝宝生长发育不可或缺的营养素。缺乏叶酸，除了可以导致胎宝宝神经管畸形外，还会加大眼、口唇、心血管、肾、骨骼等器官畸形的概率。此外，叶酸是一种水溶性的维生素，很难在体内留存，而且孕妈妈排泄频次较快，其损失量也会相对加大。因此，备孕女性应在孕前3个月开始进行叶酸的补充。

补充叶酸讲究多

研究表明，女性在服用叶酸后需要1个月的时间，体内叶酸缺乏的状态才能得以纠正。这样，在孕早期胎宝宝神经管形成的敏感期中，足够的叶酸才能满足神经系统发育的需要，而且要在怀孕后的前3个月敏感期中坚持服用才能起到最好的预防效果。但长期大量服用叶酸会干扰孕妈妈的锌代谢，这对胎宝宝也很不利，因此备孕女性服用叶酸片剂前应向医生咨询。

备孕男性也需补充叶酸

备孕期间，叶酸不只是备孕女性所需要补充的，备孕男性同样需要。对于备孕男性来说，叶酸不足会降低精液的浓度，还可能造成精子中染色体分离异常，增加未来宝宝患严重疾病的可能性。因此，备孕男性也应补充叶酸。

优孕专家如是说

补充水分不容忽视

水是人体内重要的溶剂，各类营养素在体内的吸收和运转都离不开水。水会通过稀释血液，降低有毒物质的浓度，让肾更加轻松高效地完成排毒解毒的工作。备孕夫妻在备孕期间多补充水分，除了保证血液供应之外，还可维持新陈代谢的正常运行。

备孕营养视点1
——孕前不适宜吃的食物

既然准备怀孕了，就不能像以前那样随意吃些东西了，而是要注意一些饮食细节，避免食用以下各类食物。

碳酸饮料

碳酸饮料中含有咖啡因，在母体内很容易通过胎盘而影响到胎宝宝的健康，因此，建议备孕女性在孕前一定要少喝碳酸饮料。

微波炉加热的食物

微波炉在加热油脂类食物时，会将食物中的亚麻酸和亚油酸破坏掉，而这两种物质都是人体必需的优质脂肪。所以，备孕女性要少食用微波炉加热的食物。

油炸食物

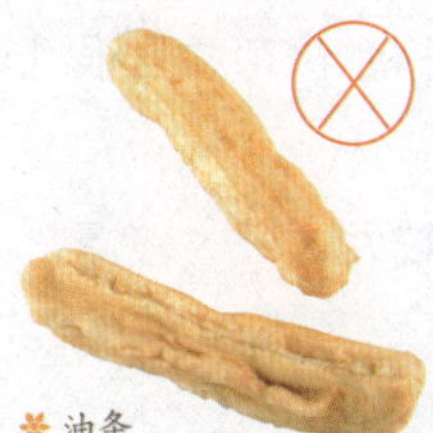
油条

众所周知，油炸食物属于高热量的食物，其最大的特点就是含热量很高。如果备孕女性经常食用，必然会对身体产生一定的影响，从而影响到怀孕后的胎宝宝。

方便食品

方便食品都是一些可以长时间保存的食物，因此其中会含有一定的化学成分，如果长时间大量食用，必然会对身体产生很多不利的影响，如营养素的缺乏等。因此，备孕夫妻要避免食用。

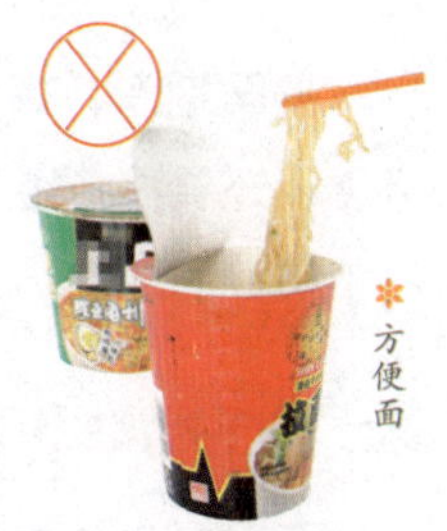
方便面

辛辣食物

辛辣食物刺激性较强，容易导致肠胃不适、消化不良、便秘等症状。为避免影响营养的摄入，有碍于身体健康。所以，备孕女性最好在备孕期间就避免辛辣食物。

罐头食品

罐头食品在生产的过程中通常都会加入大量的添加剂，如人工合成色素、香精、防腐剂等。这些添加剂虽然对人体没有什么危害，但罐头食物经过高温处理后，其营养价值会遭到一定的破坏，对人体没有益处。因此，罐头食品也是不适宜备孕女性食用的食物之一。

葵花子

葵花子中含有丰富的脂肪、蛋白质、多种维生素和微量元素，具有一定的保健作用，但备孕男性还是少吃为妙。因为葵花子中的部分蛋白质含会抑制睾丸功能的成分，过量食用葵花子还可能引起睾丸萎缩，严重影响男性的生殖功能。

备孕营养视点2
——孕前饮食重点

备孕期间，备孕夫妻在保证每天正常成年人需要的1800～2400千卡热量的基础上，还要再多摄入400千卡，为性生活提供热量，为受孕储备能量，更是为优生打下良好的基础。

重视脂肪和矿物质的摄入

脂肪是身体热量的主要来源之一，而脂肪中的必需脂肪酸是构成细胞组织所不能缺少的，不饱和脂肪酸利于女性受孕。备孕女性适量摄入脂肪，摄取脂溶性维生素对受孕也有积极的作用。

再者，矿物质的摄入要充足。新鲜水果和蔬菜中含有丰富的矿物质、维生素及微量元素，其中最重要的为钙、铁、碘、锌、叶酸等营养素，备孕女性和男性都应充足摄取。

能量的主要来源——碳水化合物（糖类）

碳水化合物是人体能量的主要来源。它为身体提供热量，维持心脏和神经系统的正常活动，并且具有保肝解毒的作用。

但是，不同种类碳水化合物的营养价值却完全不同。碳水化合物的质量主要是由其释放葡萄糖的速度决定。快速释放的碳水化合物在迅速释放出能量以后，往往会出现能量剧烈下降的情况，从而打破能量平衡，造成血糖的忽高忽低。孕妈妈由于受到激素影响的关系，会更加敏锐地感觉到这种血糖的起伏，并且很可能在食用糖含量较高的食物之后，情绪骤然发生变化。

在备孕期，最有益的碳水化合物应为复合糖。由于其分子较大，吸收较慢，故它不会引发血糖急升急降的状况。

营养的支持者——维生素

维生素是供给人体维持正常生理功能所需要的营养成分。当人体得到充分的热量之后，必须有足够的维生素来支撑和维系人体的营养所需。

很多人都有类似的误解，以为只要获得足够热量，也就获取了足够的营养。殊不知，如果我们吃进去的是精制面粉和糖类的话，我们获得的只是热量，并没有摄入足够的营养，营养依旧是缺乏的。

摄入维生素的目的就是要补充这些营养。如同备孕女性对于蛋白质、钙、铁的需求比平时多。在维生素方面，备孕女性所需要的摄取量比平常也要略高一些。大多数食物中都散存着维生素，如果要想让自身和胎宝宝保持均衡健康的饮食营养，从备孕期就要开始高度重视了。

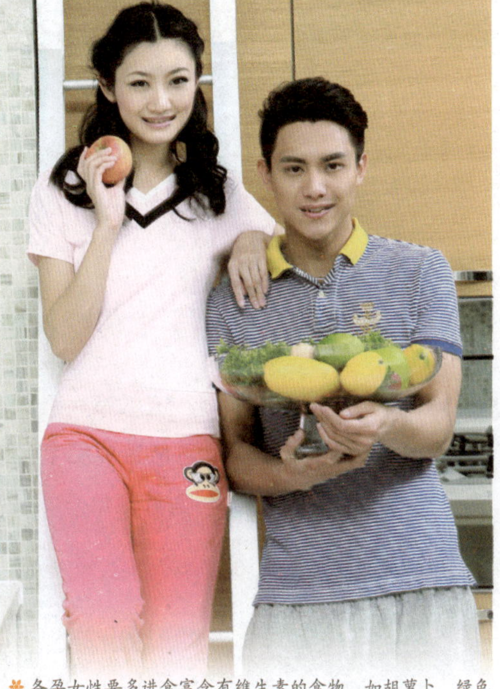

备孕女性要多进食富含有维生素的食物，如胡萝卜、绿色蔬菜、水果等，以满足身体的需要。

生命的基础——蛋白质

蛋白质是由25种氨基酸组成的物质，它对人体的生长发育和身体组织起到修复的作用。胎宝宝处于生长最旺盛的时期，如果长期缺乏蛋白质，就会对发育有很大的影响，不但体重会过轻，甚至还会影响到智力。

胎宝宝所有组织与器官的发育，离不开蛋白质的滋养，它们都是由千千万万个蛋白质分子不断聚集而形成的，在以后的成长中还要继续依赖蛋白质。

大部分构成蛋白质的氨基酸都可以在体内自行合成。不过，有一些人体必需的氨基酸只能从食物中摄取。蛋白质在品种和质量上是有差异的，最好的来源不一定是那些蛋白质含量最高的食物，是否优质取决于组成它的25种氨基酸的平衡状况。

研究表明，在鸡蛋、大豆、肉类、鱼、扁豆、豌豆、玉米、西蓝花中含有优质蛋白质。备孕女性可适量食用这些食物。

优孕专家如是说

磷脂、胆固醇是孕前必备的营养成分

磷脂是过去50年间发现的重要脂肪，是大脑发育所需要的另一种重要营养素。胎宝宝从最初发育开始，这种脂肪都不可缺少。

胆固醇一向是营养学里“谈虎色变”的字眼，但它是胎宝宝脑发育所不可或缺的营养素。孕妈妈怀孕时某些激素的产生和代谢也需要有它的参与，因此备孕和怀孕时均不用刻意拒绝胆固醇。

建立科学合理的生活方式

本周备孕细细读——有计划地接种疫苗

腮腺炎、风疹、水痘、流感等病毒，对胎宝宝有潜在的致畸影响，并有引起流产、早产的可能性，还可能造成胎宝宝或新生儿不同程度的发育异常。因此，备孕女性应该在孕前3个月有计划地开始接种相应病毒疫苗。

孕前可接种的疫苗

/腮腺炎疫苗/

流行性腮腺炎是比较常见的传染病，其病原体腮腺炎病毒不仅能侵犯人的腮腺，还能破坏人体的其他组织，如使女性卵巢感染，会影响受孕。如果孕妈妈感染流行性腮腺炎，病毒可通过胎盘感染宝宝，严重的还会导致胎宝宝畸形、流产或新生宝宝智力发育障碍等。据调查统计，孕妈妈在孕早期患流行性腮腺炎的，胎宝宝死亡率为27.3%。因此，备孕女性最好在计划怀孕前的半年注射腮腺炎疫苗，并要注意避孕。

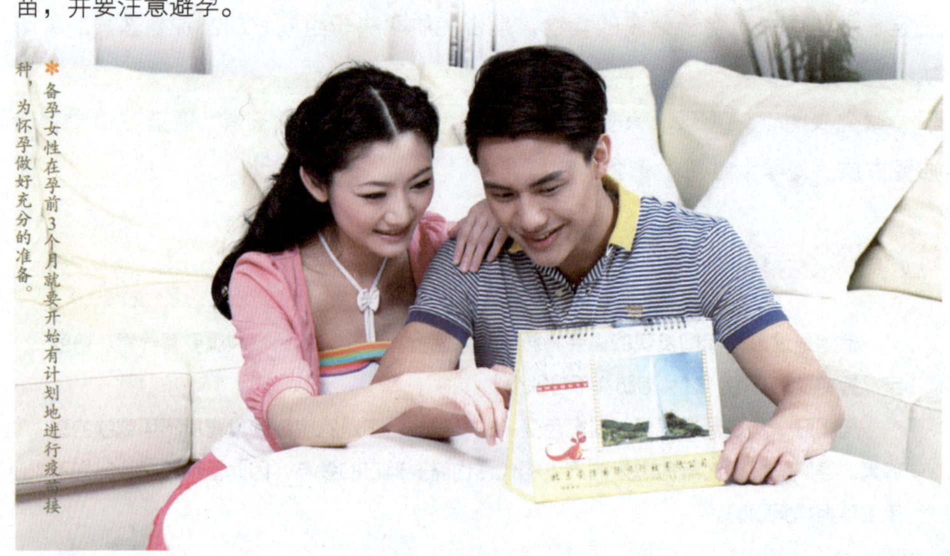

＊备孕女性在孕前3个月就要开始有计划地进行疫苗接种，为怀孕做好充分的准备。

/ 水痘和带状疱疹疫苗 /

水痘和带状疱疹为同一种病毒引起，初次感染后的症状是水痘，若病毒持久潜伏在脊髓后根神经，在免疫能力较低时就会复发，表现为带状疱疹。在病毒血症或胎盘结构发育不完整的情况下，可感染胎宝宝，造成先天性畸形，如脉络视网膜炎、脑皮质萎缩、肾积水和下肢缺陷等。备孕女性至少应该在孕前3个月接种水痘疫苗。虽然接种减毒疫苗可以预防感染，但孕妈妈不宜接种此种疫苗。

/ 流感疫苗 /

流行性感冒病毒分甲、乙、丙型，以空气和飞沫传播为主。流感病毒引起的流行性感冒容易造成大规模感染。流感病毒对胎宝宝的影响存在争议，有人认为孕早期感染者，胎宝宝神经管畸形概率会增加，成年后可能有发生精神分裂症的倾向。也有人称，没有证据表明甲型流感会导致先天畸形。由于流感病毒易发生变异，应该根据当地流行毒株制备疫苗，一般在流行季节前1~3个月内接种。备孕女性最好在孕前3个月注射流感疫苗。

/ 风疹疫苗 /

5%以上的新生儿先天畸形是由于孕妈妈在孕期内感染风疹所引起的。孕早期患上风疹，风疹病毒会通过胎盘感染胎宝宝，很可能造成流产、早产，或者出生后的宝宝出现多种先天性缺陷症状。育龄女性及时接种风疹疫苗，可以有效预防风疹病毒对自身及胎宝宝的感染，最大限度地减少宝宝先天性风疹综合征的发生。但是接种疫苗后要避孕3个月，因为疫苗本身对胎宝宝也是有一定危害的。

孕期可接种的疫苗

接种疫苗是孕妈妈预防疾病的有效方法，恰当地进行疫苗接种对孕妈妈和胎宝宝都是有好处的，但在孕期内接种疫苗却要多加小心。

◎**破伤风类毒素**。此种疫苗主要适用于在怀孕前从未接种过此疫苗的孕妈妈。其接种方案是在孕期内接受3次正规的破伤风类毒素接种，时间依次是孕2月、孕3月、孕9月。

◎**狂犬病疫苗**。此疫苗的接种必须按照医生的建议实施。

◎**乙型肝炎灭活疫苗**。此疫苗的标准接种方案是在孕期进行3次疫苗，分别在孕2月、3月、9月的时候进行接种。经相关资料显示，在完成此种疫苗接种后，其对孕妈妈的保护率达95%以上，乙肝母胎隔断率达85%以上。

◎**乙脑疫苗**。不必常规注射；如果孕妈妈要在乙脑流行期间去流行区，则要提前注射疫苗。接种剂量为每人次0.5毫升。

完美备孕温馨说
——营造舒适安全的备孕环境

居住环境的好坏，不仅影响着个人的健康，更重要的是它还关系到是否可以顺利怀孕和怀孕后胎宝宝的健康。因此，营造一个舒适、温馨的备孕环境，是十分必要的。

营造舒适的生活环境

/保证室内空气清新/

室内空气污染逐渐受到人们的重视，除了空气污染之外，家庭装修或是家具等带来的挥发性有毒物质也危害着人们的健康。因此，备孕夫妻一定要注意这些问题。要保持室内空气清新，就一定要注意室内多通风。尤其是刚装修好的房子，通风2～3个月之后再入住为宜。

/室内布局要合理/

房间的整体布局要以舒适、温馨为主，空间不一定要特别大，但要合理设计。备孕夫妻可以选择环保的材料，使房间装饰的色彩明亮些。生活在这样温馨的环境中，自然有利于健康受孕。

/室内温度、湿度需要适宜/

居室内最好保持一定的温度、湿度。一般而言，温度保持在20℃～22℃，湿度保持在50%为最佳。过高或是过低的温度、湿度会引起人们情绪的波动，容易使人出现烦躁、抑郁或是头昏脑涨的状况，会间接影响卵泡的成熟和排卵，不利于受孕。

提防蟑螂的带菌危害

蟑螂携带的寄生虫卵多达20余种，并可以携带多种致病病毒和真菌，比如螨虫就是其中的一种。螨虫是一种强烈的过敏源，容易引起过敏性哮喘、过敏性鼻炎等多种疾病。这些害虫都会在一定程度上给你的怀孕计划带来麻烦，所以要及时消灭它们，远离害虫的侵害。

要想消灭蟑螂，就要在它们容易入侵的地方严防死守，用水泥或是玻璃胶将室内的各种缝隙封住，并要经常打扫卫生，及时清理家中的垃圾，彻底断掉蟑螂的食源。再者，室内要经常通风，衣物和被褥要经常换洗、日晒，以便清除和消灭螨虫。

优孕指南对对碰——工作中要做到这些

对于工作中的备孕女性来说，一些不良的工作习惯也在某种程度上影响着她们的健康。这些不良的工作习惯不但会让备孕女性的工作效率降低，更会带来某些疾病的侵袭。因此，备孕女性从现在开始就要改变那些不良的工作习惯，选择正确健康的工作方式，为顺利受孕做好充分的准备。

经常活动手腕

经常在电脑前工作的备孕女性，很容易就会患上“鼠标手”这种电脑病。要想预防鼠标手，关键就在于要避免上身长时间处于固定而频繁的工作状态，如总是握着鼠标不松手、胳膊机械地放在桌子上不活动等。其实，备孕女性可以每工作1小时就起身活动活动，舒展一下四肢，做一些握拳、捏手指的动作等。再者，也可以为自己配置一个舒适的鼠标垫，使手掌和手腕放平，而且鼠标垫与手腕的接触点有一个突起的地方，可以起到按摩手腕的作用。

避免眼部疲劳

很多人都会有这样的困扰，由于整天都要埋头工作，所以常常会感到眼睛疼痛。这是眼睛过长时间专注于某物而引起的眼部疲劳。一般情况下，工作2小时左右，备孕女性就要让眼睛休息一下，闭上眼睛休息5分钟或是眺望一下远处。

保持正确的坐姿

对于备孕女性来说，在办公室中久坐不动会使身体的各部位肌肉感到疲劳，这对身体的危害是相当大的。其最好的坐姿应该是抬起头让头部和身体保持一条直线，如果头部太向前伸，颈部和背部就很容易绷紧，使全身都感到疲劳、不舒服。最好的解决办法就是经常改变坐姿，每工作一段时间后就休息一下，起身活动一下腿部，倒一杯水走动一下也是可以的。

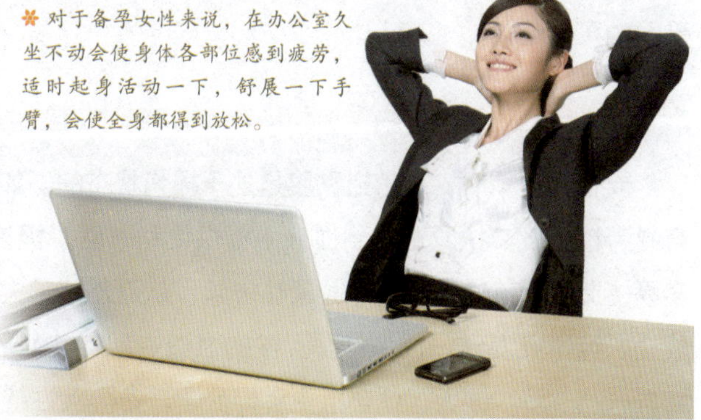

对于备孕女性来说，在办公室久坐不动会使身体各部位感到疲劳，适时起身活动一下，舒展一下手臂，会使全身都得到放松。

备孕“小锦囊”——细节助你好“孕”

不健康的工作方式会给备孕女性带来困扰。同样，不健康的生活方式也会严重导致女性不孕。因此，注意一些生活细节对于备孕女性来说是非常重要的。下面介绍几个生活中的小细节，备孕女性了解一下吧。

保持合理的体重

据研究表明，备孕女性的体重也与受孕息息相关。体重偏高或是偏低的女性都是不容易受孕的，其原因是体重偏高可能引起体内雄激素增加，会导致多囊性卵巢症或是多毛症，间接就会导致慢性不排卵或是不孕症。而体重偏低会造成脑垂体分泌促卵泡素生成及促黄体素生成的不足，从而导致卵子的生成减少，慢慢地也会引发不排卵或是不孕症。因此，为了能够成功受孕，备孕女性在孕前一定要将自己的体重控制在合理的范围之内。

性生活要有规律

据调查发现，性生活规律的女性的身体年龄比性生活不规律的女性要年轻2岁。原因是多方面的，首先，和谐的性生活会让女性更加热爱生活。其次，性高潮还可以使阴道和子宫颈的分泌物增加，从而降低阴道内的酸度，使精子更容易存活，更有利于受孕。

懂得合理避孕

那些暂时还没有怀孕计划的夫妻一定要懂得积极避孕，因为频繁的意外怀孕是导致日后不孕的最大威胁。临床研究表明，刮宫术会使女性的子宫壁变薄，内膜也会变得越来越薄，会伤害到子宫膜的基底层，使受精卵很难着床，从而降低受孕的可能性。

经期拒绝过性生活

女性在经期时，生殖道黏膜是处于损伤状态的。如果这时候进行性生活，就会很容易为精子及其抗原进入到血液中提供便利条件，极易产生ASAb抗体。这种抗体很容易使女性生殖道内的精子凝聚在一起，从而使精子失去活动力，也就会影响受孕的成功。经研究发现，很多不孕女性的血清中都存在ASAb这种抗体。所以，为了保护好自己的“孕”动力，使自己更容易受孕，备孕女性就要拒绝经期性生活。

不可频繁清洗阴道

频繁清洗阴道会破坏阴道内的环境平衡。据调查发现，经常冲洗阴道的女性，发生宫外孕的概率是不进行阴道冲洗者的3～4倍。而且，频繁冲洗阴道还可能会引发输卵管炎、盆腔炎等妇科疾病。因此，需要冲洗阴道的备孕女性，最好是在医生的指导下使用阴道内用洗液进行，绝不可盲目用药。

运动是最好的“孕”动力

医学专家认为，长期久坐会导致身体淋巴或是血行性栓塞，致使输卵管不通。因此，备孕女性要想有好的“孕”动力，就一定要运动起来，最好是每天都坚持有氧运动半小时左右。如果没有时间，至少也要每隔半小时起来活动一下。或者是晚饭过后出去散散步，做一做瑜伽，这些活动都可以改善因为久坐而引起的循环障碍，会让你的“孕”动力始终保持最佳状态，更容易受孕。

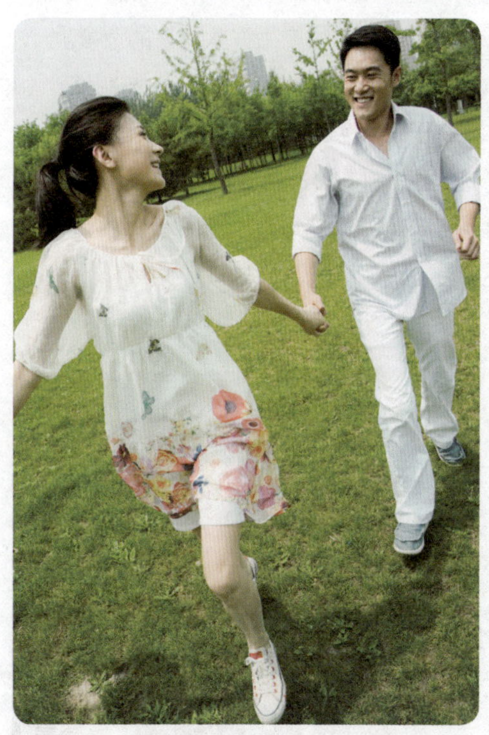

备孕女性每天坚持有氧运动半小时，会使你的“孕”动力始终保持最佳状态，更有利于受孕。

禁止使用含铅化妆品

很多备孕女性在怀孕前还在一直使用美白祛斑霜等含铅的化妆品。据研究发现，美白效果越好的化妆品，其含铅量也就越高。如果备孕女性体内含铅量多，必然会影响孕后胎宝宝的健康，其患各种疾病，如多动症、智力低下、贫血等的概率也会增加。因此，备孕女性最好少用或是禁用这些含铅的化妆品。

优孕专家如是说

选择最佳受孕姿势

科学研究表明，有些性爱姿势更有利于受孕。比如，男上女下式对受孕最有利，此种姿势可使精子更加接近子宫颈。再者，如果想要效果更佳，还可以在女性的臀部垫上一个枕头使其抬高，这样子宫颈就会更大程度地接触到精子，有利于受孕。

备孕第5周

远离不利孕育的因素

本周备孕细细读——远离电磁辐射

快速发展的现代社会，人们越来越离不开这个高端技术产品——电脑。但有一点大家或许没有注意到，长期从事电脑工作会对生殖功能产生许多潜在的危害。

据调查发现，在不同行业中从事电脑操作的女性其早孕反应、先兆流产、自然流产以及月经异常的发生率都远远高于没有从事电脑工作的女性。长时间从事具有电磁辐射行业的男性的精子成活率会降低，并且精子数量减少。因此，备孕女性和备孕男性都应该注意远离电磁辐射的侵害，为优孕优生创造更好的条件。

哪些环境会有电磁辐射

凡是有电器开启的地方，就会有电磁辐射的侵害。这些过多家用电器的普及，直接影响着女性的循环系统、免疫、生殖等功能。它能破坏人体特别是女性固有的生物电流及磁场，从而导致女性的生态平衡失调，进而出现失眠、烦躁等多种症状，严重影响女性受孕。

因此，从备孕期开始，备孕夫妻双方就要尽量远离电脑、电磁炉、电烤箱、微波炉等电器。如果不可避免，也要尽量减少使用的时间。

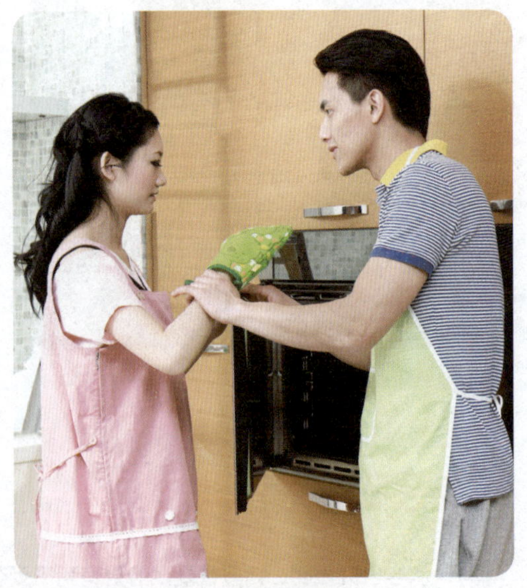

❀ 由于辐射对备孕女性的生殖系统具有严重的影响，所以备孕女性要远离电烤箱等具有辐射的家用电器。

怎样应对电磁辐射

由于各种高科技电器的出现，家家都离不开各种电器的使用。备孕男性和备孕女性不可避免地会接触家电，但家电在工作时会产生电磁波和电磁场，对身体都会造成很大的危害。

因此，专家出台了一个较好的防护原则，即尽量远离电磁辐射源，距离1.5米就可以了。再者，注意不要将家电集中摆放在一起，在用完电脑或是看完电视后一定要清洗面部。

尤其需要注意的一点是，那些不用却仍在通电的电器同样可以产生大量的电磁辐射，所以用完电器后要及时关掉电源，并注意室内要及时通风。

在使用电脑时，需知道电磁波出现在电脑的前面和后面。电脑屏幕会放射出阴离子，因此，操作的时候最好远离0.3米以上。在开机的瞬间电磁辐射最大，所以最好避开；使用微波炉时，应该注意至少要离其0.5米远，而且眼睛不可以看着微波炉的炉门，更不可在前面久站。食物取出来后，最好先放置2分钟后再食用；看电视时，最好距离电视3米以上，关掉电视后请远离电视机。

正确使用手机的方法

备孕女性和备孕男性需谨慎使用手机。手机在接通的一瞬间电磁辐射是最大的，所以最好在手机响后1～2秒钟再拿起电话接听。

要知道，手机辐射对人的头部威胁最大，它会影响人体中枢神经系统，从而造成机能性障碍，在夜间睡觉的时候最好不要将手机放置在枕边。

多吃胡萝卜、菠菜等含有较高维生素的绿叶蔬菜，则可以增强机体抵抗电磁辐射的能力。

孕前1个月不可接受X光检查

备孕女性在怀孕前最好不要接受X光照射。因为医用X光照射可以杀伤人体内的生殖细胞。因此，在怀孕前1个月万不可接受X光照射，以免发生意外。

优孕专家如是说

室内养鸟害处多

处于备孕期的夫妻，需禁止在室内养鸟类，即使在阳台养鸟，也是不被提倡的。这是因为鸟粪中带有病毒、结核杆菌及寄螨，鸟粪被踏碎以后，病菌与病毒便飞扬在空气中。若人吸入过多，会诱发呼吸道黏膜充血、出现痰多、咳嗽、发烧等症状，严重者甚至出现肺炎与休克。备孕女性吸入后，还可能影响受孕，降低健康受孕的概率。另外，禽流感的感染途径也包括鸟的粪便和分泌物。

备孕"小锦囊"——优孕优生，需远离烟酒

计划要宝宝的备孕男性和备孕女性，在孕前的3个月内都必须要远离烟酒。尤其是备孕男性，戒烟戒酒更是责无旁贷。

从专业的角度分析，备孕男性如果一直都有吸烟的习惯，那么烟草中的尼古丁、二氧化硫等有害物质，就会通过吸烟者的血液循环进入到生殖系统，从而侵入精子内，很可能会引起染色体和遗传基因发生变化。而且男性的烟龄越长，其精子的畸形率就会越大，这种精子与卵细胞结合所形成的胎宝宝，其发育将会受到不同程度的损害，从而导致流产、早产，严重的造成胎儿先天性畸形等现象。如果精液中的精子成活数量大量减少，还有可能导致不育。

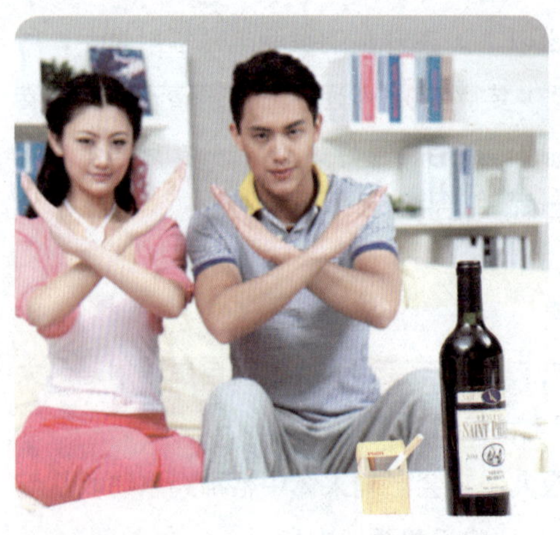

✿ 烟、酒会影响受孕和优孕，为孕育一个健康的宝宝，备孕男性和备孕女性都应禁止喝酒和吸烟。

众所周知，酒精能够直接影响精子的成活率。因为当酒精的主要成分乙醇被胃、肠吸收后进入到血液中并运行到全身之后，只有少部分乙醇会通过汗液、尿液而流出体外，而大部分还是要由肝脏代谢。所以，当乙醇在体内的浓度增加后，就会对大脑、心脏、生殖系统造成一定的危害，致使受精卵不健全。经研究报告显示，酒后受孕会损伤胎宝宝的脑细胞，使脑细胞发育停止，数目变少。而酒后怀孕，孕早期时，造成胎宝宝畸形和发育不全，例如，出现心血管畸形、腭裂、无脑儿等状况。

因此，备孕男性和备孕女性务必在计划怀孕前戒除大量饮酒或酗酒的嗜好。

优孕专家如是说

精子异常影响男性生育能力

正常男性每次射精量为2～6毫升，小于1毫升或大于6毫升，对生育能力均有一定影响。正常情况下，精子数量应为（50～100）×10^6个/毫升，如果每毫升精液中的精子数量少于20×10^6个，可造成男性不育。如果小头、双头、双尾等异常精子超过20%，或精子活动能力减弱等，也可引起男性不育。精子生成后至排出时间间隔越长，其活力越低。因此，备孕男性一定要积极进行孕前检查，了解自身状况以确定怀孕计划。

备孕生活情报站——和这些习惯说拜拜

备孕男性不宜留胡须

备孕男性在准备孕育宝宝之前需要做很多功课，其中最为重要的一项就是不当“胡须爸”。很多男性都认为留有胡须非常好看，有时还为自己的胡须洋洋得意。但这里需提醒备孕男性，浓密的胡须能吸附及收容许多灰尘和空气中的污染物，这些污染物很容易进入呼吸道和消化道，对精子的内环境不利，会影响受孕。此外，备孕男性还有可能把病菌传染给妻子，不仅不利于优身受精、佳境养胎，而且还潜伏着致胎宝宝畸形的危险。因此，为了胎宝宝的健康，备孕男性应保持面部的整洁，常刮胡须。

不可过多食用高糖食物

凡是浓缩糖都要求快速释放能量，如果体内一时并不需要这么多能量，它们就会转化成脂肪贮存在体内。浓缩糖摄入的越多，血糖就越不容易保持平衡，从而引发身体出现疲惫、易怒、失眠、抑郁、健忘、消化功能紊乱等症状。而且会使体重增加，不但会身体带来负担，而且还会增加怀孕后患妊娠糖尿病的风险。因此，建议备孕女性不要过多食用高糖食物。

与性感紧身衣说“Byebye”

研究发现，紧身衣会在子宫及输卵管的周围产生极大的压力，可造成女性体内血液循环不通畅。尤其是在月经期，更容易引起经血流通不畅。而且在脱衣服的时候，还可能会使盆腹腔压力突变，较易造成经血逆流，最终出现经期腰痛、腹痛等症状，严重时还会引起子宫位前倾，增加不孕的机会。所以，备孕女性最好不要穿紧身衣。

由于女性的阴道口、尿道口、肛门靠得很近，如果内裤穿得太紧，容易与外阴、尿道口、肛门发生频繁的摩擦，使肛门或是阴道的分泌物中的病菌进入阴道或尿道，从而引起泌尿系统或生殖系统的感染，进而影响女性的身体健康和受孕概率。

因此，备孕女性在衣着方面，要以使乳房和腹部保持自然松弛状态为佳，这样有利于生理功能的协调。备孕女性最好选择透气性好的棉质内衣，而且应该做到每天换洗。

备孕 第6周

备孕男性的健康是优孕优生的关键

本周备孕细细读——备孕男性的优生策略

要孕育一个健康聪明的宝宝，备孕男性的精子质量和数量是至关重要的。精子的成熟需要2个多月的时间，那么，备孕男性至少在孕前3个月就开始实施优生策略，主要需注意以下几点。

◎ **远离有害物质。** 许多物理、化学、生物因素会使精子发生畸形或是染色体变异，如二甲苯、汞、二氧化硫、汽油、铅及一些放射性物质、农药等都会导致胎宝宝畸形。人体内的残留物一般在停止接触后半年到一年内才能基本消除掉。因此，在此期间并不适宜受孕。

◎ **性生活适度。** 性生活过于频繁会使精液稀少，精子的质量和数量也会相应有所降低和减少。因此，性生活需适度。

◎ **经常运动。** 从计划要宝宝那天开始，备孕男性就要经常保持一定的运动量，工作要劳逸结合。运动时间可根据个人身体情况灵活把握，一般以每周3次以上、每次半小时以上为宜。

◎ **预防前列腺炎。** 前列腺炎可影响精子的存活率和质量，导致性功能障碍，甚至还可引起精囊炎、血精等，从而导致不育。

◎ **防止过热。** 睾丸产生精子最适宜的温度是35.5℃～36℃，因为温度过高，有可能杀死精子，或是不利于精子的生长，严重时甚至会使精子活动力下降过多而导致不育。

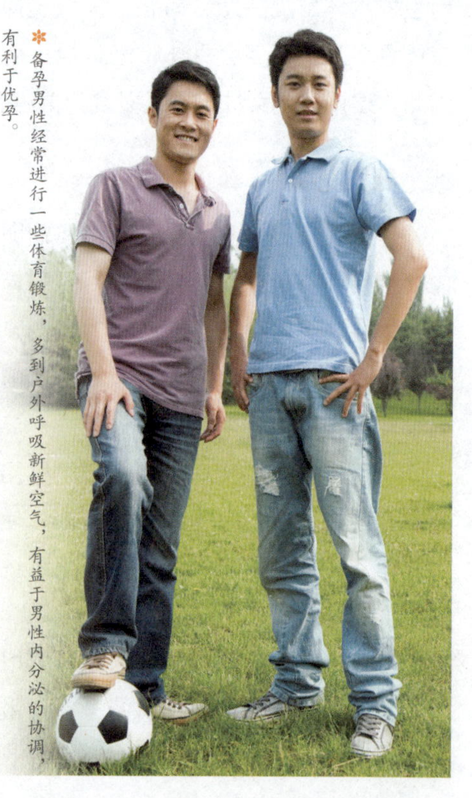

✲ 备孕男性经常进行一些体育锻炼，多到户外呼吸新鲜空气，有益于男性内分泌的协调，有利于优孕。

完美备孕温馨说——养成良好的生活习惯

受精卵的一半来自男性，受精卵是否“优秀”，只有妻子的努力是不够的，丈夫的健康在优生中起到至于重要的作用。备孕男性只有建立良好的生活习惯，才能保证其精子的质量和数量。

避免熬夜

如果你正准备要宝宝，那么赶紧改掉熬夜这种不良习惯。熬夜对人的身体伤害是很大的，尤其是会对精子的质量造成一定的影响。所以，备孕男性还是调整一下自己的睡眠时间吧。

少泡热水澡和洗桑拿浴

前文中已经介绍过，精子的生成和存活的温度低于体温的1℃～1.5℃，即35.5℃～36℃，而长时间泡澡处于高温环境下，会使精子的生存环境和成活率受到影响，这将会导致受孕的概率大大降低。

避免经常穿紧身牛仔裤

紧身牛仔裤穿在身上会将男性的外生殖器紧紧包住，会使睾丸受到严重的挤压，从而会影响睾丸的正常生精功能。而且，牛仔裤不透气和不散热，使睾丸温度升高，不利于精子在睾丸中的生存，导致精子的活力下降。这种状态不仅会影响受孕的成功，还会因受精卵质量下降使胎宝宝先天发育不良。

避免长时间开车

现在越来越多的人喜欢以车代步，开车和生育也有着紧密的联系。研究显示，连续开车2小时，容易使睾丸的温度升高，进而影响精子的质量。所以，备孕男性一定要注意不可长时间开车，即使是长途开车，也要做到每隔1小时就停下来休息一会儿，再继续开车。

采取仰卧或侧卧的睡姿

生活中，很多人都喜欢俯卧睡觉。但优生专家提出，备孕男性不宜采取俯卧的睡姿，因为俯卧不易使身体及时散热，会使阴囊、睾丸的温度上升，并且压迫阴囊，容易使精子的成活率下降，严重影响生育能力。应采取仰卧或侧卧的睡姿。

备孕“小锦囊”——备孕男性孕前3个月用药指南

谨防药物对男性生殖功能的影响

药物既能治病也能致病，尤其对于准备要宝宝的备孕男性来说，孕前3个月更要尽量避免用药。因为精子的发育过程大概需要70天的时间，之后的20天里，精子会在附睾里面发育成熟，即精子的整个成熟过程大概需要3个月的时间。如果在这期间不慎用药，而这种药很可能是一种染色体致畸剂就会危及到胎宝宝。

经研究表明，睾丸组织与流经睾丸的血液之间有一道防护层，医学上称为血生精小管屏障。这道防护层可以阻止血液中的某些物质进入睾丸。但它并不能阻止一些药物的侵袭，由此会影响精卵的健康结合。例如常见的一些免疫调节剂药物，像环磷酰胺、氮芥、顺铂等，其毒性作用强，可直接扰乱精子DNA的合成，包括使遗传物质成分改变，染色体异常和精子畸形。

西可韦的主要成分是盐酸西替利嗪，属于抗组织胺药，会对男性的精子质量产生不良的影响。其实不仅是抗组织胺药，还有抗癌药、咖啡因、吗啡、类固醇、利尿药等，都会影响男性的精子质量。

慎用壮阳药物

有研究显示，壮阳药物会对精子的成活产生影响，会降低男性的生殖能力。有专家进行过这样的实验，以此来观察此类药品对精子的影响，结果发现精子的活动能力因药物降低了50%。

壮阳药物还可以使精子变得懒惰，降低受孕的成功率。年轻人如果经常使用此类药物，必将会影响自己的生育能力。

这些药物还能够随着睾丸产生的精液通过性生活排入女性阴道，经阴道黏膜吸收后而进入血液循环，使低体重儿和畸形胎的发生率增高，增加围产期胎宝宝的死亡率。因此，在怀孕前的2～3个月，备孕男性用药一定要小心。

优孕专家如是说

慎重选择性保健品

现在，市场上性保健产品泛滥，有些产品含有性激素或是类似成分，可能会严重影响睾丸的正常生精能力，备孕男性在选择时要格外小心。

优孕指南对对碰

——O型血女性备孕须知事项

如果孕妈妈是O型血，准爸爸是A型血、B型血或是AB型血的话，那么宝宝很可能会患上溶血症。所以，备孕女性需要事先对溶血症有所了解，以便于孕期可以加强管理，降低溶血症的发生率。

何为新生儿溶血症

新生儿溶血症指的是因母胎血型不合而引起的同族免疫性溶血，使胎宝宝在宫内或出生后大量红细胞被破坏，出现一系列溶血性贫血、黄疸以及其他多种临床表现的疾病。其成因有两种：一是ABO血型系统不合，二是Rh血型系统不合。在我国，以ABO血型不合者为多数，Rh血型不合者较少。

新生儿溶血症的临床表现

新生儿溶血症的临床表现不一，取决于抗原体的强弱、个体的免疫反应等因素。其病情发展较快，如果病情得不到及时的控制，就会造成新生儿贫血，严重时还会导致核黄疸，会影响到新生儿的智力发育，甚至引起耳聋、手脚残疾等后遗症。主要有如下几个症状：

◎ **黄疸。**溶血病患儿黄疸出现早，并发展很快，血清胆红素以未结合胆红素为主。但也有少数患儿在病程恢复期结合胆红素明显升高，出现胆汁黏稠综合征。

◎ **贫血。**溶血病患儿会出现不同程度的贫血，以Rh溶血病最为明显。如血型抗体持续存在可导致溶血继续发生，患儿在生后3～5周发生明显贫血，称晚期贫血，多发生在没有换血或已经换血的早产儿中。

◎ **新生儿水肿。**新生儿水肿主要发生在Rh溶血病，在胎儿期有大量红细胞被破坏，宝宝全身水肿、苍白、皮肤淤斑、胸腔积液、心率快、呼吸困难，严重者可发生死胎。

O型血女性备孕期如何避免溶血症的发生

◎ 如果你是O型血备孕女性，那么在怀孕前一定要确认一下丈夫的血型，如果丈夫是A型、B型或是AB型血的话，一定要先去医院做好产前咨询和检查。

◎ 做ABO溶血检查最好是在孕前3个月内进行，检查的方法是静脉抽血。如果检查结果是溶血症较高的可能性，那就要在医生的建议下服用中药来降低抗体。

备孕 第7周

探索生男生女的奥秘

本周备孕细细读——生男生女须从对性生活的掌控开始

现在大多数家庭对男女宝宝都会一样疼惜。但是，为了阻断一些遗传病，控制性别是一个必须采取的措施。由于有些遗传病和性别有很大关系，称为伴性遗传病，例如血友病、肌营养不良等。这就需要我们根据一定的科学道理来增大宝宝性别的倾向性。

选择合适的性生活时机

人体的每一个细胞都有23对携带遗传物质的染色体，其中22对为常染色体，决定除性别以外的全部遗传信息，另1对则为性染色体，决定胎宝宝的性别。然而，呈现酸性的阴道，在接近排卵日的时候会呈现偏碱性，由于带有X染色体和Y染色体的精子的性质不同，如果备孕男性排出的精子体壮量足，而备孕女性排卵和阴道酸碱变化正常时，那么生男生女就要取决于性生活的时间了。

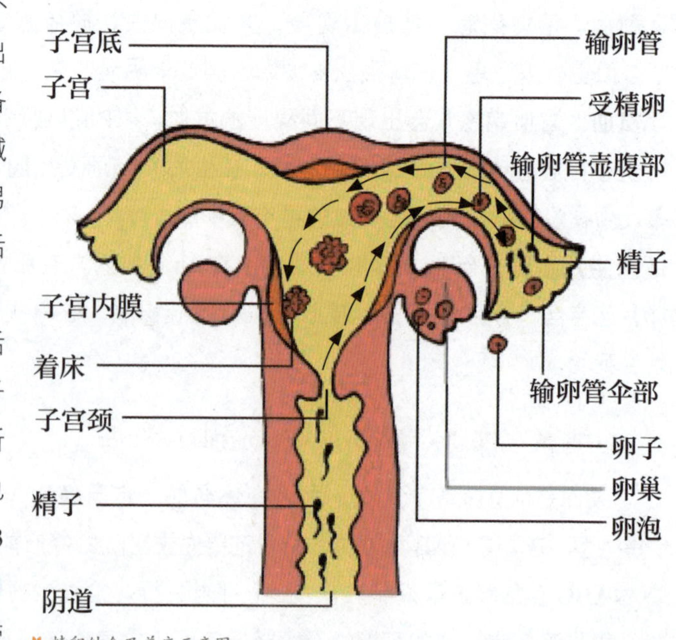

精卵结合及着床示意图。

因为精子的成活率只有2～3天，而卵子的寿命仅有24小时，所以，能够受孕的时间也就在排卵日前的2～3天、排卵日以及排卵日后的1天而已。根据带有X染色体和Y染色体精子的存活时间上的差异，可能会出现下面几种情况。

◎备孕女性在排卵前接受精子，即是带有X染色体和Y染色体的精子先待在输卵管处等候卵子的到来，但是在等待的过程当中，带有X染色体的精子会比带有Y染色体的精子更有活力，所以生女孩儿的可能性更大些。

◎备孕女性先排卵，即让卵子在输卵管等候精子的到来，然后与精子结合。此时带有Y染色体的精子会比较活跃，通常会事先到达，所以此时生男孩的机会较大。

◎精子与卵子同时到达输卵管，此时同样是带有Y染色体的精子较为灵活，往往会事先到达，也是生男孩儿的可能性较大。

也就是说，想要生男生女就必须要选择特定的时间进行性生活。如果想要生男孩，就要尽量接近排卵日进行性生活，此时的阴道酸性较弱，可以帮助带有Y染色体的精子活动。如果想生女孩儿，就要在排卵前2～3天进行性生活。此时阴道有大量的黏液分泌出来，这些黏液会阻止精子进入子宫，而带有Y染色体的精子较不能适应酸性环境，若在阴道停留时间太长，可能在未到达子宫口时已经被淘汰，而带有X染色体的精子较能适应酸性环境，故可以游至子宫，使女性顺利受孕。备孕女性在受孕前要对自己的基础体温有所了解，并总结出科学的生理周期，以便于自己生男生女的计划顺利进行。

性生活的频率同样很关键

性生活的频率同样左右着生男生女的计划。如果性生活过于频繁，如1～2天就进行一次，精液的浓度就会被严重稀释，带有Y染色体的精子数量就会大大减少，这个时候带有X染色体的精子就有机会和卵子结合，生女孩儿的可能性加大。如果性生活的次数偏少，6～10天才进行一次性生活，则可以提高精液的浓度，带有Y染色体的精子的数量也会增多，其与卵子结合的机会也就增加了，于是生男孩的机会就大了。

选择正确的性生活姿势

想生男孩的备孕男性和备孕女性需注意，进行性生活时，要使备孕女性感到有快感，达到性高潮。因为女性高潮时，子宫颈分泌的碱性分泌物较多，适合带有Y染色体的精子活动。因此，备孕男性应在生殖器插得较深的情况下射精，可达到较好的效果。反之，想生女孩儿的夫妻，备孕男性则可以采取浅插入的姿势进行性生活，让射出的精子在酸性环境下停留一会儿，让带有Y染色体的精子自然淘汰，只留下带有X染色体的精子，这样便大大增加了生女孩儿的概率。

备孕营养视点

——孕前优生健康饮食细节

备孕女性的优生饮食细节

/ 体弱备孕女性的饮食细节 /

体弱的备孕女性更要在孕前进行滋补，以增强体质，为顺利受孕做好准备。当然，最好的滋补还要是食补。体质较弱的女性可多食山药、莲子、薏米等补养脾胃；而对于血虚、贫血的女性，可多食用红枣、枸杞子、赤小豆等食物以补气补血；对于易感冒或易疲劳的女性，可适量食用人参、西洋参等；而对于痛经或腰痛的女性，可多食用核桃、猪腰等。

/ 肥胖备孕女性的饮食细节 /

如果你是一个较胖的备孕女性，想要生育一个健康可爱的宝宝，那么从现在开始就要注意自己的饮食习惯了。减少食用过多营养价值高的食物，并在吃饭的时候细嚼慢咽。而且可以食用一些绿叶蔬菜、豆腐、水果等。

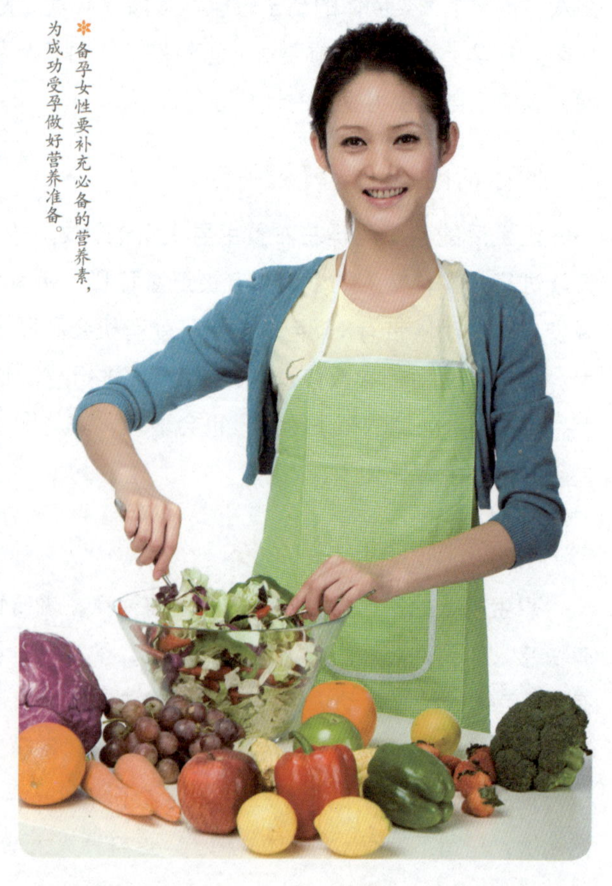

✻备孕女性要补充必备的营养素，为成功受孕做好营养准备。

/ 素食备孕女性的饮食细节 /

如果你是一个素食主义者，为了获取足够量的营养，就要从植物性食物中获得平衡而足够的蛋白质、维生素和矿物质，利用各类食物特有的营养而搭配食用，力求营养的均衡。如可以在食用大米、玉米的时候，再食用一些脱水豆类或硬壳果仁，搭配食用来弥补所欠缺的氨基酸。

/ 要保持标准体重 /

前文我们已经提到过，

如果你的体重偏瘦或者偏胖，都会给受孕带来一定的困难。所以体重超常的备孕女性就要在怀孕前开始有计划地通过适当的体育锻炼和科学合理的饮食来进行调节，让身体达到标准体重，为怀孕加大筹码。备孕女性可以通过体重的计算方法来知晓自己的体重是否标准。自己的身高（以厘米为单位）减去110，所得的差值即为标准体重（以千克为单位）。

备孕男性的优孕饮食细节

现代高科技在带给我们财富和便利的同时，同样也给我们的环境带来了污染和破坏，尤其是对食物的破坏，更间接影响人们的身体健康，其中最为严重的就是对人类生育能力的影响。因此，备孕男性在准备要宝宝阶段，需要在饮食上多留意，避免有害物质入侵身体，以保护精子的质量。

备孕男性除了戒烟戒酒外，还需要注意以下几点：

◎现在的鱼类和肉类在不同程度上都受到了严重的污染，所以万不可仅食用某单一类食品，更不可偏食、挑食、厌食，还需要多食用天然的绿色食品，以达到营养的均衡。

◎市面上出售的又大又长的茄子多是由催生激素催大而成的，其激素对精子的生长发育有害，备孕男性最好少吃。

◎蔬菜和水果在清洗干净后，还需要放入清水中浸泡一段时间，然后再进行烹调或食用。

◎虽然水果皮含有较丰富的营养，但是现在的水果大多数都是喷洒过农药的，所以果皮上残留的农药较多，建议最好削皮食用。

◎用泡沫塑料饭盒盛热饭热菜可以产生一种有毒物质二噁英，其对人体的危害特别大，尤其会对男性的生育能力造成严重的影响。因此，建议备孕男性最好不要用泡沫塑料饭盒盛热饭热菜。

◎由于工作和生活上的双重压力，人们为了方便，更喜欢用微波炉来加热食物。然而经常吃微波炉加热的食物对健康是非常不利的，因为，饭盒中的化学物质会在加热的过程中被释放出来，进入到饭菜中，自然使食用者深受其害。所以建议备孕男性尽量少用微波炉加热食物。

◎冰箱中的熟食最容易受到细菌的污染，所以在食用之前一定要再次加热。再者，冰箱中的制冷剂对人体也是有伤害的，所以不要将食物长时间放入冰箱中冷藏，最好尽快食用。

备孕“小锦囊”——高龄女性更需打造优良的备孕体质

医学上认为，年龄超过35岁才怀孕被称为是“高龄妊娠”。研究显示，与适龄妊娠的女性相比，高龄妊娠发生各种疾病的概率增加了2～4倍，早产、流产及畸形的概率很大。如果你现在已经无法改变高龄妊娠的命运，那么除了基本的备孕期注意事项外，还要做好以下事项。

尽早受孕

从女性的生理规律来看，一旦过了30岁，其生育能力就在开始缓慢下降。所以，一旦你决定要宝宝了，就不要再拖延下去了，否则身体组织不断在老化，卵子的活力也会越来越低，将会直接影响到胚胎的质量。

积极治疗潜在疾病

高龄妊娠的女性，身体发生异常的概率比年轻女性要大。因此，在准备怀孕前先去医院做一下全面的健康体检，如果存在异常应先积极治疗，把身体调整到健康状态。

调整心态，放松心情

高龄妊娠的女性对于生育的顾虑较多，从怀孕前就开始担忧未来的宝宝，精神持续处于紧张的状态。这对受孕是不利的。高龄备孕女性只需调整心态，加强各种保健措施，胎宝宝一定会平安降生的。

备孕生活情报站——不宜和宠物过多接触

现在越来越多的家庭都喜欢饲养小动物，尤其是以猫狗居多，这似乎已经成为了一种潮流。

但是，对于备孕女性来说，饲养小动物并不是明智之举，因为几乎所有的哺乳动物都能传染弓形虫。如果备孕女性不幸感染了弓形虫，会使一直以来营造的身体内环境受到影响，还易引发早产、流产等不良后果。因此，建议备孕女性暂时还是和宠物说拜拜吧。

备孕男性爱妻大行动——做好妻子的情绪调节师

情绪对于身体的影响是非常大的，即在心情平和、愉悦时，人的全身神经、内分泌功能稳定以及性生活正常，自然就可以顺利受孕。

相反，长期处于忧郁烦闷的情绪中，女性大脑皮层的工作就会失调，严重影响内分泌，不利于顺利受孕。所以，作为丈夫的你在备孕阶段，就要注意妻子的心理变化，要让妻子始终保持愉悦的心情，给予妻子最大的关心和爱护，做好她的情绪调节师。

开始适应爸爸的角色

做爸爸虽然不像做妈妈那样辛苦，要有怀孕和分娩的过程。但是，爸爸在养育儿女方面还是起着举足轻重的作用的。所以，在妻子准备怀孕的阶段，备孕男性就要开始进入爸爸的角色，不仅要考虑到未来宝宝的健康和安全，还要为妻子营造出一个健康愉悦的环境，让妻子心情好，身体更好。

彼此分担喜忧

这个阶段妻子的情绪经常会起伏很大，丈夫应多与妻子进行交流、沟通。作为丈夫的你也要积极调整自己的心态来适应这种变化，在了解妻子的同时也让妻子更加了解自己的感受。彼此分享你们的担忧或喜悦，给对方鼓励和支持。

备孕男性在此阶段要格外关心、体贴妻子，当妻子情绪低落的时候，多与妻子进行沟通，交流，可以做一些互动小游戏，让妻子获得好心情。

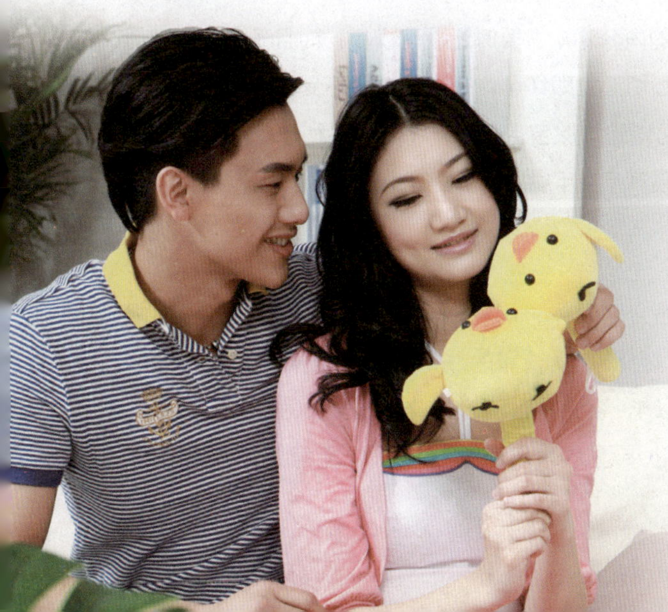

给妻子更多的关爱

细心的你或许会发现，妻子在备孕阶段也会发生很大的变化。这种变化不仅表现在生理上，同样表现在心理上，如没有理由地乱发脾气、变得挑剔。丈夫此时要理解和体谅妻子，而且还要想方设法让妻子开心和满意起来。即使自己受到了委屈也不要太在意，因为宽容本身就是爱护、支持，这也是你为宝宝的到来所做的努力和付出。

备孕 第8周

不能忽视的一些事儿

本周备孕细细读——避开8大“黑色”受孕时间

孕育一个健康、聪明的宝宝是所有备孕夫妻的心愿，但这并不是一件容易的事儿。很多备孕雷区也是不容触犯的，轻微的不注意，就会造成流产或宝宝畸形。因此，备孕夫妻一定要多加小心，谨防步入以下这些“陷阱”。

停服避孕药后不久怀孕

目前研究表明，口服避孕药并不一定会引起胎宝宝畸形，但也会有例外出现，如停服避孕药后不久怀孕的女性，就发生过胎宝宝多脏器畸形的情况。口服避孕药在进入人体后，会停留在人体肝脏内代谢储存，在停服半年后，体内存留的避孕药才能完全被排出体外。如果女性停药时间过短就怀孕，体内的避孕药不能完全被排出，可能会导致胚胎出现某些缺陷。

专家建议：女性要在停服避孕药6个月以后，待体内存留的避孕药完全排出体外再怀孕。

早产或流产后怀孕

发生早产或流产的女性，体内的内分泌功能暂时还没有恢复，而且子宫等生殖器官还没有恢复正常功能。但因盼子心切又立即怀孕，在这种情况下受孕不但不能为胎宝宝创造一个良好的生长环境，还可能造成胎宝宝畸形，同时也不利于子宫的恢复。

专家建议：备孕女性要在早产或流产半年后，待子宫等生殖器官恢复后再怀孕。

旅途受孕

由于旅行的关系，夫妻双方都会感到体力消耗很大，而且生活起居都没有规律。如果在这种情况下意外怀孕，会影响受精卵的质量，还会反射性引起子宫收缩，使胚胎的着床和生长也受到影响，容易导致流产或先兆流产的发生。

专家建议：即使在旅游途中也要注意采取避孕措施，以免意外受孕而结下

“苦果”。如果不慎怀孕，最好及早到医院咨询及检查胚胎的发育是否正常。

做完X射线后怀孕

研究显示，X射线对人体的生殖细胞具有很大的杀伤力，即便是照射量很小也可能导致卵子畸变或基因突变。所以，女性刚做完X光照射不要立即怀孕。

专家建议： 备孕女性如果接受过腹部X射线照射，最好在3个月后再怀孕。

注射风疹疫苗不满3个月怀孕

孕妈妈一旦感染上风疹病毒，就可能会导致胎宝宝先天性畸形。为了避免孕期感染风疹病毒，最可靠的方法就是在孕前先注射风疹疫苗。但切忌不能在注射风疹疫苗后3个月内怀孕，不然就会直接影响到胎宝宝，引起一系列的发育异常。

专家建议： 注射风疹疫苗一定要在孕前接种，而且在注射后的3个月内不能怀孕，以免对胎宝宝造成不良影响。

宫外孕后不久受孕

宫外孕发病时是非常危急的，但在及时治疗后仍有怀上胎宝宝的可能。然而，有的女性在宫外孕治疗后就匆匆怀孕是很不明智的。殊不知，这种做法是很危险的，因为输卵管可能还没有完全疏通，还有发生宫外孕的可能性。

专家建议： 如果发生过宫外孕，需要在彻底治愈后坚持避孕一段时间，并待医生检查后认为一切正常方可考虑怀孕事宜，以免再次引发危险的宫外孕。

在长时间的性生活中受孕

由于盼子心切，有些备孕夫妻故意延长性生活的时间，认为这样做可以增加受孕的可能性。临床专家指出，性生活时间持续过长，不仅会消耗精力和体力，还会影响精子和卵子的活力。因此，并不提倡此法。

专家建议： 性生活持续的时间以不影响第2天的工作及生活为宜。

剖宫产后不久怀孕

因为剖宫产手术的失血量较正常分娩时多，而且分娩后各个器官都需要恢复。因此，无论是子宫切口还是腹部切口，充分愈合都需要一定的时间。做过剖宫产手术的女性再次生育至少在2年之后，给子宫一个充分愈合的时间，以使瘢痕组织愈合得更好一些，减少再次分娩时的危险。

专家建议： 一般来讲，做过剖宫产手术的女性再次生育，至少在2年以后。

完美备孕温馨说——孕前饮食、健身双管齐下

无论是备孕男性还是备孕女性，在准备要宝宝阶段，都应该注意饮食和健身，为孕育健康宝宝努力。

孕前饮食营养

研究发现，由于精子或卵子的不合格而引起受孕困难的例子屡见不鲜。在改善其他不利于精子和卵子的因素时，适当注意饮食，加强营养，也可以在某种程度上改善精子和卵子的某些不足之处。须注意的是，孕前不需要太精细的食物，而是以五谷杂粮为宜，加上花生、芝麻等含有丰富矿物质（尤其是促进生育的微量元素锌）和维生素，再加上适量的猪肝、瘦肉、新鲜蔬菜和各种水果等，都会对精子和卵子的发育产生较好的促进作用。

孕前积极进行各种健身活动

人人都希望拥有健康的体魄，特别是准备怀孕的夫妻。前文已经提到过，备孕女性在怀孕前可以进行一下身体素质方面的锻炼，如游泳、慢跑、登山等健身项目。每天坚持30分钟，坚持2个月就可以达到强身健体的目的。

对于男性而言，运行不仅可以保持健康的体魄，还可以有效减压，更可以培养出有活力和优质的精子。目前，有氧运动被公认为是最有效的孕前运行方式。

与女性相比，适合男性的有氧运动也较为多一些，如慢跑、篮球、游泳、俯卧撑、滑冰、单双杠、跳健美操、打网球等，当然，也可以做一些锻炼耐性的运动，如打太极拳等。这些运动在锻炼男性体魄的同时，也为顺利受孕创造了重要的体质条件。

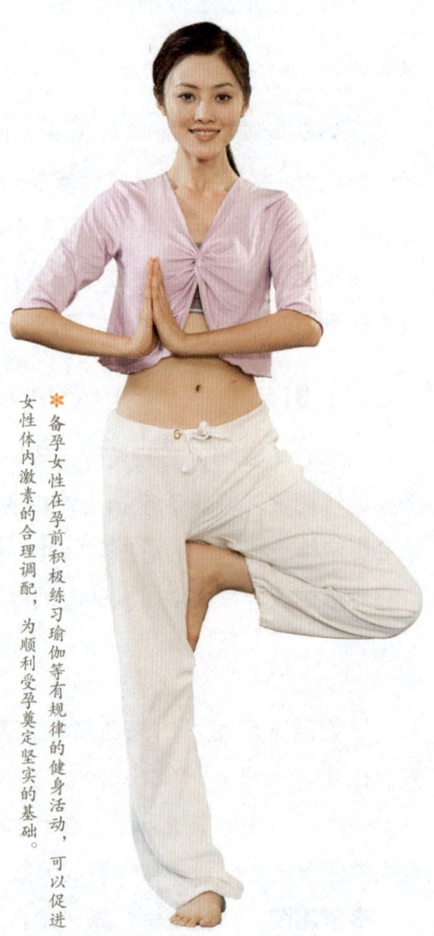

＊备孕女性在孕前积极练习瑜伽等有规律的健身活动，可以促进女性体内激素的合理调配，为顺利受孕奠定坚实的基础。

备孕生活情报站——做好物质上的准备

当备孕夫妻在憧憬孕育宝宝的美好心愿时，应该注意一些实际性的问题了。从现在开始，就要为备孕女性转变为孕妈妈做好充分的物质准备，以便“孕妈妈”日后可以安心养胎。

房屋的准备

无论是宽敞舒适的房子，还是狭窄拥挤的房子，都需要阳光的照射。没有阳光的房间，孕妈妈和将来问世的宝宝得不到阳光的照射，将会严重影响孕妈妈和胎宝宝的身体健康，也会间接影响到孕妈妈和胎宝宝的骨骼发育。如果没有阳光，室内阴暗潮湿，还会增加产妇的产后病如关节疾患等。因此，为了更好的受孕和妊娠，保持室内阳光充足是十分必要的。

如果住房条件不是太好，也要尽量解决阳光对室内照射的影响，并且将窗户擦亮，以此来增加照明度。在冬天，更要解决好保暖问题，保证室内的温度。

孕期床上用品的准备

睡眠对于孕妈妈来说是非常重要的，为了给孕妈妈创造一个良好的休息环境，需在孕前就转备好床上用品。

/ 木板床 /

孕妈妈适宜睡木板床，再铺上厚一些的棉被，以免床板过硬，缺乏对身体的缓冲力，从而影响经常翻身。

/ 枕头 /

孕妈妈枕得过高会迫使颈部前屈而压迫颈动脉，所以枕头以9厘米（平肩）高为最宜。

/ 被褥 /

孕妈妈的理想被褥是全棉布包裹的棉花，而不宜使用化纤混纺织物做成的被罩和床单。因为化纤物容易刺激皮肤，引起皮肤瘙痒。

/ 蚊帐 /

蚊帐不仅可以起到防风遮蚊的作用，还可以吸附住空气中飘散的尘埃，起到过滤空气的作用，有助于提高睡眠质量。

备孕 第9周

掌握成功受孕的技巧

本周备孕细细读——营造良好的受孕环境

进入“慢”节奏的生活状态

◎ **慢读书**。备孕女性现在应该学习放慢阅读速度，不可“一目十行”，采取“细嚼慢咽”的读书方法，可以完全沉浸在书籍的氛围中。这样做不仅阅读效果好，也能使心灵得到愉悦。

◎ **慢工作**。备孕女性从现在开始就应该在工作和生活之间找好平衡。尽量要做到张弛有度，不要事事都冲在前头，要明白现阶段什么对于自己才是最重要的。

◎ **慢运动**。对于备孕女性来说，适当的运动和锻炼是很有必要的。一般来说，最好在准备怀孕前半年的时间就开始改变自己的健身习惯，尽量做些慢跑、散步、游泳、骑自行车之类的慢运动。

◎ **慢休闲**。一些朋友聚在一起狂吃一顿、K歌、蹦迪……并不是休闲。建议备孕夫妻不要接受这样的聚会邀请，而是外出划划船，去郊外散散步。

良好的外环境有助于受孕

如同人们在工作、吃饭时候需要一个与之相适应的良好环境，受孕同样需要一个良好的外环境。备孕夫妻一定要选择最佳的环境来进行受孕。最佳环境包括气候、周围的整洁清爽、空气清新，这有利于精卵结合着床和胎宝宝的发育成长。再者，卧室的环境尽量安静，不受外界因素的干扰。尤其要注意受孕时候的视觉刺激，让室内沉浸在柔和的灯光下，并播放一些轻松舒缓的音乐。

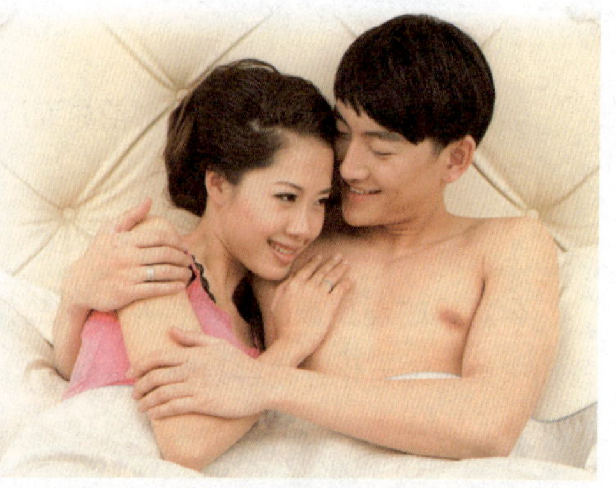

良好的外环境可提高受孕的概率且有利于优孕，备孕夫妻应为受孕打造一个舒适、安宁的环境，将一切不利因素排除在外。

备孕生活情报站——谨防这些“隐形杀手”

除了前面介绍的一些注意事项外，备孕男性和备孕女性还需小心房间中的这些“隐形杀手”。

室内花草隐藏“杀机”

有些花草，如万年青、报春花等能引起接触性过敏等不良反应，如果备孕女性或是孕妈妈碰触到它们或是其汁液不小心弄到了皮肤上，就会引发急性皮肤过敏反应，并出现痛痒、皮肤黏膜水肿等症状。一些具有浓香气味的花草，如茉莉花、水仙、丁香等会引起备孕女性和孕妈妈食欲不振、头痛恶心、呕吐等症状。所以，备孕女性或是孕妈妈的室内最好不要摆放花草，尤其是浓香型的。

屋内不适宜铺地毯

很多人都认为在室内铺上地毯可以吸收噪声和尘埃，而且还显得美观。殊不知，这是不正确的，尤其对备孕女性更是不利的。因为地毯上可能储存有人们从外面带回来的铅元素，它对胚胎具有伤害作用。地毯还是尘螨的最佳栖息地，尘螨是一种8只脚的蛛形纲节肢动物，凭肉眼不容易看见，是灰尘中最重要的室内过敏原。尘螨是人类过敏性哮喘病的一种过敏原，它与过敏性鼻炎和特应性皮炎也有密切关系。床、家具和空调也是藏螨的重点地方。

小心烟雾清洁剂的侵害

为了居室的清新，许多家庭都喜欢喷洒烟雾清洁剂。殊不知，烟雾清新剂中的挥发性有机物具有毒性、刺激性，可引起机体免疫水平失调，影响中枢神经系统功能，还可影响消化系统，使人出现食欲不振、恶心等症状，严重时可损伤肝脏和造血系统，甚至造成死亡。其主要来源为燃烧产物、烟、采暖和烹调等烟雾及清洁剂、芳香剂等。

油漆涂料中的苯系物不能忽视

苯系物俗称“芳香杀手”，于1993年被世界卫生组织确定为强致癌物质，可抑制人体造血功能，减少红细胞、白细胞、血小板数量，导致再生障碍性贫血和白血病，苯系物的主要来源为合成纤维、油漆、各种溶剂型胶粘剂、防水材料等。因此，女性在备孕、怀孕期都要远离苯系物的侵害。

备孕“小锦囊”
——孕前需要治疗和控制的疾病

当备孕夫妻将孕育宝宝提上日程的时候，就要开始围绕这个中心着手准备了。从某种意义上说，孕育宝宝对年轻夫妇来说并不是一件困难的事情，但是要保证生一个健康聪明可爱的宝宝，就需要备孕夫妻一起努力了。怀孕前，备孕女性需要彻底治疗以下这些疾病。

疾病名称	病理及其引发的不良后果
呼吸系统疾病	孕晚期增大的子宫会挤压横膈，使膈肌上升，胸廓上下界缩短，呼吸频率增加，容易出现供氧不足。有呼吸系统疾病的女性在孕期内其病情会加重，所以备孕女性在孕前应控制原发病。
阴道炎	阴道炎大多是由念珠菌感染引起的，容易使胎宝宝受到感染，导致宝宝出生后患鹅口疮，所以孕前需彻底治疗再怀孕。
结核病	对孕妈妈来说这是可怕的疾病，它会传染给胎宝宝；而且，如果在开放期怀孕，会有早产、死胎的危险。
心脏病	健康的人怀孕后心脏负担都会加重，患有心脏病的人负担会更重，越接近分娩越容易出现心脏功能不全、血运障碍，造成胎盘血管异常，导致流产、早产。心脏病还是妊娠中毒症的起因，因此一定要在孕前及时治疗。
肾脏疾病	患这种疾病的人一旦怀孕就难免会得妊娠中毒症，这不仅对胎宝宝影响严重，还会危及孕妈妈的生命。
高血压	与肾脏疾病患者一样，很容易患妊娠中毒症。
肝脏疾病	肝脏疾病患者一旦怀孕，病情会立即加重或恶化，导致母体急剧衰弱，并威胁胎宝宝。
膀胱炎、肾盂肾炎	患这些疾病的孕妈妈在怀孕、分娩时容易引起感染。
性病	患有性病的人一旦怀孕，病毒很容易通过胎盘传播给胎宝宝，甚至导致流产、早产或新生儿患病。

优孕指南对对碰——适宜生育的最佳年龄

女性的最佳生育年龄

女性在20岁之前，其身体、思想和智力仍处在发育中，尤其是性腺和生殖器官尚未完全成熟。过早生育，孕妈妈和胎宝宝对营养的共同需求势必造成孕妈妈体内营养供不应求，这样不但会影响孕妈妈的自身健康，还会影响下一代的生长发育。女性也不宜过晚生育。因为卵巢功能会随着年龄增大而逐渐衰退，卵子发生异常的可能性增加，会使先天性畸形儿和痴呆儿的发生率提高。

从女性的生理特点、优生优育等方面考虑，国内外医学专家普遍认为女性的最佳生育年龄是25~29岁。因为这个时期女性的生殖器官、骨骼及高级神经系统已完全发育成熟，生殖功能处于最旺盛的时期，卵子的质量较高，怀孕后胎宝宝的生长发育良好，流产、早产、畸形儿和痴呆儿的发生率相对较低，生下的宝宝大多聪明健康。

男性的最佳生育年龄

宝宝的智力和体质与爸爸的生育年龄有着密切的关系。有人曾对302个家庭的1150名子女进行调查。资料表明，智力和体质较好的人出生时，爸爸的年龄在29岁左右。因为男性的精子质量在29~30岁时达到最高峰，然后能持续5~6年的高质量。科学家们调查了世界上大量杰出人物后认为，爸爸在30~45岁时生的宝宝最聪明。如大科学家爱因斯坦出生时爸爸32岁，大作家契诃夫、马克·吐温出生时爸爸均为36岁，诗人歌德出生时爸爸39岁，作家萧伯纳出生时爸爸45岁等。

从优生角度考虑，夫妻年龄最好是有一定的差距。最新研究表明，女性年龄比男性年龄小5~7岁最好。孕妈妈年纪小，生命力旺盛，身心发育成熟，卵子质量高，会给胎宝宝创造一个更好的孕育环境，有利于胎宝宝的发育和成长。准爸爸年龄大，智力相对成熟，精子质量也处于顶峰状态，遗传给下一代的“密码”更加准确。所以，这种“优化组合”并发症少、分娩安全度高。

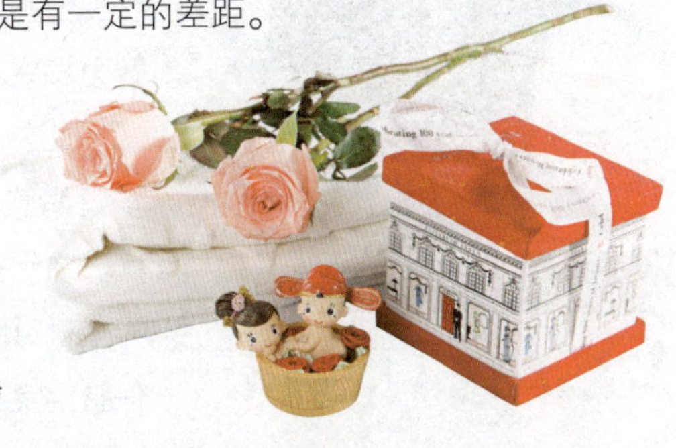

备孕夫妻要把握好最佳生育年龄，才能顺利孕育一个聪明健康的宝宝。

备孕第10周

为胎教提前“磨枪”

本周备孕细细读——胎教方法大集结

语言胎教

语言胎教是指通过与胎宝宝进行语言交流，给胎宝宝大脑皮质输入一些粗浅的语言印记，使胎宝宝出生后在语言及智力方面都有更加突出发展的引导式教育。研究显示，大脑皮质是用来学习知识和进行精神活动的，人的一生（包括胎宝宝期）大脑可储存1000万亿个信息单位。准爸爸、孕妈妈以及其他家人，通过动作和声音与腹中的胎宝宝对话，可以刺激胎宝宝大脑皮质充分发挥作用，发挥语言胎教的作用。

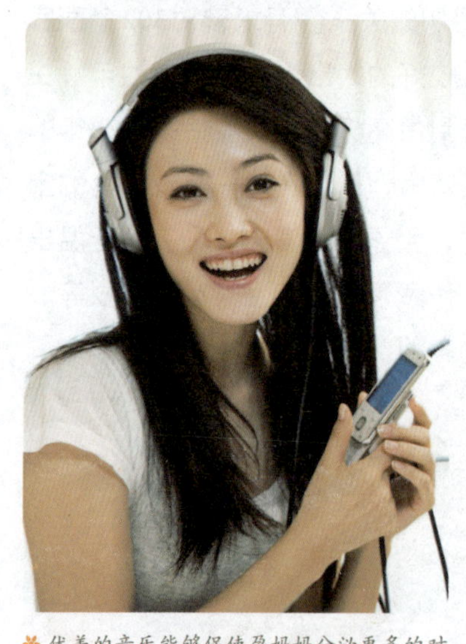

优美的音乐能够促使孕妈妈分泌更多的对母胎有益的物质，促进胎宝宝的生长发育。

音乐胎教

音乐胎教是一种优雅、美妙的胎教方式。通过音乐，可以传达情绪，唤起共鸣。对于胎宝宝而言，适当的音乐更能起到妙不可言的作用。研究表明，长期给胎宝宝传输优良的乐性声波，可促使脑神经元的轴突、树突的发育，为后天的智力发展及音乐感知奠定基础。

此外，在实施音乐胎教的过程中，还可使孕妈妈感受到平静与愉悦，避免不良情绪的干扰。在优美音乐的作用下，还能促使孕妈妈分泌一些对母胎有益的物质，促进子宫血液循环，确保胎宝宝的稳定。

情绪胎教

情绪胎教是保障孕期母子心理健康的一种重要胎教方法，指通过对孕妈妈的情绪进行调节，排除一些对胎宝宝不好的负面情绪，使孕妈妈忘掉烦恼和忧虑，创造清新的氛围及平和的心境。通过孕妈妈的情绪感应作用，使胎宝宝的大脑得以良好地发育。所以，为了拥有一个活泼、开朗、性情稳定的宝宝，女性从孕前就要学会掌控自己的情绪了。

抚摸胎教

孕妈妈或是准爸爸用手在孕妈妈的腹壁轻轻抚摸，引起胎宝宝触觉上的感应，从而促进胎宝宝感觉神经及其大脑的发育，此被称为抚摸胎教。医学研究显示，人类皮肤上有丰富的神经末梢。这些神经末梢极其敏感，非常有利于人体对外界迅速作出反应。抚摸胎教可以锻炼胎宝宝皮肤的触觉，并通过触觉神经感受体外的刺激，从而促进胎宝宝大脑细胞的发育，加快胎宝宝的智力发展；抚摸胎教还能激发起胎宝宝活动的积极性，促进运动神经的发育。经常受到抚摸的胎宝宝，对外界环境的反应也比较机敏，出生后翻身、抓握、爬行、坐立、行走等大运动发育都能明显提前。

环境胎教

环境胎教指的是通过指导备孕夫妻在准备受孕前6个月就开始学习的环境卫生知识，以利于优境受孕及日后养胎。

良好的环境与优生、优育及胎宝宝的健康发育有着非常密切的关系。良好的环境能使胎宝宝受到良好的感应；恶劣的环境能使胎宝宝受到不良的感应。胎宝宝先天异常的发生，不外乎是由不良的内外环境直接或间接作用于胚胎，使之发生异常。要使胎宝宝发育良好、健康乃至出生后智力超群，就必须重视环境因素对胎宝宝的影响。

意念胎教

意念胎教是指孕妈妈通过想象未来胎宝宝的模样或者其他美好的事物，以达到调节情绪、安定心神的目的。毕竟，带着这种美好的期待和愿望来迎接未来的宝宝，本身就是一件很美好的事情。

从胎教的角度来看，孕妈妈的想象是通过意念构成胎教的重要因素，并转化渗透在胎宝宝的身心感受之中。同时，母亲在胎宝宝形象的构想中，当其情绪达到最佳状态，也会促进体内产生具有美容作用的激素，使胎宝宝面部器官的结构、组合及皮肤发育良好，从而塑造出自己理想中的胎宝宝。

美育胎教

美育胎教是通过孕妈妈对美的感受来实现的。孕妈妈们可以通过以下方式来实施美育胎教：

◎**欣赏艺术作品。**阅读一些优秀的文学作品，欣赏一些具有感召力的戏剧、舞蹈等文艺作品，都能给孕妈妈以美的感受。

◎**保持内在美与外在美。**首先，孕妈妈要有崇高的理想和较高的修养，大方文雅，具有内在美。其次，孕妈妈怀孕时穿着色调淡雅、舒适得体的服装使自己精神愉悦，充分享受孕育美，这是外在的修炼。

◎**学习绘画、剪纸等。**孕妈妈们可以进行一些绘画和剪纸方面的练习，不需要画得多好或剪得多好，尽情享受其过程即可。

◎**学习编织和刺绣等手工艺。**勤于编织的孕妈妈，生的宝宝多“手巧而心灵”。孕妈妈们可以编织一些宝宝的衣物、婴儿用品，还可以绣花或者做其他美术品等，都有一定的益处。

运动胎教

运动胎教是指孕妈妈通过一定的体育锻炼来维持身体健康，改善孕期不适，并促进胎宝宝大脑发育的一种胎教方式。

运动对孕妈妈的生理健康有着莫大的帮助，它能够调节人体内分泌系统和血液循环系统的功能，增强心脏和肺部功能，改善消化功能和代谢功能。同时，运动还能够促进腰部和下肢的血液循环，有效改善孕妈妈腰腿酸痛、下肢浮肿等症状。长期的适当运动还能够缩短分娩时间，避免腹壁肌肉松弛所导致的胎位异常或难产情况。另外，运动能保证孕妈妈的心理健康，使其乐观、平静地度过孕期。如果孕妈妈能长期坚持锻炼，还能增强毅力，这对正处于孕期心理较为脆弱的孕妈妈而言，有非常好的调节功能。

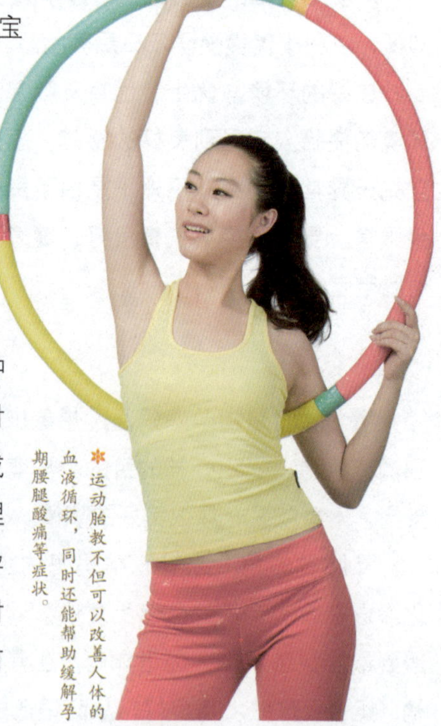

运动胎教不但可以改善人体的血液循环，同时还能帮助缓解孕期腰腿酸痛等症状。

备孕"加油站"——胎教益处多

孕妈妈和腹中的胎宝宝血肉相连，无论是对孕妈妈还是胎宝宝，孕期实施胎教都是非常有意义的。建议每一位备孕女性和孕妈妈都学习一些必要的孕产知识及胎教方法。

胎教可使孕期生活更美好

由于各种原因，孕妈妈在怀孕期间会产生一种"孤独感"。离开了忙碌的工作岗位，再加上怀孕期间身体上的诸多不适和变化，孕妈妈的生活范围突然变得很局限，生活也变得枯燥、乏味。除了在家里看电视、看书之外就不知道可以从事哪些活动了。久而久之，孕妈妈的情绪就会有所波动。

胎教可以填充这种无聊的孕期生活，可以让孕妈妈的生活变得丰富、充实而有意义。不但提升了孕妈妈的自身修养，还可以向胎宝宝传递自己的爱心。重要的是，充实的胎教生活能使孕妈妈的心情保持愉悦舒畅，减轻妊娠的各种不适反应。

胎教使宝宝具有较强的学习能力

现代医学研究证明，生活在孕妈妈子宫里的胎宝宝对外界的良性刺激会有所感应，并会保留在记忆当中，这些记忆对宝宝未来的成长具有很深远的意义。调查显示，受过胎教的宝宝比没受过胎教的宝宝智商较高，并具备较强的学习能力，可从以下几方面进行证明。

◎**喜欢探索。**受过胎教的宝宝对陌生环境和新事物的好奇心强，喜欢探索。这样的宝宝长大后的创造能力会很强。

◎**对音乐敏感度高。**受过胎教的宝宝非常喜欢音乐，尤其喜爱在腹中时父母给自己听过的音乐，对音乐敏感、音感准确，学习音乐、唱歌的能力强。

◎**语言能力较强。**受过胎教的宝宝学发音、学说话的时间都较早，语言能力较强，5~6个月时便可以发出声音。另外，受过胎教的宝宝对汉字的学习能力也超过未受过胎教的宝宝。

◎**运动系统发育较好。**受过胎教的宝宝运动与感觉系统发育较早，其吸吮手指的能力、手的握力及四肢运动的能力强，动作协调性好，扶起坐立时颈部肌肉张力较好。

备孕“小锦囊”
——高龄备孕女性需注意的事项

高龄女性在备孕期需要注意以下这些事项：

◎**需停用化妆品。**一些化妆品很可能经皮肤吸收后进入血液，对卵子产生不良影响，会影响正常受孕。所以，高龄女性尤其要注意了，停用化妆品是备孕期注意事项里很重要的一项。

◎**适量多运动。**高龄女性最好在备孕前进行适宜而有规律的体育运动，这样不仅可以促进体内激素的合理调配，还可以确保受孕时体内激素的平衡与受精卵的顺利着床，避免孕早期发生流产。

◎**调经理带。**调经是指调整月经，使行经时间规律，经期长短、经量正常化。经量少有可能是内膜太薄，这会使受精卵不易着床。此外，血色深浅和痛经的情况都在调经的范围内。理带是指调整阴道的分泌物。分泌物太多是体湿的表现，会影响受孕；分泌物太少又会使阴道干涩，性生活困难，自然很难受孕。

◎**合理搭配饮食。**在饮食方面，建议高龄备孕女性以高蛋白、低脂肪、性温和的食物为主。

优孕指南对对碰
——肥胖女性备孕期如何减肥

体重是衡量人体健康的一个标准。每个人可根据自身体重来调节自己的饮食。对于备孕女性，过于肥胖不但不利于受孕，将来对自身和胎宝宝都有不利的影响。所以，在备孕阶段最好将体重控制在标准范围内。那么，肥胖女性在备孕期应该如何减肥呢？

◎**首先，加强锻炼。**以中等或低等强度的运动为宜，这样比剧烈运动容易坚持，如快步走、慢跑、打羽毛球、打乒乓球、跳舞等。

◎**其次，控制摄入的总热量。**2000千卡热量是一个人一天摄入能量的下限，如果一天内摄入的食物总热量达不到这个标准，不利于身体健康。备孕女性一天摄入的热量应该比这个底线稍高。

◎**最后，计算进食营养比例。**在每天摄入的营养中，主要包括3部分：蛋白质、碳水化合物和脂肪。其比例为蛋白质10%～15%，碳水化合物50%～60%，脂肪25%～30%。

备孕生活情报站
——孕前需做好10大计划

既然已经准备好在腹中安置一个“爱情的结晶”，那么备孕夫妻从现在开始就要仔细考虑一下怀孕计划了，以便从容应对宝宝出生后的诸多事宜，也让孕育更加顺利。其中包括工作安排、饮食调整、医疗事项、财务计划和产后恢复等。

计划1：

备孕夫妻事先确定怀孕的大致时间，并据此安排好整个孕产期的事项，如工作、饮食、旅游等。

计划2：

孕前检查必不可少，备孕夫妻需要接受孕前指导而后再计划怀孕。

计划3：

夫妻双方戒除不利于优生优育的不良生活方式，如吸烟、喝酒、熬夜等。

计划4：

备孕女性找个合适的机会向公司领导讲明自己计划怀孕的时间安排，做好各项工作安排。

计划5：

夫妻双方制定孕前、孕期、产后各个阶段的运动健身计划，确保身心每一天都保持在最佳状态。

计划6：

夫妻做好孕前、孕期、产后的营养保健，营养摄入要合理均衡，既要注重膳食的合理搭配，又不能单纯地为了营养而大补特补，造成营养过剩。

计划7：

多学习、了解孕产知识，帮助孕妈妈解决一些孕期遇到的问题。

计划8：

准备好孕期前后的各项花费，尽量多准备一些资金以备不时之需。

计划9：

安排好照料孕产期的最佳人选，孕产期是女性成熟和成长的关键期，这段特殊的时期，最好找一个自己最信任的人陪伴。

计划10：

向有经验的妈妈们请教，可以少走弯路。但是也要仔细地加以鉴别，一定要结合自己的实际情况，选择和制订适合自己的孕产计划。

备孕 第11周

做好最后的冲刺

本周备孕细细读——隐藏在基础体温中的受孕密码

什么是基础体温

基础体温，是指经过6～8小时的睡眠后，尚未起床、进食、说话前所测定的体温。另外，基础体温是掌握女性是否怀孕的法宝，因为如果基础体温持续上升20天不下降，就表明你已经怀孕。

基础体温中的秘密

在两次月经期间，每天早晨起床时测量基础体温，会形成一种前半段时间体温较低，后半段时间体温较高0.3℃～0.5℃的现象。出现这种变化，主要是排卵结束后卵巢中生成的黄体分泌黄体酮所导致。月经结束后到下次排卵日开始的这段时间内体温降低，排卵后再到下次月经来临的这段时间体温又开始升高。所以，在两次月经期间分为低温期和高温期，而且低温期最后就是排卵日。

如何测量基础体温

测量基础体温很容易，但要想准确测量，则需要一定的技巧，所以，测量的方法是很关键的。首先，准备1支体温计并学会读表方法；其次，每天晚上临睡前将体温计水银柱甩至35℃以下，放在第二天醒来后伸手就可摸到的地方；再次是第二天清晨醒来后，立即取过体温计放在舌下5分钟后拿出来读数，将数据记录下来即可。最后要注意的是，测量体温前严禁起床、大小便、进食、说话等活动，否则会影响基础体温测量的准确性。

测量基础体温的意义

测量基础体温可以了解自己有无排卵及估计大概排卵日期，并了解黄体功能，可以帮助备孕夫妻选择性生活的日期以达到怀孕的目的。同时，对卵巢功能失调及患有不孕症的女性也可提供有用的诊断信息。

完美备孕温馨说——不同体质备孕女性的饮食调理方案

体质类别	体质特征	饮食调理
阴虚体质	◎ 形体偏瘦，面色偏红。 ◎ 时常午后感觉烘热，口燥咽干。 ◎ 易心烦急躁，夜寐不安或梦多。 ◎ 大便偏干，喜冷饮，舌红，苔少或干。	◎ 饮食上要“保阴潜阳”，少食助阳之品，多食清热、凉血止血之品。 ◎ 宜多食黑芝麻、糯米、蜂蜜、牛奶、甘蔗、蔬菜、豆腐、鱼类等清淡又能滋阴的食物。 ◎ 葱、姜、蒜、辣椒等辛辣燥烈之品应尽量少吃。
阳虚体质	◎ 形体偏胖，精神状态不好，总是没精打采。 ◎ 面色灰暗，缺少光泽。 ◎ 怕冷，手脚经常冰凉。 ◎ 浑身无力，懒得说话，语声低微，喜欢躺着，口中乏味，不喜欢喝水或喜热饮。 ◎ 大便偏稀，小便多；或浮肿，小便不利。	◎ 饮食上应注意少吃寒凉、生冷性的食品。 ◎ 宜吃性温热、具有温阳散寒作用的食品；宜温补忌清补；宜食热量较高而富有营养的食品。 ◎ 要多吃籼米、糯米、羊肉、鸡肉、韭菜、核桃仁、海参、海虾、河虾、干姜、石榴、乌梅、莲子、芡实等。
血虚体质	◎ 面色苍白或者枯黄，没有光泽，嘴唇、指甲缺少血色。 ◎ 头晕目眩，心悸失眠，手足麻木。 ◎ 月经量少，或闭经。 ◎ 舌淡苔白。	◎ 饮食上忌食辛辣品。 ◎ 吃营养丰富、性平偏温、具有健脾养胃作用的食物，还要注意多吃富含铁、蛋白质、维生素C的食物。 ◎ 宜食黑米、紫米、猪肉、羊肉、牛肝、乌鸡、带鱼、海参、黑木耳、菠菜、红枣、花生、葡萄等。
气虚体质	◎ 身倦乏力，少气懒言，爱出汗，劳累时症状加重。 ◎ 头晕目眩、面色苍白，心慌、健忘。 ◎ 舌淡苔白，脉虚弱。	◎ 宜食补中益气的食物，如红枣、羊肉等。 ◎ 要多食粳米、糯米、小米、山药、红枣、胡萝卜、土豆、豆腐、香菇、鸡肉、鹅肉、牛肉、兔肉、青鱼等。

备孕生活情报站

——不可让化妆品坏了你的好“孕”

爱美之心，人皆有之。女性朋友都喜欢化妆，因为化妆后会让自己显得更加年轻漂亮。但是，备孕的你就不能那么随意使用化妆品了，要时刻警惕化妆品中的一些化学成分坏了你的好“孕”。

据国外医学专家调查，各种化妆和染发用品都属于成分十分复杂的化学制剂。染发剂不仅会引起皮肤病，还会引发乳腺癌。另外，烫发药水或染发药水还可能经皮肤吸收后进入血液循环，对卵子产生不良影响，从而影响正常怀孕。所以热衷于化妆、染烫发等的女性们，在备孕期间都应有所控制或者完全杜绝化妆品和染、烫发物品。

既然已经决定孕育宝宝，女性就要改变一些可能对孕育不利的生活习惯，否则很可能会影响到受孕和胎宝宝的健康发育。所以，应该暂时把美容品、化妆品放在一边，只保留一些基础的护肤品即可。

备孕营养视点

——孕前不可缺钙

研究显示，备孕女性因钙流失而出现骨质疏松症的风险是30%～40%。如果平时就有喝咖啡、不喝牛奶或是不喜欢晒太阳的习惯，那么就很容易缺钙。如果不在孕前及时补钙，那么怀孕后身体中的钙会流失得更快，对母胎双方都会造成不利的影响。

专家提出，女性在怀孕期间出现大量钙流失的主要原因在于腹中的胎宝宝。因为胎宝宝骨骼的形成需要的大量钙都来源于母体，所以孕妈妈所消耗的钙量远远大于普通人。

专家提醒，孕前补钙必须要合理并足量，不能随意想补多少就补多少。医学专家认为，在备孕期间开始补钙是最理想的，而且在整个孕期也特别注意补钙。孕妈妈每天最好摄入800～1200毫克的钙，尤其是孕晚期的孕妈妈，每天摄入1200毫克的钙最为合适。

备孕期间，除了适当补充钙剂之外，还可以在饮食上多摄入一些含钙高的食物。如乳制品、牛奶、虾皮、绿色蔬菜、豆制品、海产品等。此外，还可以多喝一些骨头汤。

备孕"小锦囊"——备孕男性必知的性生活常识

不能给妻子思想压力

怀孕是一个既复杂又微妙的生理过程，众所周知，性生活之后，精卵顺利结合，女性才会怀孕。也可以说，性生活的质量在某种程度上决定着怀孕的效果。而性生活是人的自然本性，性要求与性行为都是正常的生理现象，也是夫妻生活不可缺少的内容。因此，我们应该坦然面对。

夫妻双方在过性生活时，都有表达需求的权力，均可成为主动的一方。但丈夫不能过分强势，也不要有男尊女卑的想法。另外，既然决定了要孕育宝宝，丈夫就不要给妻子太大的压力，尤其不要和妻子提出必须生男孩或者必须生女孩的要求。因为这一切都是未知的，如果丈夫一再逼迫，反而会由于压力太大造成妻子思想负担太重而影响优孕。

正确对待性生活

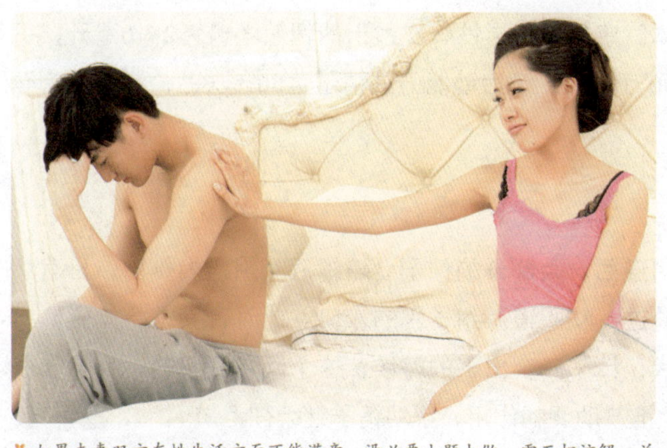

如果夫妻双方在性生活方面不能满意，没必要小题大做，需互相谅解，并积极进行沟通，这样才有利于优孕。

由于夫妻间的性生活不是每次都能让双方满意，如果出现单方不满意或双方满意程度下降及偶然出现了不满意，这都是常有的事，不必小题大做。只要夫妻间积极沟通，增加双方的主动配合度，性生活很快就会回到双方都满意的程度。

注意男女有别

心理因素与性生活的和谐度紧密相连，为此，夫妻双方只有恩恩爱爱、平等相待、互相体贴、互相配合才能保证双方都有性需求，才能在性生活中把注意力高度集中在对方身上，摒弃其他杂念。

性生活不是应付了事，而是感情升华的表现。因为在对性生活的生理和心理反应上，男女有差别，此时丈夫一定要多体贴妻子，这样才能增加优孕的可能性。

备孕 第12周

孕育需夫妻共同努力

本周备孕细细读——受孕过程详解

胎宝宝到底是怎样形成的呢？精子和卵子是怎样结合在一起的呢……面对这些问题，可能很多备孕夫妻都还很困惑。现在到了备孕的最后阶段，让我们来更深入地了解一下关于受孕和怀孕的知识。

成熟卵子和正常精子

一般情况下，身体健康的女性到了青春期，每月都会有一个健康成熟的卵子排出，卵子进入输卵管中，接着便停留在输卵管膨胀的部分——输卵管壶腹部，等待着与精子的相会。身体健康的成年男性一次射出的精液大概为2～6毫升，每毫升的精液中精子数在6000万以上，有活动能力的精子达60%以上，这便是备孕男性授孕的基本条件。

受孕全过程

男性的精子射入女性阴道后，大部分的精子会随精液从阴道内排出，只有小部分精子依靠尾部的摆动前进，从阴道游到子宫的入口。此时，女性身体分泌出一种黏液，这种黏液成网状，精子飞奔出来的时候，这个网是开着的，精子就很容易通过。这种网起到一个推波助澜的作用，帮助精子继续往上游。

由性生活引起的子宫收缩及输卵管蠕动能加速精子的运行；输卵管肌层的蠕动，黏膜纤毛的摆动及黏液细胞分泌的输卵管液的流动，推动了精子由宫腔向输卵管壶腹部的运行。在输卵管壶腹部，精子等待着和卵子的结合。另外，精子在和卵子受精前还要在女性生殖腔内经过一段时间的孵育，经过形态、生理、生化的改变，才具有受精能力，这个过程称为精子获能。

精子在女性输卵管内能生存1～3天，卵子则只能生存1天左右，所以只有在女子排卵日前后数天内性生活，精卵才有可能在输卵管壶腹部相遇。排除种种障碍的精子终于与卵子相遇并形成受精卵，这一刻，受孕完成了。

完美备孕温馨说
——今天是你的排卵日吗

在准备怀孕期间，女性掌握好自己的排卵日期是非常重要的。如果在排卵日或是前一天进行性生活，那么受孕的机会是最大的。计算排卵日方法如下。

月经周期推算法

这种方法适用于月经周期比较规律的女性。从月经来潮的第一天算起，倒数14±2天就是排卵期。例如：月经周期为28天，如果这次月经来潮的第一天是在7月28日，那么这个月的12、13、14、15、16日就是排卵日。

宫颈黏液观察法

通常情况下，月经刚结束后的女性阴道分泌物会很少，并显得浓稠、黏性大。到了月经中间即排卵前1～2天，阴道就会变得越来越湿润，分泌物不仅增多，而且像鸡蛋清一样清澈、透明，用手指尖触摸能拉出很长的丝。出现这样的分泌物表示马上要排卵了，一般会持续3～5天。此后，阴道分泌物又会逐渐减少，又变得浓稠，且不能再拉丝。

下腹疼痛感受法

排卵的时候，女性下腹部尤其是下腹部的右侧或左侧会出现隐隐作痛的感觉。有些女性在卵子从卵巢中排出的瞬间会感到剧烈的疼痛。这种疼痛的感觉就是排卵的信号，这一天也正是排卵日。

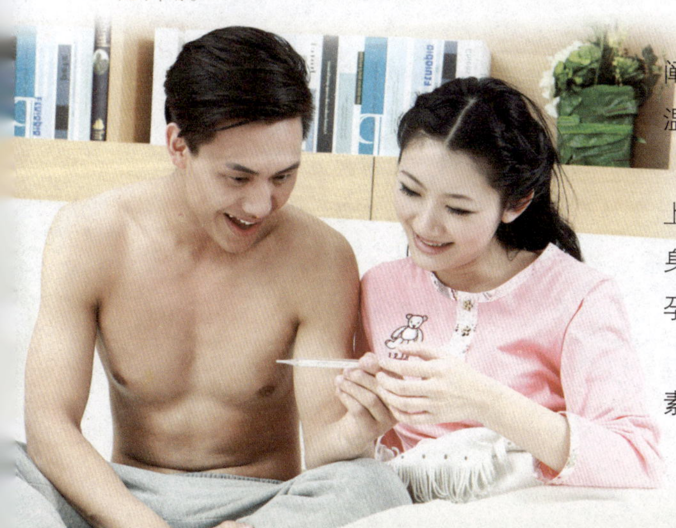

✲ 备孕女性可根据基础体温来确定你的排卵日，为顺利受孕做好准备。

基础体温确定法

本书第66页已经进行了详细阐述，即基础体温从低温期向高温期过度的时间为排卵日。

在科学推算排卵日的基础上，备孕夫妻还要做好迎接孕育的身心两方面准备，并排除不利于优孕的环境干扰。只有这样，把握“天时、地利、人和”三方面的因素，才能提高顺利受孕的概率。

备孕营养视点

——备孕女性应注意摄入“脑黄金”

所谓的“脑黄金”，其实是多元不饱和脂肪酸二十二碳六烯酸（DHA）的简称，它是大脑和视网膜的重要构成成分，对胎宝宝的智力和视力发育都很重要。脑营养学家研究发现，DHA、胆碱、磷脂等是构成大脑和视网膜的重要组成物质，是储存和处理信息的重要结构。DHA是大脑营养必不可少的高度不饱和脂肪酸，具有维护大脑细胞膜的完整性和促进脑发育的作用。据国外信息报道，宝宝之所以聪明，除了早期教育外，还与胎宝宝大脑发育期孕妈妈摄入适当DHA息息相关。

DHA并没有想象中的那样神秘，富含天然亚油酸、亚麻酸的核桃、松子等坚果摄入体内后经过肝脏处理同样可以合成DHA。另外，一些海鱼、鱼油、香蕉、牛奶、豆制品、蛋黄等也含有丰富的DHA。备孕女性也可以进补一些DHA制剂。专家提示，人的大脑中有一个天然的“屏障”，被称为是“血脑屏障”，它能够控制物质的进入。DHA是极少数可以通过该屏障的物质之一，它具有使脑细胞的突触朝四面八方伸展以接近其他脑细胞的作用。要知道，分布在突触外侧膜上的DHA含量越多，其柔软性就会越大，神经细胞之间的信息传递速度越快、越通畅，脑细胞的信息传播速度也就越快。与此同时，学习能力和记忆力也就会随之增强。所以说，DHA是一种能够使头脑聪明的重要营养素。

综上所述，DHA与头脑发达、学习能力、记忆力有着非常紧密的关系。因此，无论是备孕女性，还是已经受孕的孕妈妈，都应该补充DHA为孕育一个健康聪明的宝宝储备能量。

幸福妈妈经验谈

放松心情助睡眠

我和老公决定要宝宝了。在了解了诸多孕产知识之后，我掌握了其中介绍的成功怀孕的方法。但是，在一段时间以后，我还是没有怀孕。在和老公分析情况时，我说自己在这一段时间非常紧张，总是担心不能怀孕，所以睡眠质量非常差，晚上总是睡不好。老公开解我说，睡眠质量对成功受孕也有一定的影响，让我放松心情。我照此做后，睡眠质量高了，而且值得高兴的是，不久我就怀孕了。

——小琪

备孕“加油站”

——为备孕生活制造一些小情趣

科学研究证实，良好的情感和心态可以释放出有益身心健康的激素，使身体呈现最佳状态。事实也证明，如果夫妻在思维、语言、感情等方面都达到高度协调一致的时候受孕，将来出生的宝宝就会集父母身上的优点于一身。

当然，为了孕育宝宝而进行的性生活的确让人觉得太过于严肃，不那么轻松。但是对于夫妻来说，孕育宝宝是一件非常美妙且幸福的事情。为了使这一时刻能够更加美好，此刻备孕夫妻最好还是制造一些小小的浪漫情节，以便成为最美好的回忆。

在备孕期间，夫妻双方要提前做好一些准备。备孕女性可以和丈夫寻找一些轻松浪漫的话题，或是日常中共同操持家务，使双方的心情放松，增加生活情趣，以便在一个良好的状态里孕育新生命。但一定要记得注意休息，加强营养，多进食一些含优质蛋白质的食物，以保持充沛的体力。

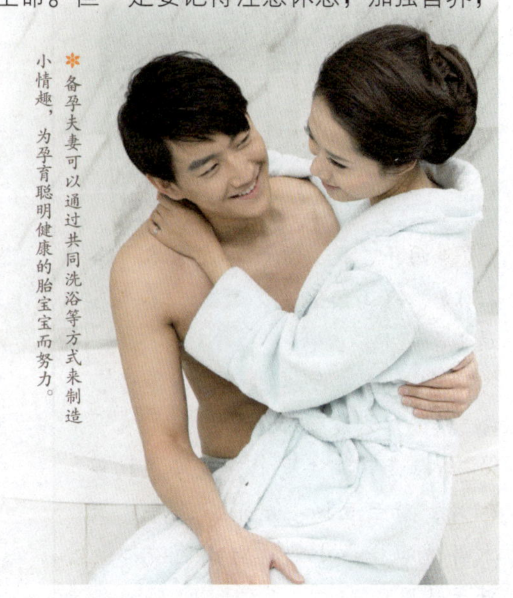

✻备孕夫妻可以通过共同洗浴等方式来制造小情趣，为孕育聪明健康的胎宝宝而努力。

这些小情趣并不需要特意去制造，每天晚上两人可以甜蜜地用餐；饭后一起出去散步或是听听优美舒缓的音乐，当然，在进行性生活的时候，夫妻要保持情绪愉悦，情感要格外投入，并怀着美好的憧憬和期待，这样才能极大地发挥各自的潜能和优势，使双方都达到性高潮，获得快感。夫妻在这样的情境下受孕，自然会拥有高质量的胎宝宝。

优孕专家如是说

享受性生活助好“孕”

性生活可以带来新生命，但性生活绝对不只是为了带来新生命。尽情地享受性生活，淋漓尽致的性生活不仅能让你脸上绽开心满意足的微笑，还能大大提高你尽快怀孕的机会。调查研究发现，在性生活中享受到高潮的女性，比只是躺在那儿“尽义务”的女性，更容易怀孕。

备孕期推荐菜谱

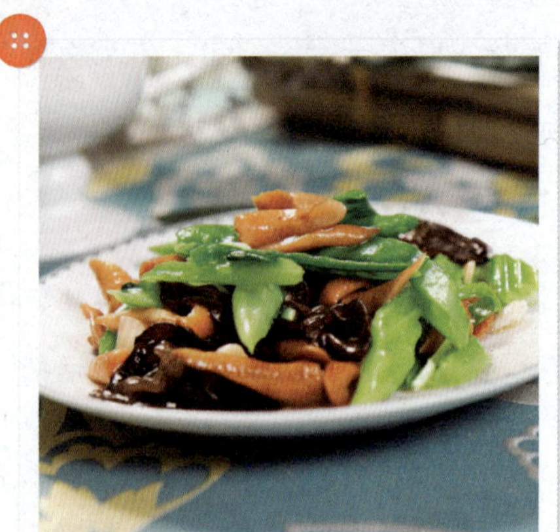

一品上素

材料 西芹、荷兰豆、水发黑木耳各150克，野山菌50克，葱末、姜末各适量。

调料 A. 盐、白醋、白糖各适量；B. 清汤、水淀粉各适量。

做法 ❶西芹撕去老筋，洗净，切菱形片；荷兰豆撕去老筋，洗净；黑木耳洗净撕成小片；野山菌洗净，沥干备用。

❷锅倒油烧热，下入葱末、姜末炝锅，下入西芹片、荷兰豆、黑木耳片、野山菌快速翻炒。

❸边炒边放入调料A，最后淋入清汤，用水淀粉勾芡。

❹淋明油，起锅即成。

酸汤牛腩

材料 A. 牛腩500克，葱2段，姜4片；B. 西红柿6个。

调料 A. 番茄酱2大匙，盐半大匙；B. 蚝油、料酒、生抽、白糖各1大匙，老抽、陈醋各半大匙，大料2粒，桂皮1片。

做法 ❶西红柿洗净，放入沸水中汆烫一下，捞出后撕去表皮，放入容器中压碎。

❷牛腩切小块，在沸水中汆烫至变色，撇去浮沫，捞出，与材料A、调料B及1小碗沸水倒入高压锅中，搅匀后压20～30分钟。

❸炒锅放油烧热，下入西红柿碎中火炒至起沙，加入番茄酱继续翻炒。

❹将焖好的牛腩挑去葱段、姜片、大料、桂皮，将牛腩块和汤汁倒入做法3的锅中，调入盐。大火沸腾后，将全部食材倒进沙锅中，小火焖40分钟即可。

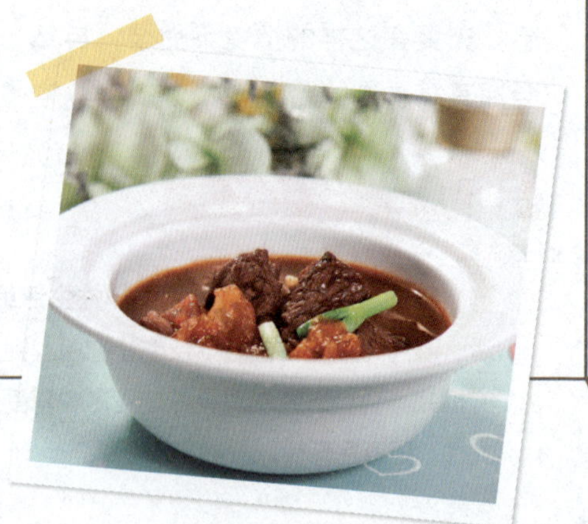

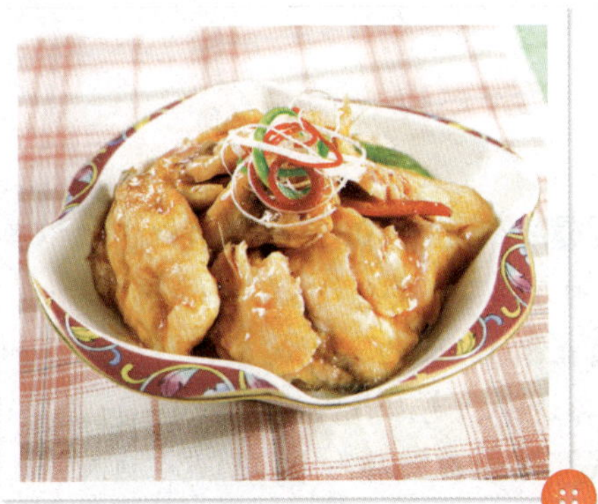

糖醋鱼块

材料 鲤鱼1条，洋葱60克，鸡蛋1个（取蛋清），青、红椒各1个。

调料 淀粉、番茄酱、醋、白糖、盐、胡椒粉、香油、料酒各适量。

做法 ❶鲤鱼洗净，切成块，加蛋清、盐、料酒和胡椒粉拌匀，腌渍约5分钟；青、红椒和洋葱分别洗净，切丝备用。

❷油锅烧热，将鱼块均匀裹上淀粉，放入锅中以小火煎炸约2分钟，再以大火炸约30秒，捞起后沥干油分。

❸将余油烧热，下洋葱丝和青、红椒丝炒香，再放入炸鱼块拌炒均匀，添上剩余调料，最后用淀粉兑水勾芡，大火收汁即可。

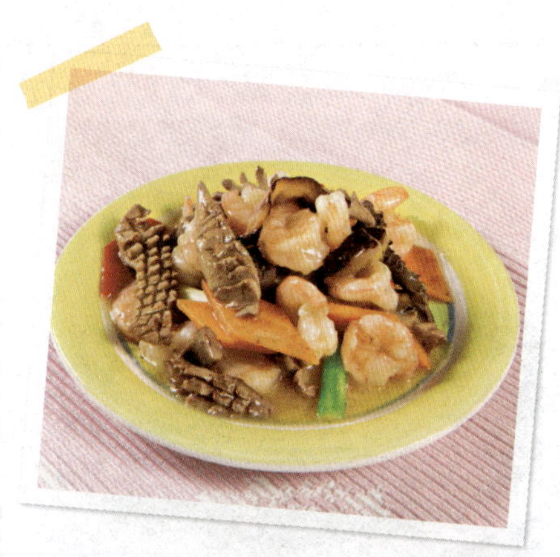

腰花爆香虾仁

材料 猪腰、虾仁各100克，香菇、胡萝卜、芦笋各50克，红椒片、姜末、蒜末各适量。

调料 A. 胡椒粉1/2小匙，料酒1小匙，蚝油1大匙；B. 水淀粉1大匙。

做法 ❶香菇切块，胡萝卜切片，芦笋切段，均入沸水锅汆烫，沥干后备用；虾仁洗净；猪腰去白筋，洗净，先切花再切片，汆烫后，沥干备用。

❷油锅烧热，放入姜末、蒜末与红椒片炒香，加入所有材料及调料A拌炒至熟，最后加调料B勾芡，大火收汁即可。

健康小贴士 鲤鱼具有滋补健胃的作用，鲤鱼肉蛋白质组织结构松软，易被人体吸收。鲤鱼脂肪含量较低，且多为不饱和脂肪酸，适合备孕女性和孕妈妈食用。

健康小贴士 虾对性神经有全面强壮的作用，多吃虾有助于维持正常的性功能，适用于肾阳虚衰所致的性欲减退、腰膝酸软、四肢乏力等人。

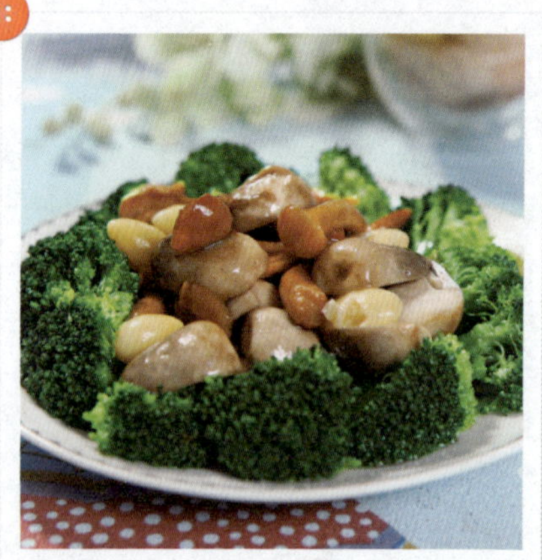

双菇炒西蓝花

材料 滑子菇、草菇各100克，西蓝花、胡萝卜各50克，银杏适量。

调料 盐、蚝油各1小匙，酱油、水淀粉各适量。

做法 ❶西蓝花掰小朵；胡萝卜切成菱形片；银杏浸泡。

❷油锅烧热，先将泡好的银杏滑油，捞出备用；将西蓝花放入沸水中汆烫至翠绿时捞出；锅中加少许水，将西蓝花倒入，快速翻炒，倒入盘中围成圆圈备用。

❸另置油锅烧热，放入滑子菇、草菇、胡萝卜片、银杏煸香，然后加入水、蚝油、酱油略煮一会儿，放入剩余的盐调味，下水淀粉勾薄芡，之后倒在西蓝花围边的盘中即可食用。

口味黄牛肉

材料 黄牛肉200克，野山椒、红椒各50克，蒜、姜各适量。

调料 盐1大匙，干淀粉、料酒、酱油各适量，泡椒水少许。

做法 ❶黄牛肉洗净，切成小薄片，野山椒和红椒切成段；姜洗净，切末；蒜去皮，切末；将牛肉片加入干淀粉、姜末、酱油拌匀，倒入少量的植物油腌渍8分钟。

❷锅置火上，倒入适量油烧热，将腌渍好的牛肉片放入锅中滑散，之后盛出备用。

❸锅中留底油烧热，爆香姜末、蒜末，再放入野山椒段、红椒段炒香，然后倒入泡椒水煮开，将牛肉片倒入锅内翻炒均匀，加盐、料酒调味，即可出锅食用。

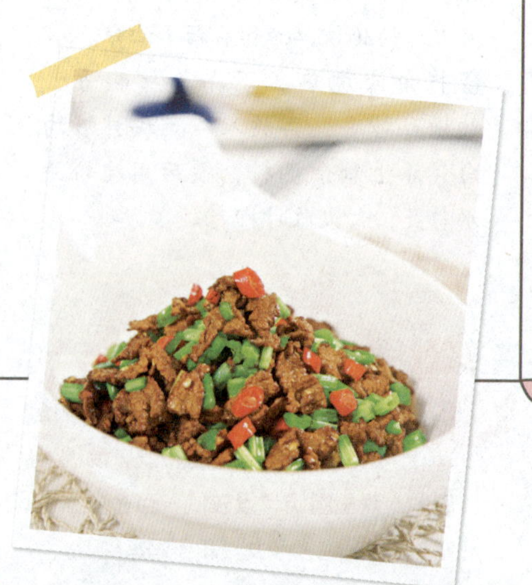

Part 2

孕早期12周

经过12周“辛苦”的备孕准备，从现在起，你终于正式成为一位孕妈妈了，开始步入幸福而甜蜜的孕早期阶段。此时，你将经历生命中最大的变化，将要完成你一生中向完美女人转变的一个重要过程。这个阶段的胎宝宝还比较脆弱，所以准爸爸和孕妈妈要格外小心呀。

怀孕 第1周

懵懵懂懂的最后一次经期

本周优孕细细读——促排卵药也可助孕

此时的备孕女性还处在末次月经期间，还没怀孕。月经过后，可使用促排卵药来促进受孕的可能性。促排卵药物主要是用于治疗下丘脑—垂体功能衰竭，导致性腺功能低落而无法排卵者服用的一种诱发排卵的药物。

促排卵药的种类

◎**克罗米芬。**克罗米芬是最常用到的一种促排卵药物。在月经周期第5~9天，每天口服1次克罗米芬50~100毫克，可能在停药后5~11天排卵。如果宫颈黏液量少而且黏稠，在服用完克罗米芬后，每日加用己烯雌酚0.125~0.25毫克。一般而言，连服7天即可。

◎**雌孕激素。**对一般月经失调而有一定雌激素水平的女性，可以连续应用雌孕激素做人工周期治疗3个月，停药后便可排卵。

◎**人绒毛膜促性腺激素（HCG）。**轻度脑垂体和卵巢功能不足的女性，可单独应用人绒毛膜促性腺激素诱发排卵。于月经周期第10天开始，每日肌注入绒毛膜促性腺激素1000~3000单位，共5次。

◎**促黄体生成素释放激素（LH—RH）。**适用于下丘脑功能失常，但垂体—卵巢功能正常的无排卵者。单独使用LH—RH促排卵效果并不理想，而多与克罗米芬或HCG合用。

促排卵药不可乱用

促排卵药虽然可以帮助因月经不调而无法正常排卵的女性成功怀孕。但是，这类药物并非可以随意用的，如若擅自使用，往往会造成不良的结果。因为成年女性一个月一般只排出一个卵子，而人为使用促排卵药来促使卵巢多排卵，会引发一定的并发症，如卵巢囊肿、卵巢破裂、栓塞、卵巢过度刺激综合征等。这样会给女性带来不良后果。因此，使用促排卵药需在专业医生的允许下才可使用。

孕期营养宝典——孕早期更需补叶酸

专家建议，不仅要在备孕期间开始补充叶酸，在孕早期仍需要继续补充，直至怀孕后3个月，即叶酸的补充时间共计为6个月。

叶酸在孕期的作用

叶酸是胎宝宝细胞分裂时所必需的营养物质，可保证胎宝宝神经系统的正常发育。孕早期是胎宝宝神经管形成的敏感期，孕妈妈此时对叶酸的需求量比正常人高4倍，故母体内需要足够的叶酸才能满足胎宝宝神经系统发育的需要。所以孕前吃叶酸的女性在怀孕后的前3个月敏感期中坚持服用，才能起到最好的预防效果。因此，如果你发现自己怀孕了，千万别停止补充叶酸，而是要在医生的指导下继续你的“叶酸行动”。

孕早期叶酸并非补得越多越好

叶酸是一种水溶性维生素，在孕早期，叶酸缺乏会引起胎宝宝神经管畸形及其他的先天性畸形和流产。但是，过量补充叶酸会导致某些进行性的、未知的神经损害危险。而且临床显示，孕妈妈对叶酸的日摄入量可承受的上限是1000微克，每天摄入800微克的叶酸对预防神经管畸形和其他出生缺陷是非常有效的。

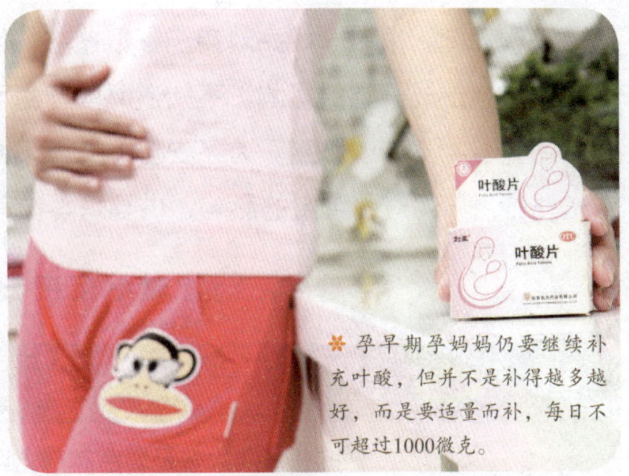

孕早期孕妈妈仍要继续补充叶酸，但并不是补得越多越好，而是要适量而补，每日不可超过1000微克。

叶酸的食物来源

除了食用叶酸片外，孕妈妈还可从以下食物中摄取适量的叶酸。如蛋黄、肉类、鲑鱼、鱿鱼、淡红色的小虾、豆类、菠菜、西蓝花、胡萝卜、花生、甘薯、小麦胚芽等。但由于叶酸的不稳定性，遇光、遇热很容易失去活性，所以人体真正能从食物中获得的叶酸并不多。因此，孕妈妈们需要改变一些烹调习惯，尽可能减少食物中叶酸的流失。

快乐孕程一点通——X射线和药物对胎宝宝有影响

X射线对胎宝宝的影响

X射线是一种波长很短，但穿透能力很强的电磁波，对人体是有一定危害的。对孕妈妈来说，接受X射线的照射，会影响胎宝宝的发育。

孕早期3个月是胎宝宝器官发育的关键时期，如接受X射线照射，可导致胎宝宝生长受阻或畸形，严重的可导致流产；孕中期以后，胎宝宝的大多数器官已基本发育成形，放射损伤很少引起明显的外观畸形，但可能产生智力低下、大脑发育迟缓等不良后果。

因此，专家建议，如果孕妈妈因为其他疾病而不得已接受X射线照射时，应向医生咨询是否需要终止妊娠。

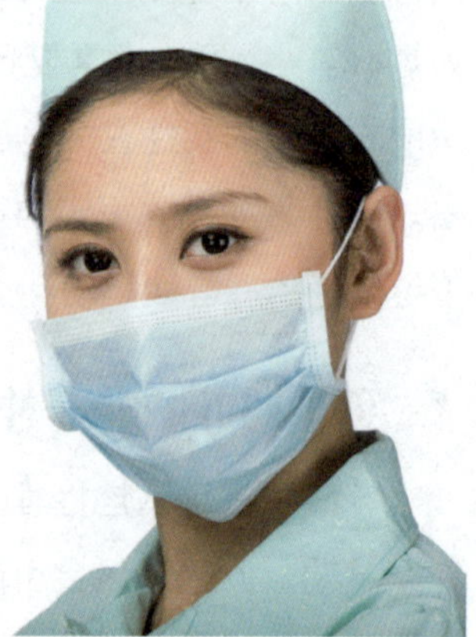

医护人员提示：怀孕期间孕妈妈要特别注意用药安全，以免影响到胎宝宝的健康。

孕期用药需慎重

怀孕期间，很多孕妈妈对用药都很迷茫，怕服错药对胎宝宝造成一定的影响。不知道哪些药物可以服用，哪些药物不可以服用。为了安全起见，下面就介绍一些常用药物对胎宝宝的影响，供孕妈妈参考。

常见药物对胎宝宝影响一览表

药物种类	对胎宝宝的影响
抗感冒药	抗感冒药大多是复合制剂，均含一定的抗组胺剂、解热镇痛剂，会给胎宝宝带来不良影响。
抗生素	抗生素可导致胎宝宝四肢畸形、乳齿变黄、骨骼发育障碍、先天性耳聋、肾脏损害和溶血症等。
镇定药	严重的话可引起胎宝宝短肢、无耳、无眼、唇裂、视网膜病变、骨骼畸形和先天性心脏病，甚至还会抑制新生儿生长。
性激素	乱用如黄体酮、睾酮可诱发胎宝宝外生殖器畸形、脑部畸形、男性胎宝宝尿道下裂、女性化或女性胎宝宝男性化等现象。

孕期生活情报站——如何识别假怀孕

研究发现，假怀孕现象多发生在结婚多年但一直没有怀孕的女性身上，她们由于盼子心切，在强烈的精神因素影响下，出现了食欲不振、恶心呕吐、喜好酸食、乳房增大等一系列早孕现象的特征。

这是因为，有些女性的盼子心切心理强烈，使得大脑皮层中会形成一个强烈的“盼子”兴奋灶，从而影响了神经系统的正常运作，引起脑垂体功能的紊乱，使体内孕激素水平增高，抑制了卵巢的正常排卵，最后导致停经。

停经之后，少数患者由于孕激素对脂肪代谢的影响，逐渐增多的脂肪便积蓄在腹部，脂肪的沉积加上肠腔的积气，可以使腹部出现膨胀增大。而腹主动脉的血管搏动或肠管蠕动，使患者认为这就是“胎动”。闭经和腹部增大等现象，更让人误以为是怀孕了。

其实假怀孕很容易识别，只要经过简单的检查就能识别它。比如使用早孕试纸。必要时，可通过B超检查进行鉴别。

准爸爸爱妻大行动——做妻子的美容师

由于化妆品中含有化学成分复杂，对胎宝宝会造成一定的致畸作用。所以，怀孕期间孕妈妈对化妆品的选择要慎之又慎。保障胎宝宝健康和拥有完美肌肤并非不可兼得。这就需要准爸爸严格把关，为妻子选择合适的化妆品，做妻子的孕期美容师。

由于孕期的皮肤问题会很多，而孕妈妈由于年龄的关系，皮肤已开始走“下坡路”。如果此时不能好好护理，肤质很可能借机急速下滑。鉴于孕期的特殊性，孕妈妈应该选择什么样的护肤品呢?

专家建议，孕期选择的护肤品一定不要含有激素类的或对胎宝宝有害的化学成分。所以，最好选择性质温和的纯植物产品。那么，是不是所有的纯植物产品都可以呢?中医认为，凉性植物不适合孕妈妈，在选择时也需注意。含有维生素E的护肤品对孕妈妈比较好。

除此之外，专家也提醒孕妈妈，由于怀孕期间皮肤对紫外线很敏感，防晒也是孕期护肤的一项必修课，即使在秋冬季节也要注意防晒。

怀孕第2周

这样做受孕更容易

本周优孕细细读——容易被忽视的家居污染

家电也污染

/ 家电的危害 /

孕早期，孕妈妈长期接触微波，会导致胎宝宝畸形、自然性流产、死胎等情况；使用电热毯是造成流产和胎宝宝畸形的危险因素之一；电视机在长时间工作时，由于电子流不断对荧光屏轰击，屏幕会产生对人体有影响的静电荷及放出一定的X射线，而这些静电、X射线对孕妈妈和胎宝宝都是有害的。

/ 防漏电现象 /

家用电器最好能够做定期检查，谨防漏电事件发生。在使用家用电器的时候一定要格外小心，孕妈妈一旦触电，要到医院去进行产前检查，以防万一。

/ 勤清洁电器 /

电视机、电脑等家电特别容易吸附上灰尘，如果不及时进行清洁，电磁辐射就会残留在灰尘中，并随着灰尘弥漫到空气中，很容易被人体的皮肤吸附，甚至随着呼吸进入到孕妈妈的体内，会对健康造成一定的影响。

建筑中的环境污染

/ 苯 /

油漆、涂料添加剂等装饰材料中往往含有大量的苯。孕妈妈若长期吸入苯，容易诱发妊娠高血压综合征、妊娠贫血等孕期并发症。长期生活在“苯污染”当中的孕妈妈很可能生出小头畸形儿、中枢神经系统功能障碍的畸形儿等。

/ 甲醛 /

甲醛的主要载体是室内装饰和家具常用的中高密度板、胶合板、大芯板等人工板材及复合地板等。吸入甲醛容易引起各种妊娠期综合征、染色体异常等疾病。

孕期营养宝典——营养可以再全面些

适量增加热量和脂肪

孕早期，适量增加热量和脂肪，才能满足孕妈妈和胎宝宝对能量的需求，并且脂肪分解得到的脂肪酸是对胎宝宝生长发育非常重要的物质。孕早期需要形成良好的胎盘和丰富的血管也需要脂肪酸，这样才能保证胎宝宝的营养需求。但不可过量摄入，以免发胖。

吃得多不如吃得好

怀孕期间，孕妈妈对营养的需求量会有所增加，而营养的补充主要还是来源于饮食。但需要注意的是，饮食的质远比饮食的量重要得多。每一个孕妈妈都希望在孕期既能补充足够的营养又能保持身材。如果孕妈妈体重过重，孕期就要提高饮食的质量，而不要再增加饮食的数量了。孕妈妈只要保证吃入的食物是含有全面的营养物质，能够保证均衡营养，就可根据自身的条件量力而食。

饮食最好多样化

孕妈妈需要注意食物安排的多样化，注意粗、细、杂粮的搭配和荤素搭配。少吃精米精面，多吃蔬菜、水果、鱼、蛋类。而且食物制作更要科学合理化，不能养成挑食、偏食的不良饮食习惯。

孕妈妈最好多食用一些天然的食物，如谷类、蔬菜、新鲜水果等。烹饪时，可保留食物的原味，少放入一些调料，并拒绝食用垃圾食品。

✲ 孕妈妈饮食最好多样化，多进食新鲜的蔬菜、水果、蛋类，使营养得到更全面的补充。

注意膳食安排

理想的用餐时间为早晨7～8点、中午12点、晚上6～7点。三餐之间还可以安排两次加餐时间，可食用一些小点心、果汁、酸奶、水果，适当补充能量，也有利于营养的均衡摄入。需要注意的是，无论多忙，三餐都需要按时进餐。

快乐孕程一点通
——提前了解怀孕征兆

在孕早期，孕妈妈们很难发觉已经怀孕的事实。虽然每个孕妈妈的反应都不一样，但是月经延迟是怀孕最初的征兆，所以一定要及时予以重视，及时进行确认。欲知怀孕的征兆，可参考如下内容。

怀孕的征兆	征兆分析	其他可能分析
月经过期不来潮	平时月经规律的女性如果一旦发现月经超过1周以上没来，说明有可能怀孕了。	减肥或者暴饮暴食等造成的体重突然改变、压力过大、身体疲倦等。
对气味敏感	由于身体内雌激素的作用，一些初孕女性会对咖啡、香水之类的特殊气味更加敏感甚至出现呕吐。	或许是自身体质的原因而导致对气味敏感。
乳房肿胀	不自觉中会发现乳房比平时肿胀，这是因为激素的作用，使乳腺发达，以致乳房整体肿胀。此外，乳头会发黑，或有微痛的情形。	激素分泌失调、开始吃避孕药、月经即将来潮等。
阴道分泌物增加	由于受精卵着床和激素增加的影响，阴道分泌物会有所增加，属正常现象。	正常的分泌物应是无味的乳白色黏液，如分泌物颜色暗且带有血色，有患宫颈炎的可能性。
疲劳感加重	时常感到身体疲倦、不想活动、嗜睡，同时情绪波动也大，变得焦虑不安。	沮丧、感冒、压力过大、贫血等。
恶心、呕吐	反应敏感的人，仅超过月经期2周，在空腹或早晨起床时，会感到恶心或想吐，会有胃胀、对食物嗜好的变化等早孕反应。	肠胃不适、食物中毒、压力过大等。
体温升高	由于激素水平的改变，可导致体温升高。	运动量过大或是其他疾病的可能性。

孕期生活情报站
——需要远离这些食物

怀孕期间，孕妈妈要注意自己是否吃得有营养，不能让以下这些“有害”食物对自己和胎宝宝造成不利影响。

◎**腌制食物。**这些食物虽然美味，但是里面含有亚硝酸盐、苯并芘等致癌物质对孕妈妈身体不利。

◎**芦荟。**芦荟本身就含有一定的毒素，孕妈妈如果饮用芦荟汁，很可能会导致骨盆出血，甚至造成流产的可能性。

◎**山楂。**山楂对子宫有兴奋作用，容易导致流产。

◎**螃蟹。**螃蟹味道鲜美，但性寒凉，有活血祛淤的作用，对孕妈妈不利。尤其是蟹爪，有明显的堕胎作用。

◎**甲鱼。**甲鱼具有滋阴益肾的作用，但是性寒味咸，具有通血络、散淤块的作用，因而有堕胎之嫌，尤其是甲鱼壳的堕胎效果比甲鱼肉还强。

◎**薏米。**中医认为，薏米对子宫平滑肌有兴奋作用，可促使子宫收缩，因而有诱发流产的可能。

准爸爸爱妻大行动
——保护好自己的“种子”

从计划怀孕开始，备孕女性往往都会做好充分的准备，增加营养，注意生活细节。同样，备孕男性也要开始你的精子保卫战了，只有拥有健康的“种子”，才会孕育出优质的小苗。所以，从现在开始，男性朋友们就要开始保护好自己的“种子”了。

这个时候是最关键时期，备孕男性千万不要大意，要从生活细节做起，切实做好精子保卫工作。例如减少开车的时间，骑自行车时要穿有护垫的短裤，并选择减震功能良好的自行车；不要将手机放在裤兜；日常操作电脑时，与电脑屏幕保持不少于70厘米的距离，与电脑后部保持不少于120厘米的距离；更不能将笔记本电脑放在双腿上；不可过量食用大蒜，因为大蒜属于辛辣之物，食用过多会伤害到精子。另外，有研究表明，男性身体过度肥胖，会导致腹股沟处的温度升高，影响精子的生长，从而导致不育。因此，将体重控制在标准范围内可以提高精子的质量。

怀孕 第3周

奇妙的精卵结合

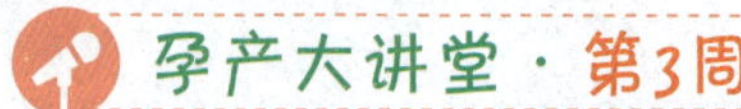

本周孕妈妈变化

本周孕妈妈的乳房大小和形态几乎没有什么变化，和怀孕前差不多，子宫还是鸡蛋般大小，几乎感觉不到宝宝的存在，但孕妈妈的阴道分泌物会增多或出现疼痛感。

大约在受精后第7天，受精卵着床。但此过程中有可能会引起阴道出血，血液甚至可能呈灰黑色。

本周胎宝宝变化

在本周，胎宝宝刚刚着床，因此还不是真正意义上的胎宝宝，只能称为受精卵。

受精卵经过3~4天的“旅行”，到达子宫腔。在这个过程中，受精卵由一个细胞分裂成许多小细胞，并且形成一个实心的“细胞团”，这叫做“桑胚体”。

胚胎在孕早期发育得很快，每天都有很大的进展。

本周注意事项

继续摄取叶酸至孕3个月，摄取足够的营养，需进行有规律的运动。

初次怀孕的女性，在身体和心理上都会发生一系列的变化，但更要注意生活上的小细节，不可误食药物，否则会对自身和胎宝宝造成不良影响。

本周优孕细细读——验孕方法需得当

基础体温测量法

在备孕第11周我们已经介绍过如何利用基础体温来确定女性是否怀孕。在此不再赘述。

验孕试纸呈阳性

如果孕妈妈平时月经规律，而且排卵期也没有采取避孕措施，如月经推迟1周后，则要考虑可能是怀孕了。这时，孕妈妈可以到药店购买验孕试纸，根据试纸的使用说明验尿。如果结果显示呈阳性（显示两条红杠杠），即说明你可能怀孕了。

去医院进行确诊

在验孕试纸测出两条红杠杠后，最好还是到医院确诊一下。尤其是平时身体较为虚弱、月经不规律的人，更应该用医疗手段确定自己是否怀孕。一般主要通过以下方法进行检验：

/ 宫颈黏液涂片测试法 /

如果宫颈黏液涂片有许多排列成行的椭圆体，就可以断定是怀孕了。因为女性在怀孕后，卵巢的“月经黄体”不但不会萎缩，反而会进一步发育为“妊娠黄体”，分泌大量孕激素而形成椭圆体。

/ 妊娠血检法 /

该方法必须要到诊所或医院的实验室去做。在受孕1周后，到正规的诊所或医院抽取少量血液进行化验。通常1～2小时后就可以得到正确率几乎100%的检验结果。

/ B超检查法 /

B超检查是最正确、最可靠的方法。此项检查主要以通过宫腔里显示出来的胎囊的影像，来确定是否已经怀孕，以及是否为宫外孕。

/ 黄体酮试验法 /

给检验者每日肌内注射黄体酮（即孕激素10～20毫克），连用3～5天，如果停药后7天内不见阴道流血，且试验呈阳性，基本上可以确定怀孕。不过，这种方法已很少应用了。

孕期营养宝典
——孕妈妈需要补充的维生素

主要维生素摄入一览表

维生素	每日需要量	作用	食物来源	注意事项
维生素A	1000微克（比平时多1倍）	对细胞的生长、眼睛的发育、骨骼生长很重要。	蛋黄、牛奶、鱼、菠菜、甘薯等。	缺乏维生素A宝宝易患夜盲症。
B族维生素	维生素B_1：1.5毫克 维生素B_2：1.7毫克 维生素B_6：1.9毫克 维生素B_{12}：2.6微克	推动体内代谢，是把糖、脂肪、蛋白质等转为热量时不可缺少的物质。	谷类、荞麦面、花生、豆类、牛奶、蛋类、绿色青菜等。	缺乏维生素B会出现浮肿、贫血、胎宝宝发育不良、甚至流产等症状。
维生素C	100毫克	维生素C能够很好地维持激素的分泌机能。促进胎宝宝骨骼的生长。	柠檬、柑橘、西红柿、甜椒、白菜、菠菜、豆芽。	缺乏维生素C易导致胎宝宝发育不良。
维生素D	5微克	帮助钙的吸收，是孕妈妈不可缺少的物质。	鱼干、蛋黄等。	缺乏维生素D会引起胎宝宝骨骼软化症。
维生素E	14毫克	是维持孕妈妈怀孕期间所需的黄体激素不可缺少的物质。	牛肝、蛋类、白菜、菠菜、花生等。	缺少维生素E会发生胎盘发育不良。
叶酸	600微克	叶酸是胎宝宝中枢神经系统发育所必需的物质。	菠菜、芹菜、香蕉、柑橘等。	叶酸摄入不足对细胞分裂产生影响。

准爸爸爱妻大行动——与妻子共同感受孕期生活

在确定妻子怀孕之后，准爸爸身上的担子就更重了，不仅要时刻关注胎宝宝的发育情况，还要照顾好妻子，分担家务。这些都是准爸爸义不容辞的责任。

陪妻子去医院确诊

很多女性在去医院确定自己是否怀孕时，都会有些害羞和畏惧心理。其实并不用感到畏惧，医院在确定是否怀孕的方法上是非常简单方便的，而且成为一名孕妈妈是件很幸福的事情，不需要害羞。丈夫可陪妻子一起去医院确诊，从而减轻妻子的羞涩感和畏惧感。

与妻子共同分担家务

胎宝宝就要在妻子的腹中“安营扎寨”啦，而妻子的身体、情绪等也会因此发生很大的变化。如果这时还要妻子处理家务，对自身健康及胎宝宝都不利。因此，从这时候起，准爸爸应多替妻子分担家务，帮助妻子顺利地度过孕期。

和妻子一起写怀孕日记

很多孕妈妈喜欢写怀孕日记，此时准爸爸也不能落后。通过细心的观察，准爸爸也可以记录下妻子怀孕后的些许变化。并通过妻子的描述，记录下胎宝宝的成长过程。待宝宝出生后，这将是送给他（她）最好的一份礼物。

幸福妈妈经验谈

婴幼儿护肤品同样适合我

爱美之心，人皆有之，为了让自己既拥有一个健康漂亮的宝宝，又不失美丽的容颜，我并没有放弃孕期皮肤的保养。由于香薰和精油可能会导致流产现象，美白产品也会对胎宝宝产生危害，而且大多数化妆品又含有铅。所以，我最终选择了婴幼儿使用的护肤品，并且每天都用其轻轻地按摩腹部、乳房、腿部等等部位。没想到效果还不错，皮肤一直白白的、嫩嫩的。所以说，婴幼儿护肤品也不失为是一个好的选择。

——Anne

怀孕 第4周

容易忽略的怀孕阶段

孕产大讲堂·第4周

本周孕妈妈变化

本周，在受精卵着床后，孕妈妈的子宫内膜会由于人体绒毛膜促性腺激素（HCG）的作用而迅速增厚，并且有大量的血管增生。此时的子宫内膜称为蜕膜，它像一张宽厚而柔软的床，已经为胚胎的生长发育做好了充分的准备。

到了这一周，孕妈妈开始出现疲惫感，浑身乏力，容易犯困，嗜睡，甚至总觉得睡不够。

本周胎宝宝变化

卵子受精后的第7~8天，受精卵开始着床，此时的受精卵被称为囊胚。着床的囊胚在慢慢长大。而此时大脑的发育也已经开始，囊胚不断地分裂，一部分形成大脑，另一部分则形成了神经组织。

这时的胚胎长只有几毫米，是一个椭圆形的小物体，形似苹果的种子，其中隆起的部分便是心脏原基。心脏原基虽不具有心脏的形状，但已孕育着活力，在还未成人形的身体中轻轻地搏动。

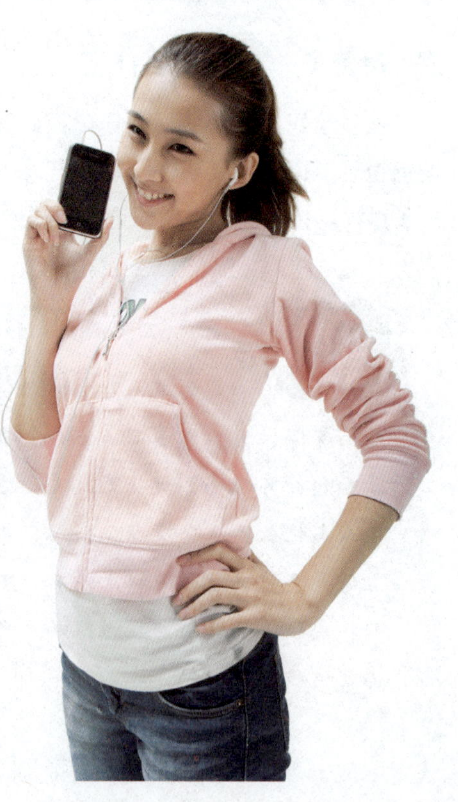

本周注意事项

可以去医院进行初步检查并确认是否怀孕。

再者，不能染、烫发，更不能进行远游，以免造成流产。

本周优孕细细读——到医院初诊的细节详解

记得带上这些物品

/ 医保卡 /

去医院确认是否怀孕，虽然无法使用医疗保险，但在医院建立病历本、挂号时需要出示医保卡，所以千万别忘了带。

/ 基础体温表 /

如果在准备怀孕时已经对自己的体温进行记录，初诊时最好携带，可以为医生提供更多的参考。

/ 现金 /

就诊时，购买病历本、挂号、进行各项检查都需要钱。因此，你的钱包里最好多备现金。一般来说，病历本为0.5～1元，挂号费为5～100元（分普通号、专家号等），B超费用为100～150元。

/ 笔、笔记本 /

如果你对怀孕有任何疑问，都应尽可能地向医生咨询，并把自己重点关注的问题记录下来，当有疑虑时可以随时查阅。

初诊流程表

1 问诊

问诊的内容包括：就诊缘由、最后一次月经的时间、平时的月经周期、过去孕史、是否服用避孕药等。

2 尿常规检查

初诊时有的医院会要求做尿常规检查，用来检测是否有怀孕反应，但不作为判断是否正常怀孕的依据。

3 B超检查

在初诊时，医生一般会要求孕妈妈憋尿做B超，以检查子宫内是否有囊胚，确诊是否为宫外孕。确定不是宫外孕后，如能确认胎芽和心跳，即判断为正常怀孕。

4 血常规检查

在初诊时，医院通常会要求做血常规检查，并根据血液中的HCG、黄体酮数量判断是否已怀孕。

5 阴道检查

也叫内诊。医生一只手的2个手指放在阴道内，另一只手按压腹部，两手配合，可了解产道、子宫及附件有无异常，生殖器有无异常和肿瘤等。

6 咨询医生

当拿到尿检报告单、血检报告单、B超报告单之后，孕妈妈要回到妇产科门诊，向医生出示检查的单子，并询问医生自己怀孕的具体情况以及下次产检的时间和项目。

孕期营养宝典
——孕妈妈需要重点补充的营养素

要避免锌的缺乏

锌在人体内的含量虽然仅有1.5克左右，但是它却起着非常重要的作用。锌直接参与人体的细胞生物代谢，人体内的氧化酶、蛋白分解酶等都依赖锌来发挥作用。正常人每天需要从饮食中补充12～16毫克的锌，孕妈妈就需要更多一些，为20毫克左右。

另外，微量元素锌参与中枢神经系统的发育。孕早期是胎宝宝的器官发育关键期，对锌的需求量比较大，为了避免由于锌缺乏而造成的神经系统发育障碍，孕妈妈在均衡饮食的同时，也可以适当地多吃一些富含锌的食物，如香蕉、瓜子、花生、松子等。

千万别忘了补碘

对于成年人来说，缺乏碘会引起甲状腺肿大，而对于孕妈妈来说，如果缺碘，不仅会给自己的健康带来威胁，还会影响到胎宝宝的生长发育，使宝宝出生后生长缓慢，身材矮小，严重者还会智力低下。所以，在孕早期就要重要碘的补充。

如果在怀孕5个月后再补碘，就已经不能起到预防胎宝宝智力的发育受阻了。因此，孕妈妈可以在日常饮食中多食用海带、山药、海鱼、鸡蛋等富含碘多的食物。

铁元素要尽早补充

孕妈妈应尽早补充铁。怀孕后，孕妈妈的血容量增多，铁的需求量就会增加一倍。如果不能保证铁的足量摄入，很容易患上缺铁性贫血，并可能导致胎宝宝也患上缺铁性贫血及其他疾病。

优孕专家如是说

谁说菠菜能补铁

百余年来，一直存有这样一个误会，认为菠菜能补铁。事实上，菠菜中的含铁量并不高，而且菠菜含有大量的草酸，容易影响铁的吸收。因此，孕妈妈切勿将菠菜当成补铁食品。

快乐孕程一点通——躲不掉的孕吐

孕吐是早孕反应的一种，大约有60%的孕妈妈都会受到孕吐的困扰。尤其是早晚时间，恶心的状况更为严重，没有任何原因也会恶心想吐。严重者闻到味道就会恶心，没有食欲，慢慢体重也会随之下降。孕吐虽然是孕早期的正常反应，但是也会给孕妈妈的身心带来一定的影响。

产生孕吐的原因

人绒毛膜促性腺激素（HCG）水平的迅速升高，被认为是引起孕吐的一个主要原因。虽然现在并没有研究证明人绒毛膜促性腺激素会直接导致孕吐，但临床实践得出结论：孕妈妈孕吐最严重的时候就是人绒毛膜促性腺激素水平最高的时候。

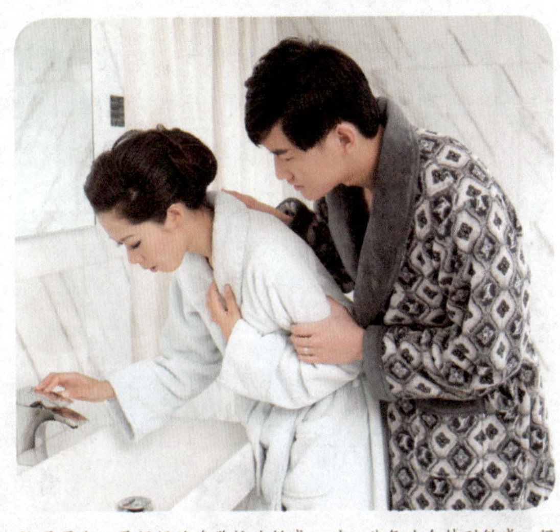

孕早期，孕妈妈的嗅觉较为敏感，对一些气味会特别敏感，闻到后容易出现恶心的症状，此时准爸爸要多给予孕妈妈关心。

再者，孕早期雌激素水平的迅速升高也被认为是引起孕吐的一个原因。因为孕期雌激素水平升高导致孕妈妈的嗅觉敏感，尤其对气味会特别敏感。比如一闻到油烟味就会恶心想吐。

一些孕妈妈的肠胃变得非常脆弱，使得肠胃对孕早期的各种变化较为敏感，所以也会引起孕吐。

应对孕吐有妙招

◎饮食需清淡。孕妈妈要避免食用油腻、味道过重的食物，因为油腻的食物含脂肪较多，这类食物在消化系统存留时间过久，会引起恶心之感。

◎吃饭前先吃有味道的东西，可以增强孕妈妈的食欲。

◎姜具有止吐的作用，孕妈妈可以在喝水或是喝牛奶时冲入一些鲜姜汁。

◎可以喝一些缓解孕吐的饮料。可在下午喝柠檬水或是柚子汁，对缓解孕吐很有帮助。苏打水可以释放胃酸，减轻恶心症状。

怀孕 第5周

胎宝宝正在快速成长

孕产大讲堂·第5周

本周孕妈妈变化

本周孕妈妈的子宫开始增大，小腹部暂且看不出有什么变化。但大多数孕妈妈会出现恶心、呕吐、头晕、发热、嗜睡、乳房胀痛、尿频等症状。

在这一周，孕妈妈体内会产生大量的孕激素，会使孕妈妈的情绪发生变化，易焦虑不安，有时还会无故伤心流泪。此外，对烟酒的气味异常敏感，这都属于正常的反应。

本周胎宝宝变化

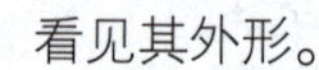

进入孕5周，胎宝宝发生了巨大的变化。原始胎盘已经初具形态，而且羊膜也已形成。胚胎已经长到了0.5～1厘米，体重不足1克。如果观看B超单，只能依稀看见其外形。

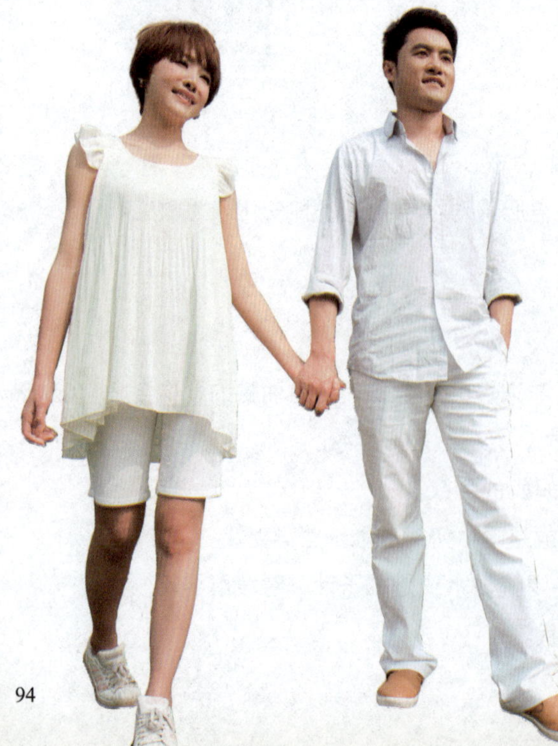

在这还有些模糊不清的外形中，胎宝宝的头部和身体尚不能区分开来。其中胎宝宝的头部比较大，约占了整个身长的一半，并且和身躯连接在一起，还有腮弓和小尾巴，外观就像是一个“小海马”。

本周注意事项

孕妈妈在此时期容易流产。所以一定要格外小心，避免做过于激烈的运动。而且要减少外出的次数，不可劳累过度，更不能有节食的行为。警惕并慎用药物。

孕期营养宝典
——孕期食物宜忌一览表

宜吃食物	宜吃理由	忌吃食物	忌吃理由
虾	虾含有丰富的钙。如果孕妈妈在吃虾后并没有过敏、腹痛等不良反应。则可放心食用，怀孕期间多吃虾或虾皮，可以补充钙、锌等元素。尤其是钙，可以促进胎宝宝的生长和脑部发育。	桂圆	对于孕早期的孕妈妈来说应少吃或者不吃桂圆。因为孕妈妈怀孕后大多阴血偏虚，而阴虚会引起内热，如果再食用桂圆的话就会热上加热，容易使孕妈妈出现大便干燥、口舌无味的症状，很容易导致孕妈妈出现阴道出血、腹痛等先兆流产的症状。
菜花	菜花含有维生素K、维生素A、B族维生素及钙、磷、铁等营养成分。孕妈妈常吃菜花对身体非常有益。	木瓜	木瓜中含有的雌激素会干扰孕妈妈身体内的激素水平，尤其是还没有成熟的青木瓜，孕妈妈更应该敬而远之，很可能导致流产。
鱼肉	鱼肉含有的DHA是促进大脑发育的必需营养物质。因此，经常吃鱼有助于胎宝宝脑细胞的生长发育。孕妈妈1周最好吃1~2次鱼，以吸收足够的DHA，满足胎宝宝大脑发育的需求。	方便食品	方便食品的主要成分是碳水化合物，营养价值很低。经常食用方便食品会使孕妈妈的体内缺乏必需的脂肪酸。而必需脂肪酸是胎宝宝大脑发育需要的重要营养成分，也是形成良好的胎盘及丰富血管的重要保证。
绿色蔬菜	绿色蔬菜中富含维生素C、叶酸等成分，孕妈妈多吃一些菠菜、油菜、小白菜、莴苣等绿色蔬菜，可防止神经管畸形儿或无脑儿的产生，增强机体免疫功能。	久存土豆	土豆中含有生物碱，存放越久，土豆生物碱含量越高。如果孕妈妈过多食用这种土豆，会影响胎宝宝的正常发育，导致胎宝宝畸形。当然，人的个体差异很大，但孕妈妈还是不吃为好，特别是不要吃长期贮存的土豆。

快乐孕程一点通

——经常晒太阳，让胎宝宝远离佝偻病

佝偻病是一种小儿营养缺乏性疾病。如果孕妈妈长期处在一个封闭的环境中，不经常进行户外活动，缺乏日晒，就很容易造成胎宝宝先天性佝偻病。要知道，晒太阳对孕妈妈及胎宝宝确实有好处。但晒太阳时，也要注意一些细节。

保证日晒时间

孕期内，孕妈妈要经常和阳光保持密切接触，要把晒太阳作为每日必修课，尤其是冬天更要进行户外运动，每天晒太阳不少于1小时，夏季每天不少于半小时。另外，紫外线具有杀菌功效，半个小时左右的日晒时间表就能对皮肤和房间空气起到消毒的作用。

增加维生素D的摄取量

维生素D是身体吸收钙的关键物质，如果缺乏这种维生素，人体吸收的钙质将会有90%会随着尿液排出。而充足的阳光照射可以保证自身产生维生素D，所以孕妈妈晒“日光浴”是非常有必要的。

不可隔着玻璃晒太阳

虽然阳光中的紫外线有利于合成维生素D，但是紫外线无法穿透普通的玻璃。坐在屋子里隔着玻璃晒太阳实际上只是得到了阳光的温度，却拒绝了阳光的营养。所以孕妈妈尽可能在露天下晒太阳。

选择最佳日晒时间

每天上午9～10点，下午16～17点，这是每日最佳的日晒时间。而在这两个时间段中间的中午，阳光中的紫外线过强，长时间日晒会对皮肤造成伤害，所以中午不适宜晒太阳。

选择最佳防晒品

由于孕妈妈对日光中能使人晒黑的长波紫外线更为敏感，孕妈妈在遭遇阳光照射后，会比其他人产生更多的色素沉着，使原有的色素痣扩大，面部雀斑加重，甚至有些色素痣还可能变成黑色素瘤。所以，孕妈妈宜根据自身的皮肤状况，使用合适的物理性防晒霜。

优孕指南对对碰——高龄孕妈妈要重视预防流产

流产是怎么发生的

这个时期，孕妈妈最担心的就是流产问题了，尤其是高龄孕妈妈。据调查显示，30多岁的孕妈妈大约有15%的人会流产；40岁的孕妈妈有25%的人会遇到这种情况；而45岁以后，有一半的孕妈妈存在流产的危险。

究其原因，首先是遗传因素。由于染色体的数目或者结构异常所导致的胚胎发育不良，是流产最常见的原因之一。其次是外界的不良因素，由于大量吸烟（或是被动吸烟）、饮酒、接触化学物品、严重的噪声干扰和震动、电磁辐射、情绪异常激动、高温环境等都会引起流产的发生。

高龄孕妈妈如何预防流产

◎**警惕电磁辐射。**电磁辐射对人体可以产生不利的影响，尤其是孕早期的高龄孕妈妈，如果每周都用电脑20小时以上，那么流产率和胎宝宝畸形率就会大大增加。因此，每天最好用电脑不要超过2小时，并要注意做好防辐射的措施。

◎**生活细节要注意。**孕妈妈要远离指甲油。指甲油及其同等化妆品含有一种叫酞酸酯的物质，这种酞酸酯如果长期被人体吸收，不仅对人体有害，还会引起孕妈妈流产及产出畸形儿；杜绝一些激烈的运动，不可以快跑、打羽毛球等。孕早期一旦发现有阴道出血或者腹痛现象，应立即就医。

◎**心情要愉悦。**孕妈妈要学会控制自己的情绪，让自己始终保持轻松愉快的状态。当感到紧张和不舒服时，可以试着做一下深呼吸。要尽量避免愤怒、急躁的情绪，忘掉不开心的事情。

◎**远离不利因素。**如果工作环境存在辐射等影响胎宝宝健康的因素，那么千万不要犹豫，一定要想办法调换工作所处的位置。在家里也要远离具有辐射的电器，比如微波炉、无绳电话、手机等。

优孕专家如是说

合理看待自然流产

需要孕妈妈知道的是，自然流产的都是不健康的宝宝，这是无法改变的自然规律。不管怎样，自然流产总是比生一个有缺陷的宝宝要好。因此，孕妈妈不要对自然流产太过于计较，调整好心态准备迎接下一个宝宝才是最重要的。

怀孕 第6周

孕妈妈需注意的生活小细节

孕产大讲堂·第6周

本周孕妈妈变化

本周，孕激素继续增加。大多数的孕妈妈会出现食欲缺乏、厌食、轻度恶心、呕吐、头晕、倦怠，甚至低热等早孕反应，这是孕妈妈特有的正常生理反应，对生活和工作影响不大，无需特殊治疗。

如果这时做盆腔检查，医生就能知道你的子宫已经悄悄长大了，体积与小个儿的葡萄柚差不多。随着子宫的增长，孕妈妈可能会感到下腹部疼痛，部分孕妈妈有时能感觉到子宫收缩。

本周胎宝宝变化

进入怀孕第6周，胚胎正在迅速地成长。到本周末，胎宝宝的顶臀长可达到4～5毫米。

此时胎宝宝的心脏很小，还只有一个心室，但它已能进行有规律地跳动了，血液也开始在细小的血管里循环。连接大脑和脊髓的神经管已经闭合，消化管道开始形成。

胎宝宝开始出现面部特征，两个鼻孔清晰可见，脖子和小下巴也正在成形。胎宝宝身体蜷缩，已经比较容易分辨出头部和尾巴。上面和下面分别长出胳膊和腿的雏形。

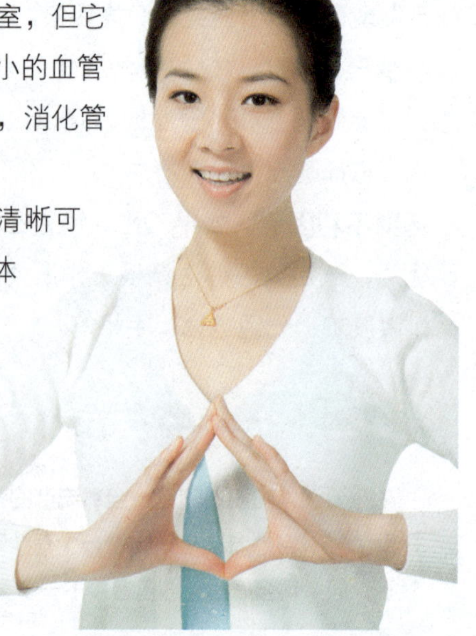

本周注意事项

怀孕后白带增多，可在小便后用浸泡了温水的脱脂棉，沿着外生殖器由前向后擦洗，以保持阴部清洁。

本周优孕细细读——注意细节，让你在孕期更安全

本周正是胎宝宝发育最关键的时期，这时的胎宝宝异常敏感，因此孕妈妈要特别注意生活中的细节问题，避免对胎宝宝造成不必要的伤害。那么，孕妈妈在孕早期需要注意哪些细节呢？

工作需舒适轻松

孕早期，由于孕妈妈身体极易感到疲劳，所以在工作上需要量力而行，不可强求，更不能加班熬夜。如果工作又重又累，就会给身体造成过度的负担，使身体过度疲劳，这对自身健康和腹中胎宝宝的发育都是非常不利的。所以孕妈妈要争取领导及同事的理解，在工作中注意利用休息的间隙来保护自己和胎宝宝的健康。可以在办公室做一些简单的布置，让自己可以舒适、轻松地工作。

开车需谨慎

现在很多女性都已经学会开车，孕妈妈也不例外。但开车时由于长时间固定在车座上，会使孕妈妈的盆腔和子宫的血液循环受到一定的影响。其次，开车还会引起紧张、焦虑等不良情绪，这对胎宝宝的生长发育也有一定的影响。如出现紧急刹车等突发事件，还会使方向盘碰撞到腹部，造成危害。所以，孕妈妈最好不要开车，如果一定要开车，也要注意，开车时速不能超过60千米；每天连续开车不得超过1小时；开车时要系好安全带。

避免骑自行车

因为孕早期孕妈妈的腹部还不明显，所以有些孕妈妈认为骑自行车对身体并无大碍。殊不知，孕早期骑自行车是非常危险的。震动很可能导致流产，骑车时不小心摔倒也会伤害到还很脆弱的胎宝宝。此外，自行车上坡时需要使力，也有可能造成孕妈妈腹部用力过度，这对胎宝宝都是非常不利的。

不要忘了腹部保暖

由于孕妈妈的体温一直保持在较高的状态下，因此一些孕妈妈喜欢穿着较薄的衣物，这种做法是不科学的。整个孕期，尤其是孕早期，孕妈妈要根据气温的变化适当增减衣物，避免使自己处于低温状态，尤其是要注意腹部的保暖。

快乐孕程一点通
——你选对鞋子了吗

绝大多数的孕妈妈都有这样的认识，怀孕之后就应该为自己选择一双平底鞋了，认为平底鞋才是最安全、最舒适的。其实，这是错误的。那么，孕妈妈应该选择什么样的鞋子才最合适呢?

平底鞋的坏处

要知道，孕妈妈穿平底鞋走路时一般都是脚跟先着地而脚心后着地的，这就使得整个的重心都会集中到脚后跟，容易使孕妈妈感到疲劳。尤其是到了孕中、晚期，孕妈妈的体重明显加大，如果还是这种走路姿势的话，稍有不慎就会有摔倒的危险。再者，穿平底鞋不能维持足弓吸收震荡，容易引起脚部疲劳损伤。所以，孕妈妈并不适合穿平底鞋。

理想的孕妇鞋

为了顺应孕妈妈群体的需求，现在市面上已经有专门针对孕妈妈不同怀孕阶段而特别设计的孕妇鞋，这无疑给孕妈妈带来了很多的方便。不过要想选出理想的孕妇鞋，还需注意以下几点。

◎ **安全性**。孕妇鞋需要有防滑功能，无论是哪阶段的孕妇鞋，都要把防滑作为首选要素。但除了考虑到鞋底的防滑功能外，还要顾及到鞋垫处的防滑功能。

◎ **护弓作用**。专用的孕妇鞋都有一定的柔软度，能起到保护孕妈妈足弓的作用。

◎ **减震功能**。孕期由于激素的变化，会使孕妈妈关节韧带变松。专用的孕妇鞋有特殊的鞋底，针对不同阶段的孕妈妈身体重心的变化而作出了定量减震的设计功用，可以保护孕妈妈的关节。

选鞋小诀窍

◎ 选择圆头且肥度较宽，鞋面材质较软的鞋子。

◎ 鞋子的尺码要根据自己的脚长来定，一般会比脚长多出1厘米为好。到了孕晚期，孕妈妈的脚很容易出现浮肿，所以还是买相对比较宽松的鞋为好。

◎ 孕妇鞋的鞋跟高度是很有讲究的，理想的鞋跟高度为2～3厘米。

◎ 应选择上开式的鞋型，选择系鞋带式或魔术粘贴带式的鞋较佳，其次可以选择有松紧带或可调整宽度的款式。

准爸爸爱妻大行动
——陪妻子进行第1次产检

本周，准爸爸可以陪妻子去医院进行第1次产检。此次检查可知晓妻子怀孕的周数等问题。一切正常后，需要在医院建立怀孕健康档案，并且要定期到医院进行孕期检查。

第1次产检内容包括以下几方面：

◎ **怀孕周数。**确认怀孕周数及是否有宫外孕等情况。

◎ **询问病史。**医生会进行详细的病史询问、手术史及家族史。这些历史对你的这次怀孕有重要的影响。还会询问你的停经日期及怀孕后的反应、孕育史、月经情况等。

◎ **一般检查。**医生会检查你的发育、营养及精神状态，并记录你的体重、身高、血压等数据，供日后参考。

◎ **产科检查。**检查你的骨盆和生殖器官的情况，对怀孕进展和分娩做出评估。另外，医生还常将检查的结果，包括血压、体重、子宫底的高度、腹围等，绘成一张怀孕图，并把以后的检查结果也记录于图上，制成曲线图，观察其状况，以及早发现异常状况。

◎ **优生五项检查。**弓形虫、风疹病毒、巨细胞病毒、单纯疱疹病毒（Ⅰ、Ⅱ型）。

◎ **超声波检查。**是观察胎宝宝发育情况的较为可靠的方法。对于曾患宫外孕、习惯性流产的孕妈妈，通过超声波扫描都可以看到宝宝的发育状况。

幸福妈妈经验谈

孕期多运动，孕育健康胎宝宝

我是个闲不下来的人，喜欢运动，怀孕前就喜欢自由自在的生活。现在一晃33岁了，大夫说我再不怀孕，就要面临高龄产妇的危险了。努力之后，终于怀上了，还真是有点儿辛苦呢。曾经皮肤较好的我，现在看起来就像40多岁的人了。幸好我以前就喜欢运动，孕早期还坚持每天散步。孕中期也坚持游泳，后来自然分娩，宝宝非常健康。所以说，孕期运动是非常重要的。

——Alice

怀孕第7周

拟定孕期细节检查表

孕产大讲堂·第7周

本周孕妈妈变化

怀孕7周了，虽然孕妈妈的外表看不出什么变化，但是体内却发生着翻天覆地的变化。为了利于胚胎牢固地着床，子宫壁会变得更加柔软。另外，子宫颈黏液变得黏稠，这些黏液在子宫颈内凝结形成黏液栓，使子宫封闭，在整个孕期内切断子宫与外界的通道。

从本周开始，孕妈妈乳头的颜色开始加深，乳腺发达，有的孕妈妈会感到乳房胀痛。有些孕妈妈的早孕反应加重了，孕吐更严重。

本周胎宝宝变化

本周末，胎宝宝将长到一颗豆子那么大，长约13毫米，已经有了一个与身体不成比例的大头。而且胎宝宝的面部器官也明显起来，眼睛呈现为一个明显的黑点，鼻孔开着，耳朵会有些凹陷。同时，已经可以明显看出伸出的幼芽，手和脚看起来就像是小船桨一样。

目前虽然还听不到胎心音，但是胚胎的心脏已经分成左心房和右心室，并开始有规律地跳动，每分钟大约跳150下，比孕妈妈的心跳都要快2倍呢！

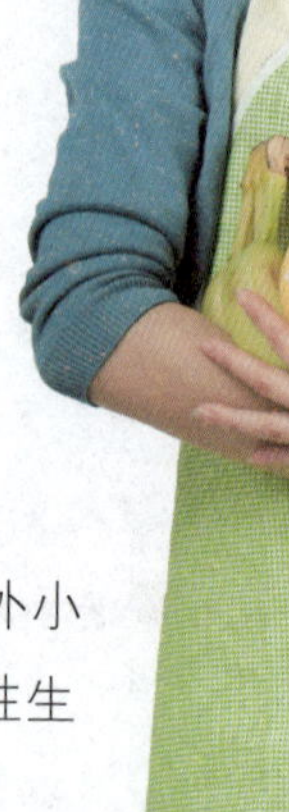

本周注意事项

本周仍是流产高发期，所以孕妈妈要格外小心谨慎，避免任何剧烈的运动，并禁止进行性生活及压迫孕妈妈腹部。

本周优孕细细读

——孕期生活细节检查表

十月怀胎是一个艰苦而漫长的过程，为了更好地适应孕期生活，孕妈妈需要事先了解并掌握孕期可能出现的一些状况，如每月需注意哪些事项，并如何进行调整，需做几次产检等问题。下面拟定的这份孕期生活细节检查表，即可提醒孕妈妈注意生活细节。

怀孕时间	可能出现的状况	需要做的事情	产检次数
1个月（1～4周）	◎月经延迟。 ◎轻微发热、有倦怠感。 ◎非生理性的轻微出血。 ◎持续低烧，有类似于感冒的症状。	◎保证饮食规律，营养摄入全面均衡，远离对孕育有害的因素。 ◎确认是否怀孕。 ◎寻找产检、分娩医院。	1次
2个月（5～8周）	◎有可能出现下腹部疼痛的现象。 ◎开始出现早孕反应，恶心、呕吐、容易疲倦、嗜睡等。	◎注意避免腹部受凉。 ◎上班族孕妈妈需要及时向单位告知怀孕的事情。 ◎调整情绪、利用食物缓解等方式减轻孕吐。	
3个月（9～12周）	◎孕吐症状可能严重影响日常生活。 ◎有可能出现情绪起伏波动较大的情况。 ◎身体出现少许变化，以前的衣服已经不合身了。	◎改穿不容易让腹部受凉的内裤，准备一些孕期服装等。 ◎注意体重的变化。 ◎避免剧烈的运动。	1次
4个月（13～16周）	◎缺钙孕妈妈有可能发生脚抽筋。 ◎阴道分泌物增多。 ◎腹部增大明显，子宫已经开始进入腹腔，尿频现象消失。 ◎早孕反应缓解。	◎注意皮肤保养，开始采取措施预防妊娠纹。 ◎注意饮食，加强铁、钙等营养素的补充。 ◎勤换内裤和贴身衣服，保持阴部、身体的清洁。	1次

（续表）

怀孕时间	可能出现的状况	需要做的事情	产检次数
5个月（17～20周）	◎可能感到心悸或气短。 ◎乳头有淡黄色分泌物。 ◎体重增加速度加快。	◎注意适度运动和休息。 ◎做好胎教准备。 ◎加强体重管理。	孕4月时进行过唐氏筛查，则本月无需产检。
6个月（21～24周）	◎部分孕妈妈可能开始出现妊娠纹。 ◎阴道分泌物增多，有可能出现茶色分泌物。 ◎出现腹胀、水肿等。	◎参加孕妈妈课堂或孕妈妈学校。 ◎注意保护好乳房。 ◎检查分泌物的颜色，预防生殖系统疾病。	1次
7个月（25～28周）	◎部分孕妈妈有血压上升、贫血等症状。 ◎可能出现静脉曲张。 ◎若不注意生活细节，有可能出现早产。	◎积极学习生产流程。 ◎需要注意生活细节，预防早产。 ◎上班族孕妈妈应开始寻找托儿所。	2次
8个月（29～32周）	◎出现背痛、腰痛、水肿、腹胀等症状。 ◎部分孕妈妈被诊断为胎位不正。	◎注意预防和治疗妊娠糖尿病。 ◎准备好住院用品和婴儿用品。	2次
9个月（33～36周）	◎有可能出现尿失禁。 ◎部分孕妈妈会出现低血压的症状。 ◎胆汁淤积症孕妈妈有可能出现胎宝宝宫内缺氧。	◎了解三大产程及应对方法，掌握分娩呼吸方法或用力方法。 ◎上班族孕妈妈要及时向公司提出产假申请。	2次
10个月（37～40周）	◎分泌物增多。 ◎胎动减少。 ◎腰部或耻骨疼痛。 ◎出现阵痛。	◎准备住院，制作亲朋联络表。 ◎注意留意出现胎动变少、阵痛等分娩先兆，及时入院待产。	4次

孕期营养宝典——孕妈妈喝水有讲究

不宜喝保温杯沏的茶水

因为茶水中含有大量的鞣酸、茶碱、芳香油和多种维生素等。如果用保温杯冲泡茶叶，茶叶中的多种维生素就会被破坏掉，致使茶水变得苦涩，且有害物质增多，饮用后容易引起消化系统及神经系统的紊乱。

不宜喝碳酸饮料

可乐等碳酸饮料含有大量的咖啡因，咖啡因可以通过胎盘作用于胎宝宝，而胎宝宝对咖啡因是非常敏感的，摄取的过多，会影响到胎宝宝的大脑、心脏等重要器官的发育，严重时还会导致唇腭裂、脊柱裂、无眼等畸形现象。同时也会增加流产、早产等的发生。

不宜喝没有烧开的自来水

自来水中含有氯，如果水没有烧开，氯会和水中残留的有机物相互作用，会产生一种致癌物质对母胎不利。

此外，孕妈妈也不能喝贮存超过24小时的开水，因为随着瓶内水温的逐渐下降，水中含氯的有机物会不断地被分解成为有害的亚硝酸盐，对孕妈妈身体的内环境非常不利。

为了安全起见，孕妈妈也可以选择饮用现榨的果汁。

不宜喝反复煮沸的开水

孕妈妈不能喝没有烧开的水，反复煮沸的水同样不适合孕妈妈喝。因为水经过长时间的反复煮沸加热，水中的亚硝酸盐、亚硝酸根离子以及砷等有害物质的浓度相对增加。喝下这样的水，会导致孕妈妈血液含氧量低，使血液中的低铁血红蛋白转变为不能携带氧的高铁血蛋白，从而威胁到胎宝宝的健康。如果孕妈妈很担心自来水的安全问题，那么可以选择饮用卫生的纯净水矿泉水或蔬菜汁、水果汁等。

怀孕第8周

开始进行产前遗传诊断

孕产大讲堂·第8周

本周孕妈妈变化

到了第8周，孕妈妈对气味越来越敏感，恶心、呕吐较为严重。孕妈妈的子宫现在有鹅蛋般大小了。当然，从体形上还看不出有什么变化。

本周，孕妈妈阴道分泌物比较多，发现乳房会继续增大，并开始出现胀痛感，发现以前的内衣有些小，需要购置大一号的内衣。

本周胎宝宝变化

本周胎宝宝大约有20毫米长了，从外形上看，就像是一颗葡萄，或是会像跳动的豆子一样开始跳动。

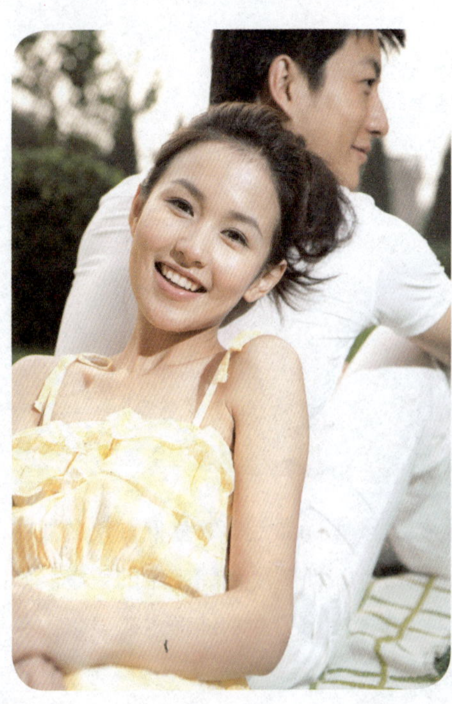

胎宝宝的器官特征已经明显，手指和脚趾间看上去有少量的蹼状物。可以踢动双腿并将之伸直，还能上下移动手臂。因为骨髓还没有成形，红细胞由肝脏暂时代为生产，直到骨髓成形后才去接管肝脏的工作。

现在各种复杂的器官都开始生长，牙和腭开始发育，耳朵也在成形中，同时，胎宝宝的皮肤像纸一样薄，血管清晰可见。

本周注意事项

本周同样需要摄取足够的营养以满足母胎需要。如果出现下腹疼痛等不适症状，要赶紧去医院检查。

本周优孕细细读——产前遗传诊断，你做了吗

有些孕妈妈比较谨慎，会进行产前遗传诊断来确定自己的宝宝是否健康，是否会出现先天障碍。但是，这类检查作为自选检查项目并不是所有的孕妈妈都必须要做的。而且，这类检查技术现在还不是非常安全，本身还存在风险，孕妈妈们需谨慎对待。另外，一旦检查结果不好，而孕妈妈仍想保留胎宝宝时，这样反而会增加孕妈妈的心理负担。因此，在接受这类检查前，孕妈妈应做一次全面、慎重的考虑。

哪些孕妈妈需要接受产前遗传诊断检查

◎ 超过35岁并且是第一次孕育的孕妈妈。

◎ 孕早期曾患过风疹、巨细胞病毒、单纯疱疹等病毒感染的孕妈妈。

◎ 孕早期曾服用可能致胎儿畸形的药物，或接受过放射线的孕妈妈。

◎ 过去曾经生过先天性异常、代谢异常或脊椎有障碍的孩子的孕妈妈。

◎ 双亲之一有遗传性疾病的孕妈妈。

◎ 超音波检查发现胎宝宝异常的孕妈妈。

检查项目都有哪些

/ 母体血清检查 /

抽血检查血液中AFP、HCG（人绒毛膜促性腺激素）、E_3（雌三醇）等物质的量。一般在孕14～18周时做此检查，可以了解生出神经管发育异常、唐氏症等染色体异常宝宝的概率。但概率高并不一定就会生出有障碍的宝宝，概率低也不意味着宝宝就不会有先天障碍。

/ 羊膜穿刺检查 /

在腹部做局部麻醉后以长针穿刺，抽取羊水。在羊水量增加的15～19周做，可以了解胎宝宝的染色体以及先天性代谢是否异常。

/ 绒毛检查 /

从阴道插入导管，采取胎盘的基础细胞。和羊膜穿刺检查一样，可以了解染色体或先天性代谢是否异常。该检查可以在怀孕8～12周做，比羊膜穿刺更早，但是造成流产的风险高，只针对特别个案做检查。绒毛检查的流产概率为1%，明显比羊膜穿刺更高。所以，除非是有特殊疾病者，否则做这项检查并无好处。

孕期营养宝典

——孕妈妈可适量吃些嫩玉米

玉米中含有丰富的蛋白质、脂肪、糖类、维生素和矿物质，尤其是黄玉米中含有较为丰富的维生素，为稻米、小麦的5～10倍。这些营养物质对人的智力和视力都大有好处。玉米脂肪中的维生素E含量较多，可防止细胞氧化，还有益于胎宝宝的智力发育。

孕妈妈多食用新鲜的嫩玉米，对胎宝宝的大脑发育是非常有帮助的。因为嫩玉米的胚胎中含有的维生素E更为丰富，有利于孕妈妈安胎，对防治习惯性流产和胎宝宝发育不良有很好的作用。而且嫩玉米中还含有丰富的维生素B_1，对人体内糖的代谢起着至关重要的作用，能够促进孕妈妈食欲和胎宝宝的发育，并提高神经系统功能，可以使胎宝宝的大脑发育更加完善。

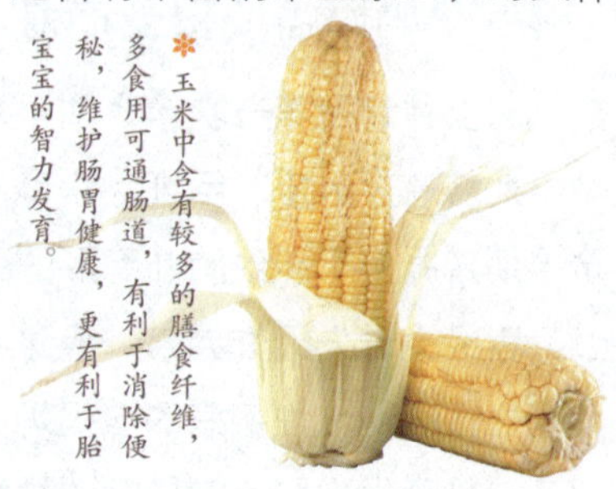
✻玉米中含有较多的膳食纤维，多食用可通肠道，有利于消除便秘，维护肠胃健康，更有利于胎宝宝的智力发育。

尤其是对于正处在孕早期的孕妈妈来说，更应该多食用嫩玉米，嫩玉米中的维生素B_6可以预防和缓解孕吐。因此，适量多食用嫩玉米，对孕妈妈和胎宝宝的健康都是有帮助的。

快乐孕程一点通

——孕妈妈感冒了怎么办

孕妈妈抵抗力下降，很容易患上感冒。患上感冒的孕妈妈害怕用药治疗会伤害到腹中的胎宝宝，而且还不知道在感冒初期应该怎样进行治疗，结果导致感冒加重。下面就介绍几种不需要打针吃药就能治疗感冒的方法。

◎感冒初期如果喉咙痒痛，可用浓盐水每隔10分钟漱口1次，十几次即可见效。

◎向保温杯内倒入42℃的热水，孕妈妈将口、鼻放入杯口内，不断吸入水蒸气，每日3次。

◎喝鸡汤可以减轻鼻塞、流鼻涕等症状，还可增强人体抵抗力，预防感冒的发生。

◎用一把金属勺子放在开水中加温后（要不能烫手）放在手掌表面的“治感冒穴”（位于左手掌大拇指和食指之间，右手指大拇指和第二掌指关节以下部分的掌面）上按摩，如果某处有异常的感觉，则需在该处反复按摩。按摩后，再用一把泡在冷水中勺子刺激此处。轻微感冒者，可按此方法反复刺激5～10次。

快乐"孕"动操——胸部、骨盆保健操

胸部保健操

【具体步骤】

盘腿坐在床上，挺直腰背，两手腕交叉，用左手抓住右臂，右手抓左臂，两手同时向外推手臂。然后挺胸，放松肩部。此保健操也可以改为在胸前合掌内推。

【注意事项】

◎孕妈妈做操的次数要按照自身状况而定，不能勉强自己。

◎如果做完一遍体操后感到很累，就应该适当地减少运动量。

◎如果孕妈妈肚子发胀或是身体不舒服的时候，可以酌情减少做操的次数和幅度等。

【保健功效】

此套保健操可以促进胸部的血液循环，强健胸部肌肉，防止乳房下垂。

骨盆保健操

【具体步骤】

❶孕妈妈坐在健身球上，双腿叉开。并与地面垂直，上身保持挺直，双手自然放在两膝上（图1）。注意，腰腹部充分收紧才能有助于孕妈妈保持平衡，并能充分运动骨盆。

❷左手叉腰，右手姿势不变，上半身向左倾斜（图2）

❸吸气，上半身缓慢恢复到正直状态，然后左手执腰，右手叉腰，身体向右侧倾（图3）。重复操作6~8次即可。

【注意事项】

◎如果孕妈妈的平衡感欠佳，最好不要做此操，或是由准爸爸站在边上一直保护，以免孕妈妈摔倒。

◎千万记住要买质量好的健身球。

◎孕妈妈在练习此运动的时候，要尽量使身体保持放松状态，这样可以维持身体平衡。

◎孕妈妈如果感到身体不舒服，可避免练习此保健操。

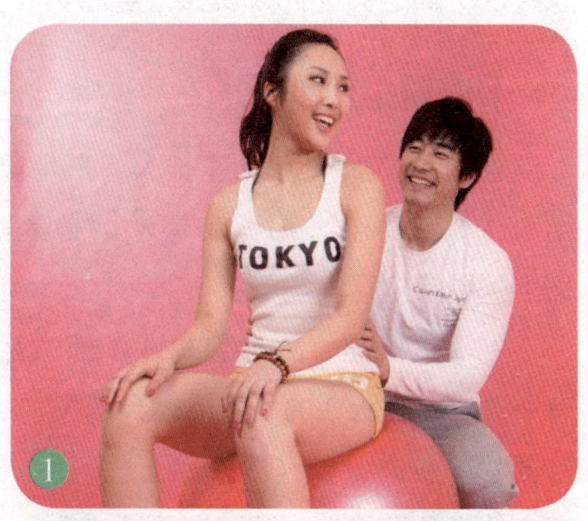

1

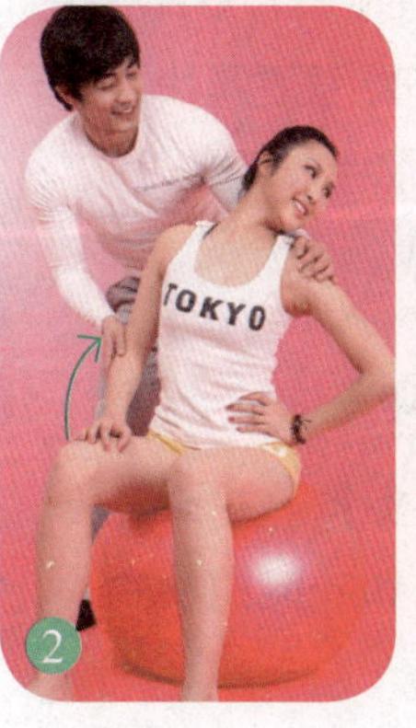

2

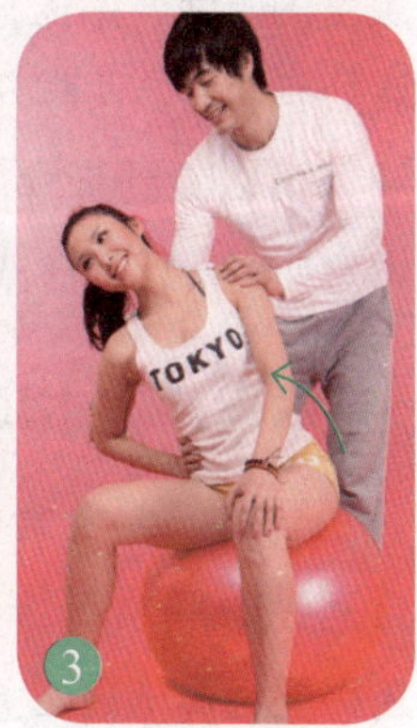

3

怀孕第9周

顺利度过敏感期

孕产大讲堂·第9周

本周孕妈妈变化

本周，孕妈妈的早孕反应会迎来“高峰期”，所以孕妈妈会比较难熬。而且，孕妈妈的子宫日益增大，大概有网球那么大。因此，腰围增粗了一大圈。但是，从体形上依然看不出孕妈妈妊娠的特征。

到这周，随着子宫逐渐增大，孕妈妈会感觉到下腹部和肋下疼痛、双腿麻木等。由于“妊娠激素”，即人绒毛膜促性腺激素分泌较为旺盛，平时在月经前皮肤容易干燥的女性，即使在怀孕后仍会出现相同的症状。

本周胎宝宝变化

这一周，胎宝宝迅速长大，胚胎期终于结束了，其身长大约有25毫米，是真正意义上的胎宝宝了。

到了这一周，胎宝宝的许多部位都有所改变，胚胎期的小尾巴也会消失，且器官、肌肉、神经已开始工作。胎宝宝的眼睑开始盖住眼睛，手部在手腕处有弯曲，两脚开始摆脱蹼状的外观，可以看到脚踝。手臂更长了，臂弯处肘部已经形成。

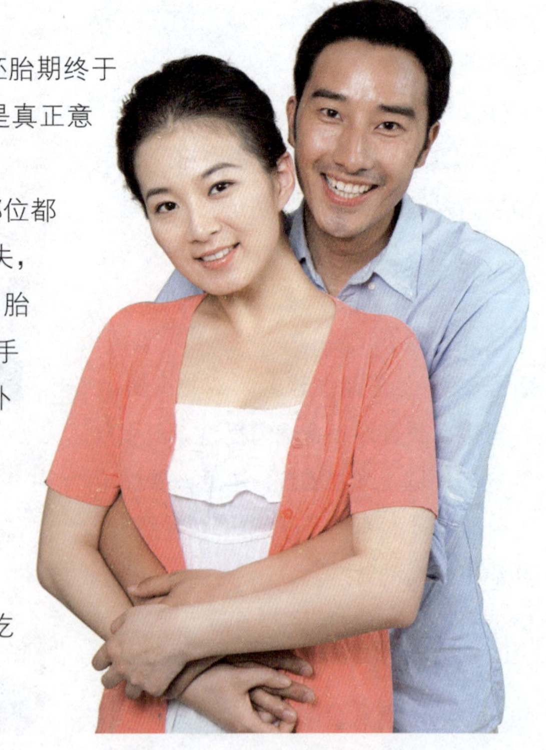

本周注意事项

孕妈妈要少食多餐，并要多吃含有铁、膳食纤维和叶酸的食物，还需要远离电磁波。

本周优孕细细读——细心呵护好身体

眼部护理要谨慎

由于怀孕后内分泌状况发生变化，所以孕妈妈的角膜会出现轻度水肿的现象，会使眼角膜的厚度增加。同时，孕妈妈的泪液分泌量也比平时少，黏液成分增多，眼角膜的弧度也会发生变化，很容易造成角膜损伤，使眼睛有异物感、摩擦感等。

因此，孕妈妈要多摄取对眼睛有益的维生素A、维生素C等营养素。需注意，怀孕时不能用氯霉素眼药水，如果有炎症可以用红霉素、林可霉素眼药水，但最好还是要先征求妇产科医生的意见。

小心龋齿的侵袭

怀孕后，由于孕期饮食结构发生了变化，孕妈妈会摄取更多的碳水化合物、蛋白质、脂肪等营养成分。这些营养的摄入，为细菌在牙面上迅速繁殖提供了良好的营养条件。

此外，细菌代谢产生的酸性物质使得牙齿表面被腐蚀，从而形成了龋齿。再者，孕妈妈在孕早期会有孕吐的症状，反出的胃酸也会腐蚀牙齿表面。

因此，孕妈妈要特别注意口腔卫生，因为口腔感染会影响到腹中的胎宝宝，也会影响到自身的健康，会造成多种危害。所以孕妈妈每天至少刷牙3次，每次至少3分钟。

清洁乳房要轻柔

孕妈妈的乳房仍在不断地增大。除此以外，有的孕妈妈会发现，乳晕的色泽变黑了，长了很多小疙瘩，乳房皮肤上有很清晰的静脉血管，尤其是在乳房下方，这都是孕期的正常表现。

戴孕妇乳罩是非常有必要的，这样可避免增大的乳房组织下垂受到的牵拉。有些孕妈妈洗澡时，喜欢用力搓澡，把皮肤搓得通红，甚至出现皮下出血点。这种习惯可不好，尤其是乳房部位，因为此时乳腺组织快速增生，较大的外力会伤害乳腺。

要轻柔地对待乳房，也不要用力清洗乳头，更不能用力擦洗乳头开口，以免发生流产或哺乳期漏乳现象。

孕期营养宝典——孕期滋补须适当

怀孕对于每个家庭来说都是一件大事儿。尤其是现在，物质条件越来越好，许多家庭对孕妈妈呵护备至，更是热衷于给孕妈妈进补各类补品，有些孕妈妈甚至还长期食用人参。其实，孕妈妈需要的是营养丰富的食物，并非大补产品，如果滥用补品，就是不明智的行为了。

在整个孕期，孕妈妈体重平均应增加9～16千克，食量比平时增加10%～20%。可是很多孕妈妈都怕产前营养不够，于是大吃大喝。

专家提醒，如果吃得过多，体形过胖，反而不利于孕妈妈和胎宝宝的健康，因此，营养并非越多越好。

据调查得知，现在很多孕妈妈都认为，只要是对胎宝宝有益的东西，不论多贵，只要经济上能承受得了，她们都会买来滋补身体，如蛋白粉、鱼肝油、铁、锌和钙等滋补品统统不放过。其实，这样做是非常不明智的，对胎宝宝来说更是有害无益的。

◎ **不要过量服用鱼肝油。**鱼肝油的主要成分是维生素A和维生素D。适量服用可有利于胎宝宝眼睛的发育，预防孕妈妈缺钙，防止孕妈妈出现抽筋现象。但如果鱼肝油服用量过大，时间较长，就会刺激到胎宝宝的骨细胞，引起严重的骨骼畸形。严重者，还会引起胎宝宝血钙过高，造成大动脉发育障碍及智力发育迟缓等现象。

◎ **不可过多食用桂圆、干荔枝。**桂圆、干荔枝都含有葡萄糖、维生素等，具有补心安神，养血益脾的作用。但它们都是热性食物，而孕妈妈的体质特征往往是阴虚内热，食用过多会造成大便干燥、胎热，出现阴道出血、腹痛等症状。

◎ **不可过多食用人参。**人参容易导致阴虚火旺，不仅对胎宝宝和孕妈妈无益，还会增强早孕反应，使孕妈妈患妊娠高血压综合征的概率增加，容易引起流产。

优孕专家如是说

警惕发胖危健康

营养专家指出，孕妈妈的食物应多元化，保证营养均衡。如果孕妈妈吃得太多、太好，而运动量又不够，就会造成摄入和消耗不均衡，易导致超重。孕妈妈一旦超重，带来的后果将会很严重，会给孕妈妈带来诸多并发症，还可能不利于胎宝宝的生长，也会给分娩造成难度，产后更会难以恢复体形。故若是超重的孕妈妈应及时咨询营养师，调整饮食结构。

快乐"孕"动操——孕妈妈养生操

【具体步骤】

❶ 背对墙站立，双腿分开，略小于肩宽，双脚呈外"八"字打开，双臂自然放在身体两侧（图1）。

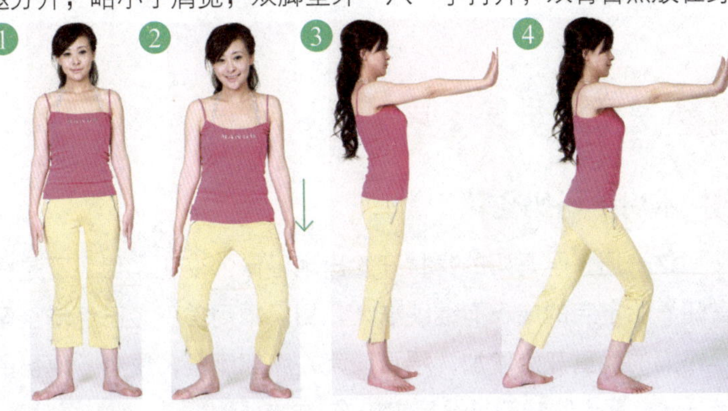

❷ 屈膝下蹲，直到蹲不下去，让腿部的肌肉呈紧张状张开并保持不动（图2）。吸气5～10秒钟后再慢慢起身，恢复站立姿势并吐气。此动作可重复做5次。

❸ 面对墙壁站立，双腿分开，双手分开，撑住墙面，吸气（图3）。

❹ 左腿后撤一步，呈箭步状打开，重心放在双臂上，5～10秒后缓缓吐气（图4）。然后换另外一只腿做同样的练习。

【注意事项】

孕妈妈刚开始练习养生操时，动作需要轻些，时间不要太长，习惯后可以慢慢加大体操的力度。

幸福妈妈经验谈

胎教太多，胎宝宝也会累的

怀孕前，朋友们就告诉我一定要做好胎教，我一直是铭记在心。自从知道怀孕后，我就开始实施我的胎教计划。进行音乐胎教时我怕音乐听少了；抚摸胎教时我怕抚摸的时间太短了；运动胎教时我怕宝宝累着了，等等。后来报名上了孕妇班才知道，孕期放松心情、吃好、喝好、休息好才是最关键的。胎教太多，胎宝宝也会累的。于是，我就不再过多的进行胎教了，很轻松地去面对这件事情，反而感觉好多了。要知道，胎教过多，宝宝也是会累的哦！

——Elle

怀孕第10周

选择合适的内衣裤

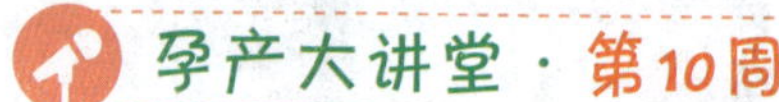

本周孕妈妈变化

这一周，孕妈妈的身材开始出现轻微的变化，但还不是很明显。孕妈妈的子宫随着胎宝宝的成长而继续增大，到了本周差不多已经增至孕妈妈的拳头大小。孕妈妈的体重开始增加，腰围增大，腹部绷紧，尿频、便秘的现象继续存在，白带增多、恶心呕吐等早孕反应仍在。

本周孕妈妈的情绪波动很大，经常会感到烦躁不安。有些孕妈妈可能会对这种情绪感到不安，其实这很正常，是雌激素增多的结果。

本周胎宝宝变化

到了孕10周，胎宝宝的顶臀长达到40毫米，体重约10克。从形状和大小上来看，胎宝宝就像是一个扁豆荚。

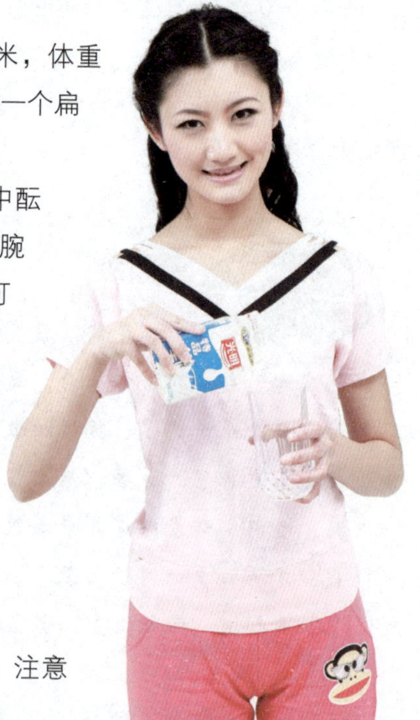

本周，胎宝宝的20个微小牙蕾正在牙龈中酝酿，但它们并没有真正开始发育。胎宝宝的手腕已经成形，脚踝发育完成，手指和脚趾清晰可见，手臂更长而且肘部变得更加弯曲，已经可以做出许多肢体动作。此时，胎宝宝的生殖器官已经在生长了。胎宝宝的心脏发育基本完全，每分钟搏动140次左右。肺、胃和肠道继续发育。肾脏已经迁移到了上腹部。

本周注意事项

提高蛋白质的摄取量；保持适当的运动；注意不要感染疾病，避开接种疫苗。

本周优孕细细读——选择合适的内衣裤

内衣大PK，看看哪个适合你

整个孕期，孕妈妈的身体会发生很大的变化，从乳房变大到腹部的隆起，这些变化会使孕妈妈伤透了脑筋。绝对不能再穿以前的内衣了，不但紧身，而且影响乳腺的发育。如何选购适合自己的内衣，才能让自己更有“孕”味呢?

/ 前开型文胸 /

可很好地支撑乳房，有利于孕期乳房的健美；卸下吊勾打开前面，可方便授乳。

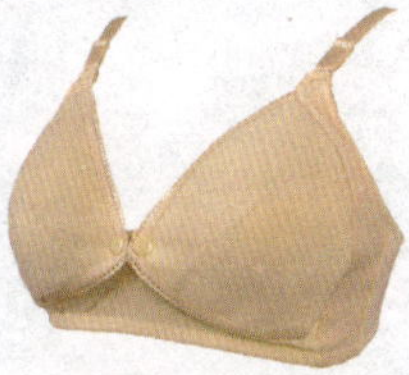

❀ 前开型文胸

/ 吊带型文胸 /

一按钮环即可卸下肩带，孕期穿着及授乳都较为便利。

/ 窗口型文胸 /

窗口部分固定在胸部，可使新妈妈授乳时有安全感。

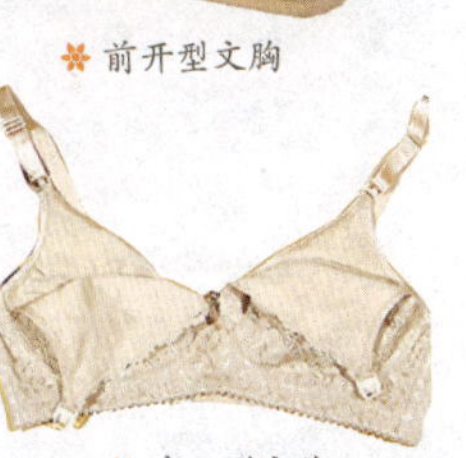

❀ 窗口型文胸

/ 半套式文胸 /

不会紧缩胸部，可保护乳头。在孕吐时或就寝时穿着尤为方便。

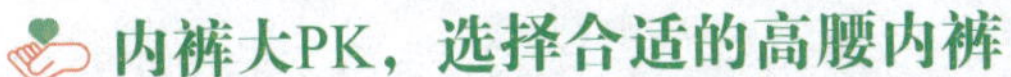

内裤大PK，选择合适的高腰内裤

整个孕期，孕妈妈的腹部会随着孕周递增而逐渐增大，因此宜选择能包裹腹部的高腰型内裤。此外，使用束腹带等可以支撑腹部的产品，不仅可预防受凉，还可以缓解腰痛等不适症状。

常见的孕妇内裤有以下几种，可供孕妈妈参考。

/ 内藏辅助带型内裤 /

穿脱方便，辅助带不易滑动，腹带痕迹不明显，可使整个腹部曲线更优美。

/ 外附腹带型内裤 /

腹带穿脱方便，可调节支撑程度，还可以缓解腰痛。

/ 腹带可拆卸内裤 /

腹带可拆卸，清洗更方便，且能保温、支撑腹部。魔术胶可调节支撑的程度。

/ 腰带式内裤 /

腰带处可随着腹部的增大而变大，可帮助缓解腹部增大给孕妈妈带来的腰痛。

孕期营养宝典——食用适量蔬果可补充维生素

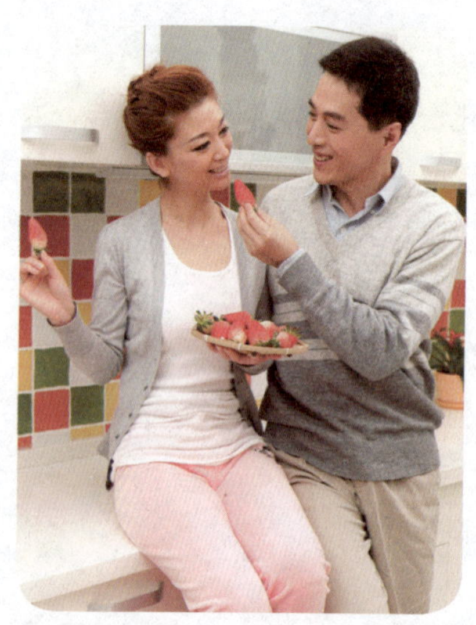
孕期可多吃草莓，草莓中含有丰富的果胶和膳食纤维，可以帮助消化，使大便通畅，尤其适合便秘的孕妈妈食用。

孕妈妈比平时更需要营养物质，以维持自身健康和胎宝宝的正常发育。孕妈妈应注意适量食用新鲜蔬菜和水果，以补充身体所需要的各种维生素。

维生素分为两大类，一类属于脂溶性维生素，如维生素A、维生素D和维生素E。另一种属于水溶性维生素，其中有B族维生素和维生素C等。维生素A缺乏时，易患干眼病；维生素D缺乏时，孕妈妈容易缺钙；维生素C缺乏时，微细血管壁脆性大，黏膜、牙龈及消化道等容易出血，身体抵抗力下降，容易受到感染。所以，补充维生素是非常重要的。

水果、蔬菜和五谷中都含维生素，但蔬菜和五谷中的维生素在去皮、精磨或烹饪时常常被破坏。而水果中含有丰富的维生素，且洗净或削皮后生吃有益于维生素的保存、吸收和利用。因此，孕妈妈除保证正常的一日三餐外，应适当增加一些水果的摄入，以满足自身及胎宝宝对维生素的需求。

快乐孕程一点通——孕期抑郁有对策

多和丈夫交流

每天保证有足够的时间和丈夫在一起，并保持亲昵的交流。而作为丈夫，也应设身处地为妻子着想，给予妻子更多的体贴与关怀。

和压力作斗争

孕妈妈不要给自己太大的压力，要调节自己的情绪。保持充足的睡眠，多做运动，注意均衡营养。如果还是经常有忧郁感，那么可以去参加瑜伽学习班，这种温和的运动可以帮助孕妈妈保持宁静的内心，安抚烦躁的情绪。

孕期生活情报站——孕妈妈上火怎么办

孕妈妈常有的3种"火气"

◎**心火。**孕妈妈的心火主要表现在舌头上，其症状为舌尖发红、心烦意乱、多梦或睡不着觉、小便黄甚至有热辣刺痛感、口渴。

◎**脾火。**孕妈妈的脾火主要表现在口舌上，其症状为舌苔黄腻、口苦口干、口唇生疮，想大量饮水。

◎**胃火。**孕妈妈的胃火主要表现在牙及牙龈上，其症状为口臭、牙痛、牙龈红肿、牙根发炎，有大便干燥现象。

向饮食讨要去火良方

这个阶段，孕妈妈的膳食要以重质量、富营养、高蛋白、少油腻、易消化为原则。一日可少食多餐，多饮水，以瘦肉、鱼类、蛋类、面条、牛奶、豆浆、新鲜蔬菜和水果为佳。

就食物而言，"苦"味食品是"火"的天敌。苦味食物之所以苦，是因为其中含有生物碱等物质。中医研究发现，苦味食物有解热祛暑、消除疲劳、去火排毒的作用。苦菜、苦丁茶、芹菜、芥蓝等都是苦味食物，能清热解暑，有不错的去火功效。

优孕指南对对碰——保胎始于孕早期

孕早期发生流产事件的原因很多，其中有的是病理性流产，有的则是孕妈妈自己不注意而发生的流产。要知道，怀孕的前12周是胎宝宝成长的关键时期，胎宝宝的器官正在分化生长，如果孕妈妈不加以注意，极易造成流产或畸胎。因此，孕妈妈从孕早期就要做好保胎工作。很多食物都能够帮助孕妈妈达到呵护胎宝宝的目的，如黄豆芽等。

此外，中医食疗同样可以起到保胎的效果。食疗保胎一般分为气血两虚、肾虚、血热三种类型。患有虚证的孕妈妈可饮食滋补，但不宜过食厚味油腻，还要忌食生冷食物；血热的孕妈妈饮食宜清淡，忌食葱、姜、蒜、辣椒等辛辣刺激性食物。

怀孕第11周

逐渐适应孕期生活

孕产大讲堂·第11周

本周孕妈妈变化

孕早期马上就要结束了，孕妈妈的早孕反应开始减弱，逐渐开始适应孕期生活。到了本周，孕妈妈的子宫也随着体内胎宝宝的增长而不断增大，并可在耻骨中线上的下腹部触及。而且，增大的子宫开始压迫孕妈妈的膀胱和直肠，使孕妈妈出现排尿间隔缩短、次数增加及便秘的现象。

此时，有些孕妈妈可能注意到头发、指甲（趾甲）出现了某种变化。一些幸运的孕妈妈发现自己的头发增多了，指甲长快了，当然也有一些孕妈妈会发现头发变少了。

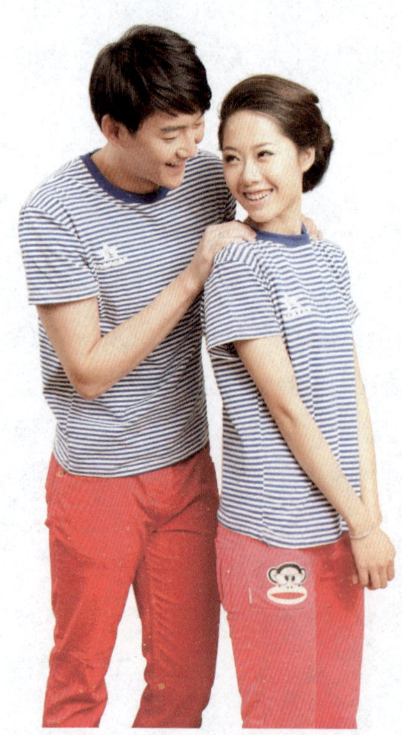

本周胎宝宝变化

本周是胎宝宝生长较为关键的一周，胎宝宝的顶臀长已达到45～63毫米，体重约为14克。

本周已能够清晰地看到胎宝宝脊柱的轮廓，脊神经开始生长。在闭合的眼睑内部，虹膜正开始发育。耳朵的内部结构将在本周发育基本完全。现在胎宝宝的手指甲和绒毛状的头发已经开始出现。所有维持胎宝宝生命的重要器官，如肝脏、肾、肠、大脑以及呼吸器官等完全形成并开始迅速生长。此外，胎宝宝可以在子宫内自由活动，开始能做吸吮、吞咽的动作。

本周注意事项

孕妈妈要食用蛋白质丰富的食品，更要注重矿物质和维生素的摄入。

本周优孕细细读——工作中，注意细节保平安

一直以来，事业与孩子总是已婚女性所面临的艰难选择。现在，有很多的职业女性将家庭、事业进行了合理的安排，做到了怀孕、工作两不误。那么，孕妈妈如何安排好自己的工作与生活，让自己顺利度过孕产期呢？

工作时适当换换姿势

如果孕妈妈从事办公室工作，整天保持一个姿势对着电脑，这时期，一定要多加小心了。且不说孕妈妈与电脑长时间接触对胎宝宝不好。若不注意劳逸结合，就会导致精神过度紧张、身体过于疲劳，也会使胎宝宝生长发育异常或招致流产的可能性增大。

再者，久坐还容易引起脚水肿和静脉曲张。因此，孕妈妈最好工作1小时就站起身来活动活动。

上下班途中的安全问题

想准时上班的孕妈妈最好比别人早一些出门，让自己从容一些，这样不会急匆匆地赶公交车或地铁，还可以避开上班的人流高峰期。下班后，如果不方便提前一些时间离开单位，最好在办公室里逗留一会儿，避开下班高峰期。

选择舒适得体的孕妇职业装

进入孕期后，身在职场的孕妈妈有时还得去拜见客户。这时的孕妈妈腹部已经稍有隆起，有的孕妈妈可能不太想让别人看到自己这个样子，可能会经常穿着一些压迫肚子的紧身衣装。这种做法是不正确的，既容易让孕妈妈的身体感到疲劳，还会影响胎宝宝的发育。

现在，有很多品牌的孕妇职业装，上班族孕妈妈穿上既符合职业身份，又不妨碍工作，还很方便舒适，也不会显得身材臃肿。

优孕专家如是说

切忌疲劳强硬撑

怀孕后，孕妈妈的身体承受着额外的负担，所以孕妈妈会变得特别容易疲倦、嗜睡、头晕、乏力等，这种倦感在孕早期和孕晚期尤为明显。专家建议，孕妈妈想睡就睡，不必做太多事，并尽可能多休息、早睡觉。

孕期营养宝典——蔬菜，孕妈妈的安全营养卫士

蔬菜营养保卫战

蔬菜是我们获得维生素的重要来源。孕妈妈每天至少要吃200~500克的蔬菜才能保证摄入足够的营养。但蔬菜在加工、烹调的过程中，由于方法不当往往会造成大量的营养流失。怎样才能最大限度地保存蔬菜中的维生素呢？

◎**洗菜。**孕妈妈在洗菜时要先洗后切，浸泡时间不超过15分钟。因为蔬菜中有很多维生素是水溶性的，切后再洗或浸泡时间过长，会使它们溶解于水中，造成营养流失。

◎**切菜。**孕妈妈切菜时要切完即炒，忌切好后久置。特别是在高温、阳光直射环境下，维生素A、维生素C会很快被氧化。

◎**炒菜。**炒蔬菜的时间不宜过长。蔬菜中所含的营养成分大都不能耐高温，尤其是芦笋及圆白菜、芹菜和大白菜等有叶蔬菜，炒的时间越长，损失的营养就较多。

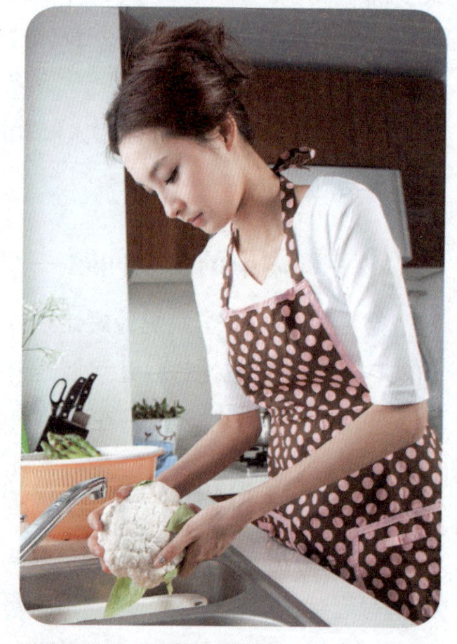

孕妈妈需注意蔬菜要洗后再切，不可切后再洗，以免蔬菜中的营养成分溶解在水中，造成营养流失。

巧除蔬菜中残留的农药

蔬菜喷洒农药之后，部分农药可通过根部吸收，进入到植物体组织中，造成农药部分残留。以下3种方法可以清除蔬菜中的残留农药。

◎**存放。**大多数的农药喷洒后，在一定的天数内，会被植物体内的酶分解，所以买回来的蔬菜，先存放几天，让残余农药有时间被分解掉。但放入冰箱冷藏后便没有此效果，因冰箱内的温度会抑制果菜中酶的活动，无法分解残余农药，因此蔬菜最好放在室内阴凉处。不过此法并不适用于容易腐烂的叶菜类。

◎**浸泡。**淘米水呈碱性，对有机磷农药有显著的解毒作用，可将蔬菜、瓜果放在淘米水中浸泡5~10分钟，再用清水洗净。

◎**削皮。**有些蔬菜，如胡萝卜、黄瓜、西红柿表面有层蜡质，容易吸收农药。因此，对一些能去皮的蔬菜可先削皮，再用清水漂洗。

快乐孕程一点通——孕期抗“痘”小妙招

怀孕时，由于受到激素的影响，孕妈妈的皮肤皮脂腺分泌量有所增加，一些孕妈妈会觉得自己的脸变得油腻腻的，鼻子变大。还有一些孕妈妈的脸上，甚至前胸、后背也会因为毛孔堵塞和细菌感染而出现了恼人的痘痘。孕妈妈不用过分担心此事，可参考以下几点建议轻松祛除小痘痘。

◎**注意饮食。**多吃蔬菜、水果，少吃油炸、高热量、辛辣的食物。此外，怀孕时痘痘长得厉害的孕妈妈，坐月子的时候也不要吃油腻的食物。

◎**注意脸部及全身的清洁卫生。**使用适合自己肤质的洁面乳洗脸。洗脸时，要轻轻按摩患处，使毛孔畅通。

◎**不要挤压青春痘。**以免手上的细菌造成二次感染，否则会留下永久性的疤痕。

可以把你用过或是正在用的保养品和化妆品拿给医生看一下，让医生判断它们是否和你脸上的青春痘有关系。

孕期生活情报站——孕早期需要就医的情况

◎**腹部疼痛。**孕早期出现腹痛，尤其是下腹疼痛，要引起高度的重视。如果是阵发性小腹痛，还伴有见红，很可能是先兆流产；如果是单侧下腹痛，伴有阴道出血和昏厥，很可能是宫外孕。如果出现这两种腹痛现象，要及时去医院治疗，不能采取卧床保胎的措施。

◎**阴道出血。**如果孕妈妈出现少量断断续续的阴道出血，但没有腹痛，可以先卧床休息。如果休息后仍流血不止，就应立即去医院检查胚胎是否良好，是否可以避免流产。

◎**体温升高。**孕期发热是常见的致畸因素。温度越高，持续时间越久，致畸性就越强。因此，孕早期一定要注意天气冷暖的变化。另外，高温作业、热盆浴等也是造成体温升高的因素，这些行为均不适宜孕早期的女性。

◎**严重呕吐。**孕早期呕吐属于正常的早孕反应，但如果长时间出现恶心、呕吐、不能进食、明显消瘦，就要列入严重呕吐的行列了。严重呕吐会影响孕期的营养吸收，而长时间不进食会引起孕妈妈血压下降，相对也会影响到胎宝宝的健康，就要去医院明确呕吐的原因。

快乐“孕”动操
——缓解孕期抽筋的保健操

【具体步骤】

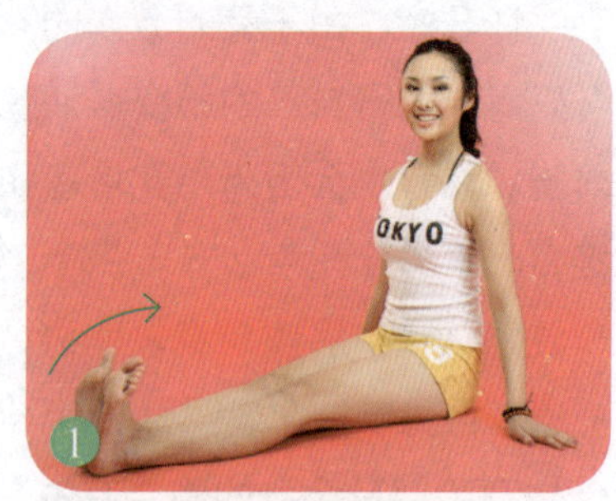

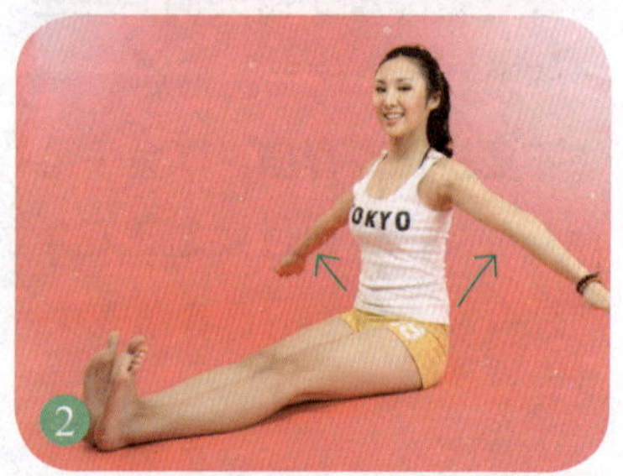

❶ 坐位，双腿伸直，脚趾向上，膝盖尽量下压并拉伸脚跟，使双脚尽量向上翘起（图1）。

❷ 手臂向身体两侧打开，与身体呈45°，手指并拢并用力伸直，胸骨向上抬起并放松肩部肌肉（图2）。

❸ 保持这个姿势，做深呼吸，停留10～15秒，然后左右摇晃双腿进行放松（图3、图4）。如果感到累了，也可以将双手托在地上。

【注意事项】

如果孕妈妈在硬质的地板上做保健操，最好加上1个防滑的垫子，这样可以减少久坐对尾骨产生的伤害。另外，患有脚踝松软症或者有脚踝扭伤的孕妈妈，不要进行这项保健操的练习，以免加重脚踝的伤害。

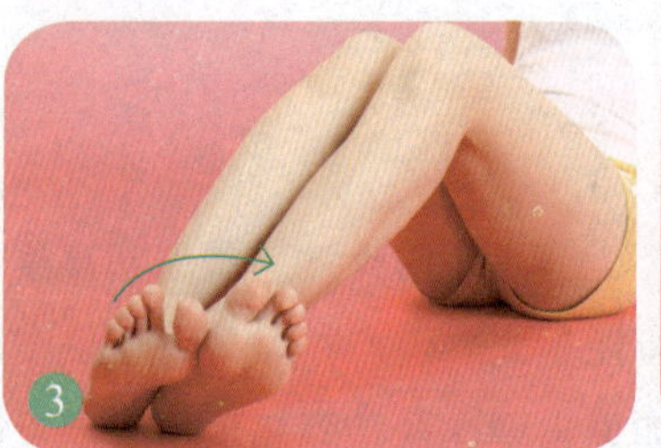

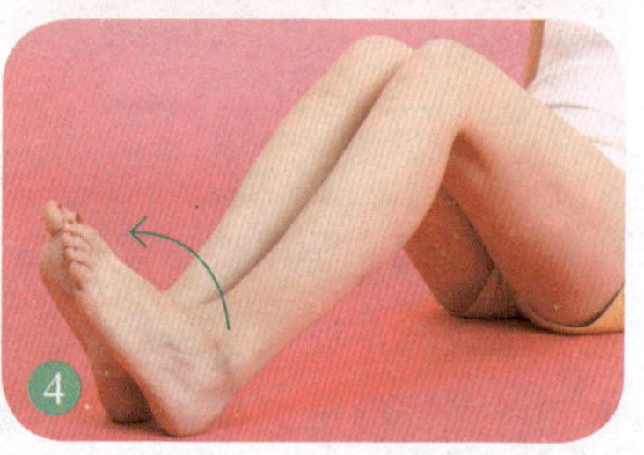

【保健功效】

这项保健操可以有效锻炼孕妈妈的腿部肌肉，增强其腿部的力量。对于孕早期腿部容易抽筋的孕妈妈来说，此保健操可以起到很好的缓解作用。

优孕专家如是说

当心“嗜睡并发症”

孕妈妈嗜睡，是孕早期的一大特征。若除嗜睡外，孕妈妈还表现出其他并发症状就应引起重视。比如严重呕吐、腹泻；反应迟钝、躁动、惊厥；呼吸加快，呼吸困难；剧烈咳嗽，有脓痰、胸痛；原有基础疾病明显加重或持续3天以上高热等。这可能是感染流感所致，应及时治疗，并在治疗时及时检查胎宝宝的健康状况。

准爸爸爱妻大行动——多多关爱妻子

怀孕3个月了，孕妈妈的早孕反应开始有所减弱，胃口也发生了很大的变化，此时的准爸爸可不要放松警惕，还要注意以下几点。

◎准爸爸要妥善安排好妻子的饮食，培养其良好的饮食习惯，均衡摄入营养，为腹中胎宝宝的健康打好基础。

◎晚饭后，准爸爸最好陪妻子出去散散步。可以在小区附近逛一逛，准爸爸一边和妻子聊聊家常，一边和胎宝宝说说话，让妻子时刻保持好心情。

◎准爸爸要时刻提醒妻子作息时间要有规律，养成良好的生活习惯。

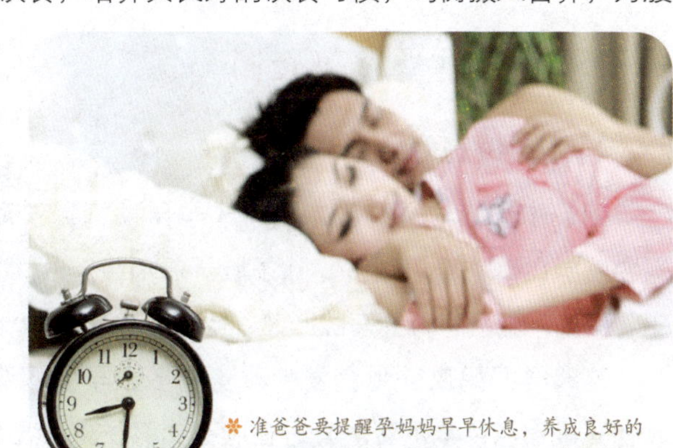

准爸爸要提醒孕妈妈早早休息，养成良好的生活习惯，为孕育健康的宝宝调整好身体。

幸福妈妈经验谈

不要总是担心怀孕失败

我现在已经怀孕11周了，但最近总是担心怀孕失败，因为我有过两次胎停育的经历，害怕这次跟前两次一样。于是我又买来试纸，又测了一遍，发现那条红杠杠没有前几次那么明显了，再加上我总觉得自己肚子没什么变化，也没什么早孕反应，心里更担心了，于是立即到医院进行检查。

经医生检查后，得知宝宝非常健康，我这才放下心来。经过医生的详细解释，终于了解了自己的情况，其实并不是所有的孕妈妈的早孕反应都很强烈，也有些孕妈妈基本上没什么反应，情况因人而异，自己没必要因为没有出现早孕反应而担心不已。

医生建议我特别注意自己的情绪。因为孕妈妈的情绪对胎宝宝的发育有很大影响，因此要学会放松自己，给自己和胎宝宝一个愉快的心情。

——Mary

怀孕第12周

围产档案建档细节

孕产大讲堂·第12周

本周孕妈妈变化

到了本周，孕妈妈基本摆脱了孕早期情绪波动大和身体不适的困扰。孕妈妈会感觉比以前舒服很多。除了肚子逐渐隆起外，身体其他部位也有了明显的改变。例如，乳房有时会有酸胀感；腿粗了，身体也比以前胖了。

这时孕妈妈皮肤也会发生改变。多数孕妈妈腹正中线皮肤颜色显著加深，或者有黑褐色色素沉着。有时在脸上、脖子上会出现大小不一、形态多样的褐色斑，这就是通常所说的妊娠斑。不过孕妈妈们不必担心，这些妊娠斑在宝宝出生后会逐渐减轻或消失。

本周胎宝宝变化

现在胎宝宝的顶臀长大约为61毫米，体重为15～19克。胎宝宝的手指和脚趾已经完全分开，一部分骨骼开始变得坚硬，并出现关节雏形。这时，胎宝宝在妈妈的肚子里时而踢腿，时而伸腰，好像在跳舞一样。

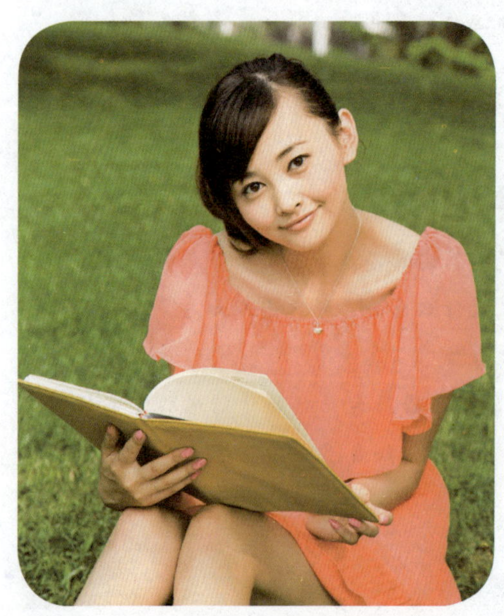

胎宝宝此时已初具人形了。大脑体积越来越大，占整个身体的一半左右。在本周胎宝宝维持生命运行的器官已经开始工作，如肝脏开始分泌胆汁，肾脏分泌尿液到膀胱等。

本周注意事项

注意不要跌倒或是受伤，在控制好体重的同时还要保证钙和铁的摄入量。

本周优孕细细读——围产档案建档详解

本周，孕妈妈需着手到医院去建立围产档案了。围产档案即是一个属于孕妈妈的孕期手册，里面记录了你的产检时间、产检项目等情况。而每个医院的围产档案建立流程和要求都有所不同，应具体按照每个医院的要求来进行。下面以北京市某专业妇产医院为例，说明建档流程及相关检查。

1 办理实名就诊卡

带上本人社保卡、身份证和现金，提前一天到妇产医院产前筛查科大厅办理实名就诊卡。

2 挂号、购买档案袋

由于来医院检查的人较多，建议早点儿排队挂号。挂号后持挂号单在产前筛查科大厅购买档案袋（2元左右）。

3 填写调查表、基本检查

持挂号单、档案袋、实名就诊卡、《母子健康档案》到产前筛查科前台，跟护士说明要建立围产档案，护士会交给你一张《孕妇基本情况调查表》，按照提供的样表填写。

可以在产前筛查科大厅自己测量身高、体重、血压，并填入表格中。

4 排队就诊

填好表格后，到候诊区等待叫号就诊。就诊时，医生会先询问基本情况，然后听孕妈妈的心率、胎心，开具B超单、心电图申请单。

5 交费、做B超、心电图

持医生开具的B超单、心电图申请单到收费处刷卡交费，然后拿收费单和申请单做B超、心电图（建议让丈夫帮忙在B超室外排队，自己先去做心电图）。

6 医生检查B超、心电图结果

孕妈妈持B超报告单、心电图报告单回到就诊医生处，医生会根据B超、心电图的结果开具验血、验尿、验白带单。

7 交费、各项检验

持医生开具的各种单子到交费处刷卡交费，然后到相关科室进行检验（建议先让丈夫到抽血室排队，自己先找就诊医生取白带，把白带样品交到验尿室时验尿，再到抽血室抽血）。

8 打印检查结果

在产前筛查科大厅自助打印机处打印各种检查结果，然后将其拿给医生，让医生看结果，医生会根据各项检查结果提出相关的建议或开药，并说明下次产检的时间。

孕期营养宝典

——注重维生素A的补充

维生素A又名视黄醇，主要存在于海产鱼类和动物肝脏中。维生素A是人体必需又无法自行合成的溶脂性维生素，是保持皮肤健康、细胞生长以及再生所必需的物质。整个孕期内，母体和胎宝宝都需要大量的维生素A，但不可过量摄入。

缺乏维生素A有哪些危害

如果维生素A供应不足，孕妈妈的身体细胞免疫功能就会降低，适量补充维生素A能改善铁的营养状况、增强身体的抵抗力。对于胎宝宝来说，发育的整个过程都需要维生素A。维生素A尤其能保证胎宝宝皮肤、胃肠道和肺部的健康。怀孕前3个月，胎宝宝自己还不能储存维生素A，因此孕妈妈一定要供应充足。如果孕妈妈缺乏维生素A，会导致胎宝宝发育不全或胎宝宝生长迟缓。严重缺乏时，还可引起胎宝宝生理缺陷，如中枢神经、眼、耳、心血管、泌尿生殖系统等异常。

不可过量补充，适可而止

如果维生素A摄入过量，有引起胎宝宝畸形和影响其正常发育的可能，若长期摄入过量的维生素A可引起维生素A过多症或中毒。孕妈妈的维生素A每日摄入量是有讲究的，我国推荐孕妈妈每日膳食中维生素A量为1000微克。

这些食物含有丰富的维生素A

维生素A最好的食物来源是各种动物肝脏、鱼肝油、鱼子、牛奶、奶油、禽蛋等。植物性食物中存在的胡萝卜素在体内也能转化成为维生素A。胡萝卜素的最好来源是黄绿色蔬菜，如：胡萝卜、油菜、菠菜、豌豆苗、辣椒，以及芒果等水果。

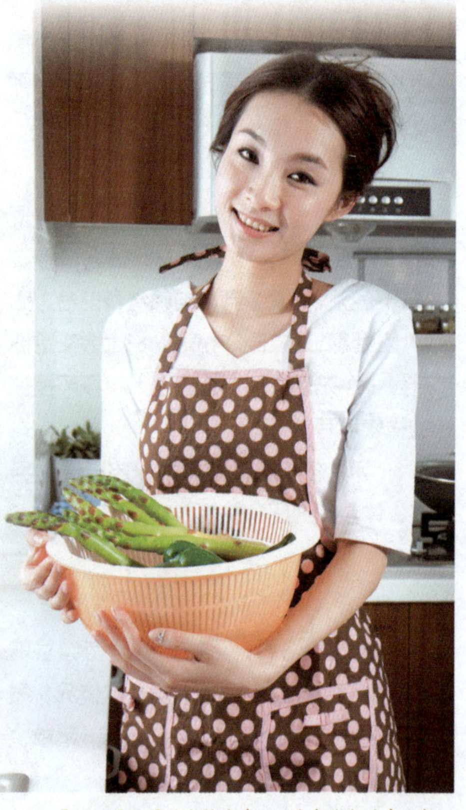

孕妈妈要适量补充维生素A，过多过少对身体都不利。提倡利用从食物进行补充维生素A。

快乐孕程一点通
——吃出胎宝宝的好视力

胎宝宝的好视力和孕妈妈的饮食有着很重要的关联。所以，对胎宝宝视力有好处的食物，孕妈妈千万不要错过哦！

多吃含胡萝卜素的食物

多吃含胡萝卜素的食物可以预防孕妈妈B族维生素、维生素A、维生素E的缺乏。尤其是早孕反应较强，持续时间过长的孕妈妈，一定要注意胡萝卜素的补充，可适量食用胡萝卜、西蓝花、甘薯等食物。

多食用鱼类

鱼类中含有一种构成神经膜的脂肪酸，其与视神经的发育有密切的关系，能帮助胎宝宝视力健全发育。因此，孕妈妈每周至少吃一次鱼，最好是买鲜鱼回来自己进行烹饪。不建议孕妈妈食用鱼罐头，因为罐头食品中大多含有亚硝酸盐。

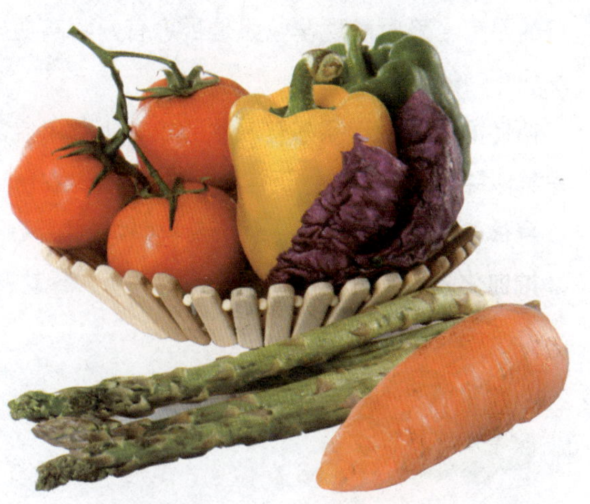

孕妈妈适量食用胡萝卜等食物，对胎宝宝视力有好处。

枸杞子也是眼睛的营养品

很多人都忽视了枸杞子对视力的重要作用。在这里，要特别向孕妈妈们推荐一下枸杞子。枸杞子含有丰富的胡萝卜素、维生素A、维生素B_1、维生素B_2、维生素C及钙、铁等微量元素，具有清肝明目的作用，对眼睛十分有益。建议孕妈妈适量食用。

优孕专家如是说

这4种鱼不要吃

美国食品和药物管理局提醒孕妈妈，要避免食用鲨鱼、旗鱼、方头鱼和鲭鱼，因为这4种鱼的汞含量过多，汞进入孕妈妈体内后，可以破坏胎宝宝的中枢神经系统，影响胎宝宝的大脑发育，造成胎宝宝认知能力低下。

准爸爸爱妻大行动——陪妻子去做第2次产检

相同，准爸爸不要忘记要带着妻子去做第2次产检。第2次产检除了常规的每月一次的血常规、尿常规检查之外，还有超声波检查和预约唐氏筛查检查。其检查项目主要包括：

◎ **超声波检查**。超声波检查是利用超声波的物理性和人体组织结构的声学特点结合起来的一种物理检查方法。它可以判定胎宝宝的实际周龄及发育状况。此外，通过颈部皮肤透明层（NT）还可排查先天愚型。

◎ **血压和体重**。从第1次产检开始，孕妈妈每次都要检查血压和体重。监测血压的目的是为了及时发现孕妈妈是否患有妊娠高血压综合征。孕期的体重监测是为了发现隐性的水肿现象。

◎ **听胎心**。医生运用多普勒胎心仪来听胎宝宝的心跳。正常的胎心呈双音，听上去类似钟表的滴答声，正常值为120～160次/分。

◎ **身体各部位检查**。医生会检查孕妈妈的甲状腺、乳房、骨盆腔做检查。

◎ **抽血化验**。化验孕妈妈的血型、肝功、肾功及梅毒、乙肝、艾滋病等。

幸福妈妈经验谈

我的时尚网络生活

因为怀孕，我暂时离开了公司，在家静静养胎。但是由于每天闲得无聊，习惯了网络生活的我怎能一下子割舍网络呢！于是我萌发了开网店的想法，在征得了老公的同意以后，我就开始了当“掌柜”的孕期生活。

经过老公和身边朋友的出谋划策，我先当买家，从网络购物开始体验网店的业务，然后再当卖家。在进货的时候考虑到自己和身边朋友的需求，慢慢扩大我的经营范围。而且，我还在熟悉的孕妈妈论坛上销售我的产品，良好的信誉帮助我赢得了不少的客户。

但是，孕妈妈需要注意的是，开网店要量力而行，不要给自己太大压力，不要让自己过于劳累，也不要因此而经常泡在网上，使胎宝宝遭受辐射威胁。

——时尚孕妈Amy

孕早期推荐菜谱

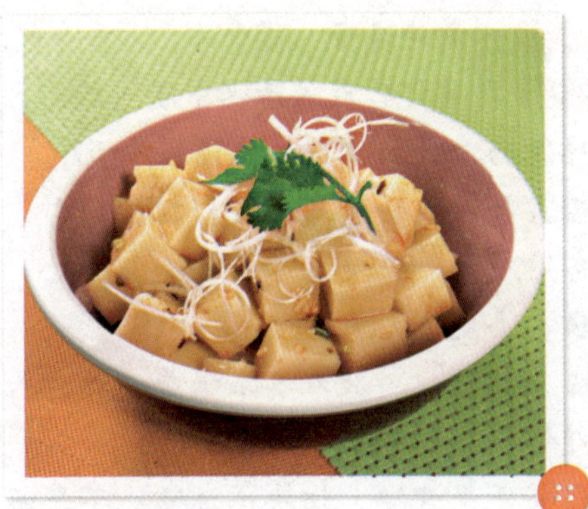

拌米豆腐

材料 米豆腐300克，葱白、蒜、香菜叶各适量。

调料 红油20克，盐少许。

做法 ①将米豆腐用清水冲净，然后切成大小均匀的四方小块；葱白洗净，切成丝；蒜剥皮，切成蓉。

②锅中加入清水烧沸，待水凉后下入米豆腐块浸泡片刻，然后装入碗中。

③在装有米豆腐块的碗中放入红油、葱丝、蒜蓉以及盐，搅拌均匀，撒上香菜叶即可。

健康小贴士 米豆腐含有多种维生素，能预防和缓解便秘。有助于排毒，滋养皮肤，养颜美容，适合孕妈妈食用。

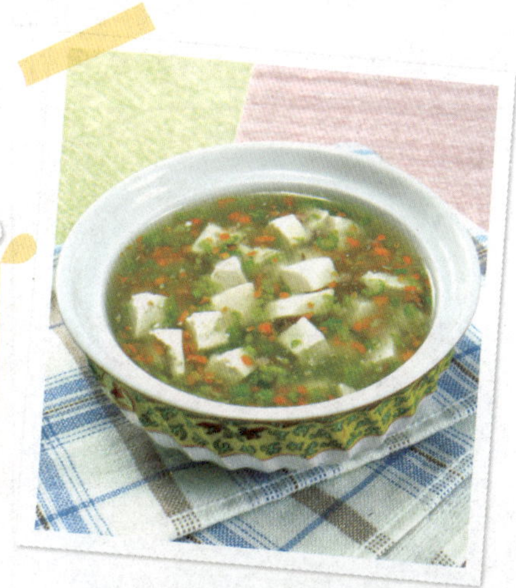

芹菜豆腐羹

材料 芹菜150克，嫩豆腐半盒，胡萝卜、素火腿各20克。

调料 素高汤、盐、香油、水淀粉各适量。

做法 ①嫩豆腐切块；胡萝卜去皮，切末；素火腿切末；芹菜洗净，汆烫后冲凉，切碎末，备用。

②锅中倒油烧热，加入素火腿末、素高汤、嫩豆腐块、胡萝卜末、盐及水煮滚，最后加入芹菜末，以水淀粉勾芡，淋香油。

健康小贴士 从芹菜叶中分离出的一种碱性成分，有利于人体安定情绪，消除烦躁。孕早期的孕妈妈比较容易烦躁，所以此菜适宜孕早期的孕妈妈食用。吃芹菜时只吃茎不吃叶的吃法不科学，因为芹菜叶的营养成分远远高于芹菜茎。

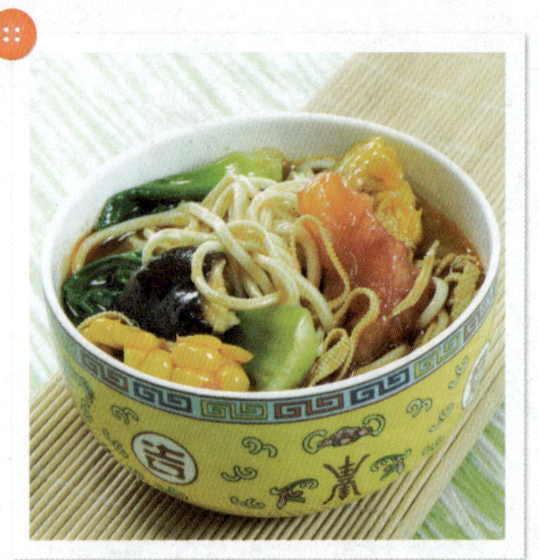

红烧素香面

材料 面条200克，干香菇、西红柿、玉米、豆皮丝、小白菜各适量。

调料 酱油各3大匙，素高汤、香油各适量。

做法 ❶干香菇泡水，去蒂；西红柿、玉米洗净，切块。

❷锅中倒油烧热，放入调料煮开，加入小白菜外的所有蔬菜、豆皮丝，小火烧成汤料备用。

❸将面条放入滚水中煮熟，加入小白菜烫熟，盛起，淋上汤料即可。

健康小贴士 香菇为“山珍”之一。其具有高蛋白、低脂肪、富含多种氨基酸和多种维生素的营养特点，孕妈妈可适量食用。

苹果虾仁

材料 虾仁300克，苹果1个，姜少许，鸡蛋1个（取蛋清）。

调料 水淀粉适量，盐少许。

做法 ❶将虾仁放入清水中浸泡后，去掉泥肠，放入少许盐腌渍一会儿，然后再加入鸡蛋清与水淀粉搅拌均匀，备用。

❷姜去皮，洗净，切末。

❸油锅烧热，放入姜末爆香，再放入虾仁炒至七分熟，捞起，备用。

❹将苹果洗净，切块（注意：苹果不要先切好，以免放置过久引起苹果块表面氧化），放入锅中，先用水淀粉勾芡，再倒入虾仁，炒到入味即可。

健康小贴士 虾肉质松软，易于消化，能够增强人体的免疫力，是公认的营养食物。此外，虾含有丰富的钙、锌等微量元素，孕妈妈适量多吃一些虾或虾皮，能够促进胎宝宝的脑部和骨骼发育。

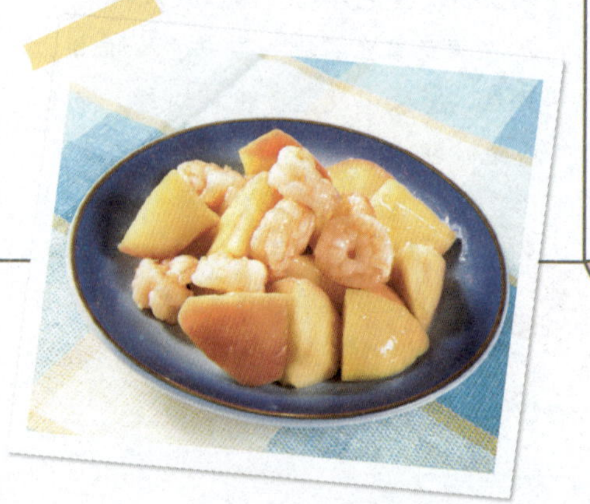

Part 3

孕中期16周

从现在起，孕妈妈就开始安全步入孕中期了。你已经熬过了最艰难的3个月，终于可以摆脱早孕反应的困扰了。在感慨时间飞逝的同时，也迎来了孕期生活中最舒适的时光，开始食欲大增。但随着腹中胎宝宝一天天的长大，孕妈妈可能会出现小腿抽筋、便秘等症状，相信你会勇敢地面对。

怀孕第13周

能够听到胎宝宝的心跳了

孕产大讲堂·第13周

本周孕妈妈变化

孕妈妈从这一周开始就进入孕中期阶段了。本周孕妈妈的子宫继续增大，在腹部的最低部位，脐下约10厘米处能感觉到子宫的上缘。充满骨盆的子宫开始不断向上生长，孕妈妈可能会感觉到它好像是一个软软的、光滑的球慢慢进入到腹腔。

此时，孕妈妈的皮肤偶尔会有瘙痒的症状出现。再者，孕妈妈的腹部开始隆起，腰部变得更粗了，身体开始发胖，平时的衣服已经不再合身了。这时，孕妈妈需要穿上专用的孕妇装了。

本周胎宝宝变化

本周，胎宝宝的顶臀长增至65～75毫米，体重增至20克。胎宝宝的神经细胞增长得很快，神经网络日渐完善。五官更加接近人形，双眼已向脸部的中央更靠近，嘴唇能够张合。脖颈已经发育得足以支撑硕大的头部。胎宝宝最初的骨骼结构已经开始出现，甚至肋骨已经能够分辨出来。

在本周，胎宝宝的手指上已经出现独一无二的指纹。胎宝宝的皮肤上覆盖着一层细细的绒毛，全身看上去就像披着一层薄绒毯。下颌骨、面颊骨、鼻梁骨等开始形成，耳郭伸出；脊柱、肝、肾都已“进入角色”。

本周注意事项

孕妈妈虽进入安全期，但仍需小心，现在是胎盘形成的重要时期，需保持身心平静，避免久站，以免动了胎气。

孕期营养宝典——孕妈妈必吃的4种食物

深海鱼——DHA的最佳来源

DHA是一种天然的多元不饱和脂肪酸，可以优化胎宝宝大脑锥体细胞膜磷脂的构成成分，对胎宝宝的大脑和视网膜的神经细胞有很重要的作用。怀孕期间，孕妈妈体内的DHA会有所下降。据近几年来的临床研究发现，从动物食物中获取的DHA是孕妈妈补充的最佳途径。

深海鱼类脂肪中的DHA的含量是最高的，其中包括金枪鱼、三文鱼、黑鱼、罗非鱼、小黄花鱼等。因此，建议孕妈妈每周能够食用1次深海鱼，以保证胎宝宝DHA的补给。

海带——孕妈妈的保健大使

海带中含有碘、钙、磷、硒等多种人体所必需的微量元素，其中钙含量比牛奶还高，磷的含量比所有的蔬菜都高，还含有丰富的胡萝卜素、维生素B_1等，有改善肥胖、妊娠期高血压综合征、妊娠期水肿等作用，故有“孕妈妈保健大使”之称。怀孕期间，孕妈妈缺碘会使体内的甲状腺素合成受到影响。胎宝宝不能获得必需的甲状腺素，会导致脑发育不良，智商低，即使在出生后补充足够的碘，也难以纠正先天造成的智力低下。

海参——可调理脾胃

中医认为，脾、胃是脏腑气化升降的枢纽，气血生化之源，所以孕妈妈对脾胃的保养十分重要。

海参风味高雅，是久负盛名的佳肴，是海味“八珍”之一，与燕窝、鲍鱼、鱼翅齐名，在餐桌上往往扮演着“压轴”的角色。海参中含有的海参素能有效抑制多种霉菌及人类癌细胞的生长和转移。食用海参可以改善孕期内再生障碍性贫血，妊娠糖尿病、胃溃疡等症状。

山药——补虚佳品

山药中含有丰富的黏蛋白、淀粉酶、游离氨基酸等物质，具有滋补作用，自古以来就被视为物美价廉的补虚佳品，也是病后康复食补的最佳食品，适宜孕妈妈食用。

快乐“孕”动操

——腿部肌肉锻炼

叉开腿坐运动

【具体步骤】

❶ 平坐床上，两膝分开（图1）。

❷ 两小腿一左一右平行交接。这样可以锻炼腹股沟的肌肉和关节韧带的张力，以防孕早、中期由于子宫的压力而产生的痉挛。每天试做一次，时间可以由5分钟逐渐增加到30分钟（图2）。

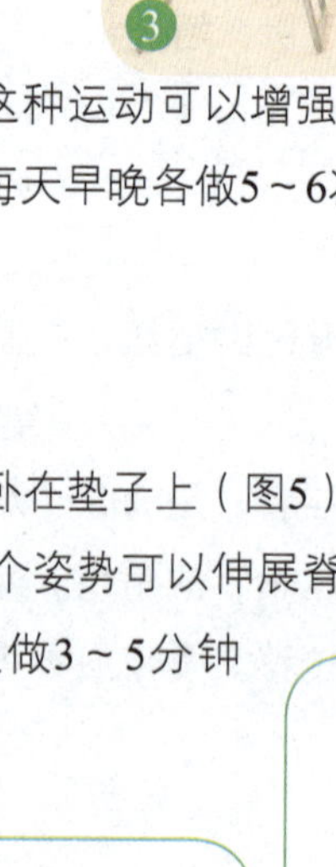

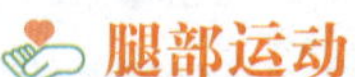

腿部运动

【具体步骤】

❶ 站在椅子后面，以手轻扶椅背（图3）。

❷ 双腿交替作360°旋转。这种运动可以增强骨盆肌肉的力量和会阴部肌肉的弹性，以利于消除腿部水肿，每天早晚各做5～6次（图4）。

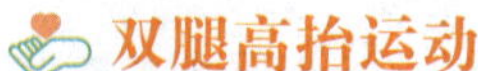

双腿高抬运动

【具体步骤】

❶ 地上铺好软垫，孕妈妈仰卧在垫子上（图5）。

❷ 双腿高抬，脚抵住墙。这个姿势可以伸展脊椎骨和臀部肌肉，并促进下肢血液循环。每天可做几次，每次做3～5分钟（图6）。

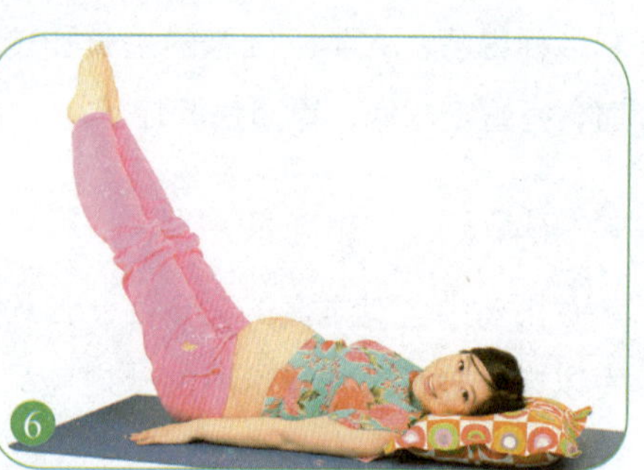

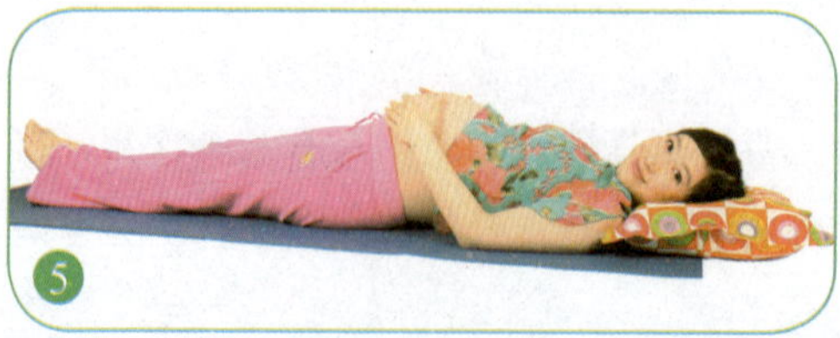

孕期生活情报站
——孕妈妈看电视的注意事项

由于电视机的广泛普及，可以让人们欣赏到很多精彩的电视节目。但是，电视机在工作的时候，所产生的射线和电磁辐射，是否会对孕妈妈和胎宝宝的健康产生影响呢?

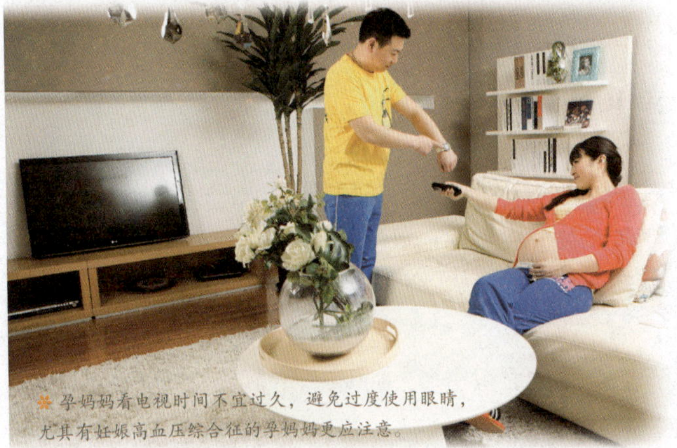
孕妈妈看电视时间不宜过久，避免过度使用眼睛，尤其有妊娠高血压综合征的孕妈妈更应注意。

根据国际有关规定，电视机的安全标准为电离辐射不超过0.5毫伦姆。我国有关部门对进口和国产电视进行检测发现，电视机电离辐射远远低于0.5毫伦姆，说明人体不会受到电视机射线的危害。有人对长期在电视机前工作的人群做过调查，发现他们的健康状况比一般人差，而孕妈妈属于特殊的人群，所以更要加以防范才对。因此，孕妈妈在看电视时要注意以下几点。

◎ **缩短时间。**孕妈妈连续看电视的时间不要超过2小时，以免眼睛过度疲劳。再者，长时间坐着不活动，会使腿部血液流通不畅，加重腿肿。患有妊娠期高血压综合征的孕妈妈更不能长时间看电视。

◎ **保持距离。**看电视时要距离电视机2米以上，且要保持室内空气流通，以降低电视机电磁波辐射的影响。

◎ **不看影响情绪的节目。**孕妈妈忌看恐怖、紧张、悲剧性的电视节目，这些节目会影响孕妈妈的情绪，从而使胎宝宝出现不安。

◎ **看电视不宜太晚。**孕妈妈晚上看电视不要看得太晚，要保证充足的睡眠，尽量在晚上10点左右时上床睡觉。

◎ **不要吃过饭就看电视。**饭后食物需要消化，看电视需要用脑，这样势必使人体内供给胃肠的血液相对减少，影响正常的消化、吸收功能，也不利于胎宝宝生长。

◎ **音量不宜过大。**电视机的音量过大会对胎宝宝造成伤害。

◎ **经常清理电视机。**电视机产生的正离子可以吸附空气中带负电的尘埃和微生物，因此要经常给家里的电视机做清洁，避免这些微生物和尘埃吸附到孕妈妈的皮肤上。每次看完电视后，孕妈妈不要忘记洗脸。

怀孕第14周

做个漂亮的孕妈妈

孕产大讲堂·第14周

本周孕妈妈变化

到了本周，孕妈妈的早孕反应有所减轻，胃酸开始代替恶心。孕妈妈阴道的分泌物开始增多。现在，孕妈妈的腹部继续隆起，体重也在持续增加，孕妈妈的身体越发丰满。

不但乳房逐渐增大，而且乳晕的面积在加大的同时，颜色也变得更深，乳头周围还会凸出一些小点点。有些孕妈妈的乳头会分泌出一些淡黄色或浅白透明的“初乳”。

本周胎宝宝变化

到了第14周，胎宝宝看上去已有了人的模样，身体也长到了75~100毫米，体重也增加到28克左右。胎宝宝在这个时候的生长速度是很快的。比起以前，胎宝宝的脖颈伸长了，小下巴终于能够抬起来了，不再一直靠在胸前。面颊和鼻梁也凸显出了轮廓，耳朵开始向前移动至头部两侧的上方。

同时，胎宝宝的外生殖器发育得更加明显，已经可以很容易地分辨出胎宝宝的性别了。

另外，本周的胎宝宝在妈妈的肚子里已经可以做很多事情了，如皱眉、做鬼脸、斜着眼睛看等。

本周注意事项

本周要预防体重增长过快，还需进行有规律的运动。注意，要开始挑选专用合适的孕妇装了，并需要进行唐氏综合征产前筛选检查。

本周优孕细细读

——孕妇装让孕妈妈“潮”起来

天然面料为首选

选择天然面料是购买孕妇装必须要遵循的首要原则，因为孕妈妈在怀孕期间皮肤会变得非常敏感，而且容易出汗，如果长时间接触纤维面料，很容易引起皮肤过敏。如果孕妈妈的皮肤出现问题，也会影响到腹中胎宝宝的健康。

可根据季节来选择不同面料的孕妇装。春秋两季孕妈妈宜选择平纹织绒织物、毛织物及针织品；夏季可选择棉、麻的孕妇装，当然，以全棉材料的为最佳；冬季则可以选择呢绒或带有蓬松性天然面料的孕妇装。

现在市场上又出现了一种全新材料的孕妇装供孕妈妈选择。如植物纤维经过加工而成的材料，穿起来又暖和又舒适，不会刺激到孕妈妈的皮肤。

孕妇装款式的选择

大多数的孕妈妈现在仍在职场，因此仅仅是宽松肥大的衣服已经不能满足孕妈妈的需求了。孕妇装除了宽大舒适外，花色和款式也是非常重要的。其中休闲装多为宽松的裙装、背带裤等。而职业装则讲究简洁合体，基本款式有容易搭配的单色上衣、衬衫或是裤装，还有背心裙、变化多端的短洋装，让你在孕期仍可以做个时尚的孕妈妈。

不管是休闲孕妇装还是职业孕妇装，还是要以舒适为主，以不妨碍胎宝宝的生长发育为前提，同时可以结合个人的喜好选择衣服的颜色与款式。最好选择一些赏心悦目色彩柔和的衣服，如米白色、浅灰色等。

不同时期的服装选择

在孕早期，除非是腹部隆起特别明显，或是普通衣服已经穿不进去的孕妈妈需要选择孕妇装，其他的孕妈妈只需要穿着一些轻便、透气性较好的衣服即可。而到了孕中期，孕妈妈的腹部隆起，胸围和腰围都有所增加，这时候穿孕妇装最为合适。

孕妈妈都希望自己买回来的孕妇装可以穿上一阵子，而不是没穿多久就不合身了。所以孕妈妈在选择孕妇装的时候一定要未雨绸缪，为即将增长的腹部预留出空间。另外，孕妈妈需注意的是，孕妇装可以穿到宝宝出生以后，直到你恢复体型，所以孕妈妈可以选择能够收缩腰带和脱卸方便的孕妇装。

孕期营养宝典
——孕妈妈如何吃出好肤色

在这个特殊时期，孕妈妈不仅要吃出营养，还要让自己吃出好的肤色。在防止疾病侵扰，保障胎宝宝和自己健康的同时，更不能忘记保持自己的形象。健康是吃出来的，好的肤色同样也需要孕妈妈进行饮食调理。

多吃富含优质蛋白的食物

富含动物性蛋白质的食物，如蛋、牛奶、肉、鱼类等；富含植物性蛋白质的食物，如豆浆、豆腐等豆制品。无论哪种蛋白质都要均衡，孕妈妈一定要适量食用，优质蛋白质能够和某些感染因子发生反应，杀灭病原菌并将其排出体外，使孕妈妈增强免疫力的同时，也拥有好肤色。

多吃富含维生素的食物

维生素C具有增强免疫力的作用，同时还可以促进铁的吸收，改善肤色。维生素A可以帮助细胞分化，是胎宝宝眼睛、皮肤、牙齿、黏膜发育必不可少的成分。营养师建议，孕妈妈平日要均衡摄取含维生素A的食物，可平滑肌肤，预防皮肤干燥。

多吃抗氧化作用强的食物

红色、黄色、绿色、蓝紫色和黑色的新鲜蔬菜及水果抗氧化性较强，孕妈妈适量食用可提高免疫力，改善肤色。西红柿、草莓、西瓜、南瓜、紫甘蓝、葡萄等，都是强“抗氧化剂”，孕妈妈千万别错过。

孕期生活情报站
——加湿器对胎宝宝是否有影响

由于北方在冬季屋子里有暖气，所以会感到非常干燥，许多家庭都会购买加湿器来增加室内的湿度。那么，孕妈妈能使用加湿器吗？大多数孕妈妈对此感到很困惑。从理论上讲，加湿器对胎宝宝不会造成不良影响。但为了安全起见，建议把加湿器放在稍远的位置，如果放在卧室中，建议离床2米以外。

此外，冬季使用加湿器要注意适时开窗通风，同时也要保持室内清洁卫生。最后，加湿器要定期清洁，以免其内部滋生致病细菌。

优孕指南对对碰
——进行唐氏综合征筛查

唐氏综合征产前筛选检查即唐氏筛查。做此项检查的目的是通过化验孕妈妈血液来判断胎宝宝患有唐氏综合征的危险程度，如果唐氏筛查的结果显示胎宝宝患有唐氏综合征的危险性较高，就要进一步采取羊膜穿刺检查或是绒毛检查来进行确诊。

为什么要进行唐氏筛查

唐氏综合征是染色体异常的结果，是孕妈妈第21号染色体由正常的2条变成了3条而引起的。而且患有唐氏综合征胎宝宝的孕妈妈在早期还可能出现先兆流产或胎死腹中，分娩时也有可能出现新生儿窒息或死亡，即使存活下来，唐氏患儿也会有严重的智力障碍，生活不能自理，并伴有复杂的心血管疾病，需要家人的长期照顾，会给家庭造成极大的精神及经济负担。

由于环境的日益破坏以及遗传因素的影响，加之孕妈妈紧张或焦虑等精神状态，都有可能导致基因突变，从而生出各种带有缺陷的宝宝。调查显示，目前，我国每年有80～120万残疾儿童出生，占每年出生人口数的4%～6%，而唐氏筛查可以防止65%～90%唐氏综合征患儿的出生。所以，此项检查是非常重要的。

唐氏筛查的特点

◎**时间早。**孕14周就可以进行了。

◎**简捷。**只要抽取孕妈妈2毫升静脉血即可检查。

◎**无创伤。**对孕妈妈和胎宝宝都没有影响。

北京市xx医院妇产科唐筛报告

送检物：血　孕周：14周+8天　体重：54千克　□吸烟　根/日　□糖尿病

姓　名：×××

年　龄：28　种族：　□双胎　□IVF　NT/5毫米　联系电话：

病历号：xx

送检医师：xx　HCG28.54IU/毫升　AFP33.2IU/毫升　危险度1：2081

取血时间：x年x月x日　结果：唐氏低危

怀孕第15周

逐渐远离流产困扰

孕产大讲堂·第15周

本周孕妈妈变化

这一周，孕妈妈的腹部已经初具“规模”了，子宫已经有一个初生婴儿的头大小，子宫底部上升到肚脐下4横指的位置。子宫渐渐变大会引起孕妈妈经常性的腰酸背痛。

孕妈妈体重继续增加，原来的衣裤基本都穿不上了。随着早孕反应的消失，孕妈妈多半会感觉轻松了，日常生活基本恢复了往日的样子。

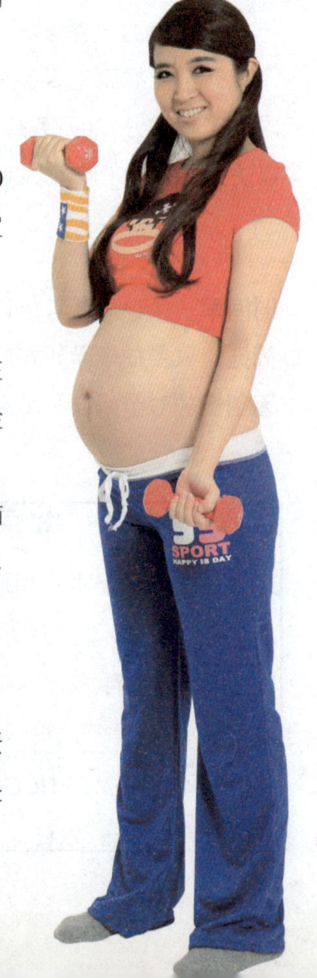

本周胎宝宝变化

胎宝宝的生长速度远远超过了前几周，体重约为50克。宝宝的手腕和肘关节的活动变得更加灵活。胎宝宝的小手有时会握成拳头。

现在胎宝宝的皮肤上覆盖了一层柔软纤细的胎毛，胎毛依照皮肤的纹理分布，其作用是辅助调节体温，在胎宝宝出生后会慢慢消失。此外，眉毛也从胎宝宝的脸上长出，头发还在继续生长。

胎宝宝耳内的小骨头也开始逐渐变硬，但由于大脑的听觉中枢尚未发育，所以他还听不到声音。不过他已经产生了一些面部表情，比如皱眉或做鬼脸。

本周注意事项

为了使胎宝宝发育良好，必须摄入充分的营养，蛋白质、钙、铁等摄入也要均衡，不能偏食，可多食些坚果类食物。

本周优孕细细读
——孕期需要注意的3大消化系统问题

便秘

/ 导致孕期便秘的原因 /

造成孕妈妈便秘的原因，除了由于子宫受到胎宝宝发育的增大而压迫直肠，影响直肠蠕动，出现便秘外，孕期不运动也是一个很重要的原因。运动减少，会使粪便在肠道内积存过久，难以排出，从而导致便秘。

/ 2招让你远离便秘痛苦 /

◎ **定时上厕所。**培养定时上厕所的习惯，即使没有排便的欲望，也要在固定时间上厕所，培养便意。

◎ **少吃辛辣刺激性食物。**即使怀孕后口味变重，也不要食用辛辣燥热性的食物。

腹泻

/ 引起孕期腹泻的原因 /

由于孕妈妈体内激素的变化，胃排空的时间较长，小肠蠕动减弱，很容易受到外界因素的影响而腹泻。如细菌、病毒经消化道感染而引起腹泻，或是食用了变质、粗糙的食物或不良的饮食习惯等。

/ 应对腹泻小妙招 /

如果化验结果显示是非感染因素引发的腹泻，一般不需要用药，通过口服加少量盐和糖的水，补足因腹泻而丢失的水分和电解质即可。

胃部不适

/ 引起孕期胃部不适的原因 /

怀孕后，孕妈妈会有反酸、嗳气、上腹压迫感等胃部不适症状，主要是因为子宫增大而造成胃部受压引起的。再加上孕期肠胃蠕动减弱，胃部肌肉张力低，导致食道黏膜受到刺激而产生胃部不适。

/ 预防胃部不适小妙招 /

◎ 避免食用不易消化的食物，如油炸类食物。

◎ 孕妈妈尽量选择少量多餐，可以减少胃部的容物体积，以缓解胃部不适症状。

◎ 可以用嫩姜同鲜橘皮熬成汤饮用，此汤具有通气去痛的作用。

孕期营养宝典——孕妈妈不可抗拒这些坚果

夏威夷果

夏威夷果含有大量的不饱和脂肪酸和优质蛋白，以及对大脑神经细胞有益的B族维生素，其中富含的十几种氨基酸是构成脑神经细胞的主要成分，有益于增加脑部营养，适宜孕妈妈直接食用。

开心果

开心果含有丰富的不饱和脂肪酸、蛋白质、微量元素和B族维生素，属于低碳水化合物食物。中医认为其有理气开郁、补益肺肾的功效，可生食。

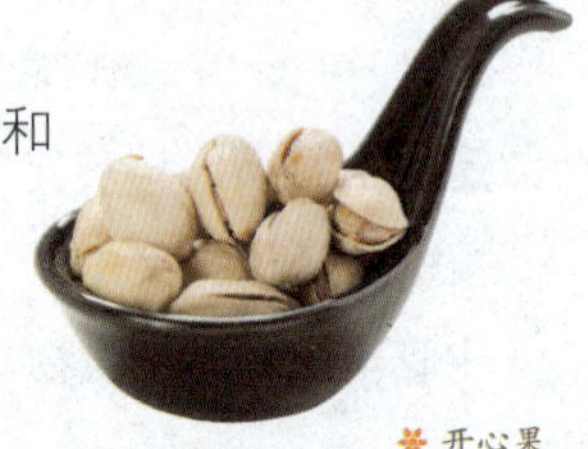

开心果

花生

花生滋养补益，有助于延年益寿，所以民间又称它为“长生果”，并且和大豆一样被誉为“植物肉”、“素中之荤”。花生的营养价值比大米、小麦高，可与鸡蛋、牛奶、肉类等一些动物性食品媲美。

腰果

腰果的营养丰富，含蛋白质达21%，含油率达40%，各种维生素含量也都很高。孕妈妈可每天摄入10～15粒（10～16克）腰果。腰果对孕妈妈具有补充体力和消除疲劳的良好功效，还能使干燥的皮肤得到改善。同时还可以为孕妈妈补充铁、锌等营养成分。

但是腰果的热量较高，多吃易发胖。而且腰果含油脂较为丰富，要适量食用。

腰果

核桃

核桃有补气养血，温肺润肠的作用。100克核桃仁相当于500克鸡蛋或900克鲜牛奶的营养。核桃的营养成分对于胎宝宝的脑发育非常有利。

吃核桃时，将核桃仁用清水漂洗几次，去掉浮沉及不洁物，然后放入水中加盐煮沸，晾干后，再用微波炉烘烤，核桃的味道会变得松脆可口。孕妈妈每天应吃2～3个核桃，细嚼慢咽，会比生吃更有利于人体吸收。

准爸爸爱妻大行动——给妻子做按摩

怀孕既是一件幸福的事情，又是一件辛苦的事情，为了不让辛苦的妻子受累，准爸爸可以学习一些按摩手法，帮妻子做做按摩。

揉捻法

准爸爸用指腹或手掌在妻子不舒服的部位做均匀舒缓的揉捻动作。掌揉时，掌面保持水平，手指自然，指尖略微分开，适用于腰、背等肌肉面积较大的部位。指揉时，指关节放松，以腕关节带动前臂，使附着部分做回旋移动，适用于缓解颈肩部及四肢的软组织疲劳。

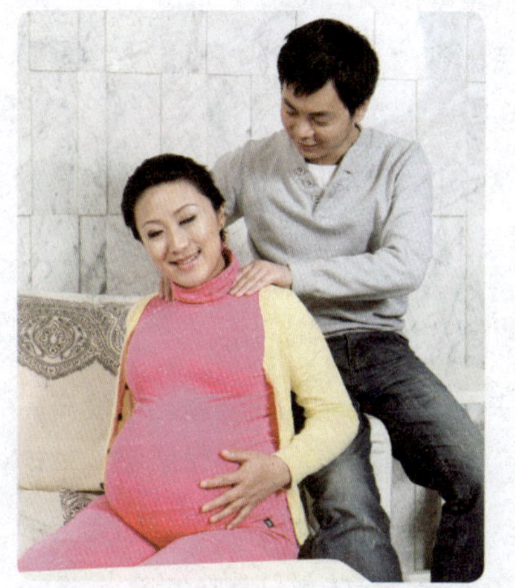

准爸爸经常为妻子做按摩，既可以减轻妻子的不适感，又可以调剂心情、增进夫妻感情。

手指按压法

准爸爸用拇指指尖或指关节在妻子的特定部位上进行按压，按摩时拇指需紧贴食指外侧，以免用力过度而损伤指关节。力量应由小到大，在按压部位进行震颤。

滚法

准爸爸以手背近小指侧部位附着在妻子不舒适的部位上，手指任其自然，肘关节微微屈起，腕关节往返旋转活动，连续不断，动作需均匀协调，以避免来回跳动。此法适用于肩、背、腰及四肢等肌肉较丰厚部位。

幸福妈妈经验谈

参加孕妇学习班

自从怀孕后，我总是觉得自己无所事事，不知道做什么事情能让孕期生活更加丰富，充实起来。后来在孕友的建议下，我去参加了孕妇学习班，通过学习，我不但了解了许多关于怀孕和分娩的诸多知识，消除了怀孕期间的不安和恐惧感，同时还和许多孕妈妈进行交流，吸取经验，互相勉励，为彼此建立信心和勇气。

——Adeline

怀孕第16周

不可忽视的口腔检查

孕产大讲堂·第16周

本周孕妈妈变化

这一周，因此孕妈妈的子宫继续增大，羊水量增加至200～250毫升，子宫底高度约15厘米，相当于肚脐下2～3横指。子宫全部软化且有弹性，整个子宫重约250克。这时发生流产的概率较前3个月明显降低了。

孕妈妈的体重可能已经增加了2～4.5千克。由于腹部的隆起，孕妈妈腰背痛，孕妈妈怎么躺也不舒服，睡眠质量有所下降。

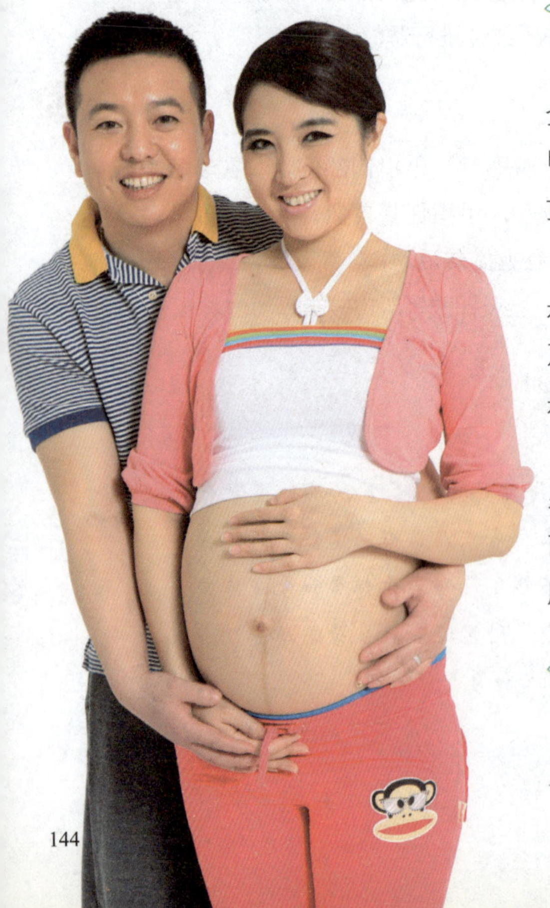

本周胎宝宝变化

从现在开始，胎宝宝的四肢就已经发育完全了，胎宝宝腿的长度已经超过了胳膊，手指甲完整形成，指关节也开始活动了。胎宝宝的顶臀长超过12厘米，而体重只有150克。

住在子宫里的胎宝宝现在开始打嗝了，这是胎宝宝呼吸的先兆。但现在你还听不到任何声音，因为胎宝宝的气管充斥的不是空气，而是流动的羊水。

胎宝宝此刻十分活跃，他常常会淘气地翻身、乱踢一阵，让妈妈感受并重视他的存在。而且宝宝的神经系统开始工作，肌肉能够对大脑的刺激做出反应，因此动作非常协调。

本周注意事项

加餐应以营养价值较高的食物为主，但要严格控制摄入量。注意口腔卫生。

本周优孕细细读
——孕期口腔护理面面观

怀孕后，由于血液中雌激素和孕激素的水平上升，孕妈妈的牙龈处于充血状态，牙齿坚固性减弱，牙槽骨也会因此而易引发骨质疏松。到了孕中期之后，由于胎宝宝对母体的营养需求量日益加大，孕妈妈更要保护好牙齿。要想做好口腔卫生，孕妈妈就需要注意以下几点。

注意口腔卫生

孕妈妈在怀孕期间更要注意口腔卫生，要做到有效刷牙，刷牙时除了选用刷头小、刷毛软的保健牙刷外，也可以同时购买两种类型的牙膏，最好是选用硅作为摩擦剂的口气清新型的牙膏，并每隔半个月就换一次牙刷。另外，孕妈妈除了一天正常两次刷牙外，还要保证每次吃完东西后，要用医生专门指定的漱口水漱口，以确保口腔卫生。

口腔检查

正常人每半年应检查一次牙齿，而孕妈妈最好3个月做一次口腔检查。孕早期胎宝宝器官分化，容易受到消炎药、麻醉药的影响。由于孕晚期子宫较为敏感，易受到外界刺激而收缩，导致早产，所以有口腔疾病者要在孕12～24周期间进行治疗。

均衡营养

孕妈妈容易挑食，很容易导致营养摄入不均衡，而人体需要的某些养分摄入不充足，就会导致抵抗力下降。正常情况下，人体的口腔内都存有细菌，当人体抵抗力下降时，这些细菌就会泛滥。例如，口腔中有一种容易引起蛀牙的变形链球菌。当人体抵抗力下降时，抗击这种细菌的能力就会下降了，容易引起蛀牙。所以，要想牙齿好，就要保证营养均衡，平时要多吃一些含钙丰富的水果、蔬菜等食物。

及时就医

有些孕妈妈在发生口腔疾病时不愿意去看医生，这样做是不对的。孕妈妈应该抛开顾虑，主动去医院进行治疗，及时获得专业医生的帮助，尽快远离口腔疾病的困扰。

快乐孕程一点通
——孕妈妈开车有讲究

系好安全带是关键

一些孕妈妈可能会认为怀孕后就不能系上安全带了，因为怕安全带压到腹中的胎宝宝。其实这是不正确的认识，只要安全带的系法正确，安全带是不会对胎宝宝带来不良影响的。但是还需注意一些细节问题，安全带的肩带上部应该置于肩胛骨的部位，而不是紧贴着脖子；安全带的肩带中部要穿过胸部的中央，不要压迫到隆起的腹部；安全带的腰带要放在腹部下方，以免压迫胎宝宝。

开车姿势有讲究

孕妈妈开车的姿势也是很有讲究的。身体要尽量坐正，以免安全带滑落压到腹部；而且在开车时不要前倾，这样很容易使腹部受到压力，使子宫受到压迫；最好调整座椅的位置，使身体靠在椅背上，让椅背给身体一个支撑点，这样可以缓解疲劳感。

开车要注意休息

孕妈妈长时间保持一种坐姿很容易产生疲劳感，而且下肢静脉也会回流不畅，可能会造成脚浮肿现象。所以，孕妈妈最好不要长时间开车，每隔30分钟就休息一会儿，并下车活动一下四肢。车程最好控制在1小时以内，否则孕妈妈容易因疲劳而无法专注驾驶，进而影响行车安全。

孕妈妈不适合开新车

由于新车大多使用的是全新的皮革和塑胶，在使用的前3个月内，往往会有刺鼻的“新车气味”，而孕妈妈一般对气味比较敏感，可能会觉得不太舒服。因此，新车买回家后应该先打开车门、车窗，“放掉”一部分化学气味，并在车里放些竹炭、菠萝或羊毛等用以吸收异味。

优孕专家如是说

孕5月之后不宜驾车

专家建议，5个月以上的孕妈妈就不要自驾车了，因为这时孕妈妈的体重和身形都开始增加，日益隆起的腹部离方向盘的位置较近，如果开车时发生碰撞事件，则是非常危险的。

孕期生活情报站——孕妈妈不要再戴隐形眼镜了

近视的孕妈妈会发现，怀孕后，眼球变得滑腻腻的了，隐形眼镜根本就不容易戴上去了。原来，怀孕期间，孕妈妈的角膜含水量会比正常人高出许多，如果戴隐形眼镜，容易因为缺氧而导致角膜水肿，从而引发角膜发炎、溃疡等症状。同时，孕妈妈的角膜曲度也会随着孕周递增和个人的体质而发生变化，使近视的度数发生变化——增加或减少。如果孕妈妈勉强佩戴隐形眼镜，容易发生不适而造成眼球血管明显损伤，严重者还会导致角膜上皮剥落。此外，如果隐形眼镜不卫生，还容易滋生细菌，造成角膜发炎、溃疡。

那么，什么时候可以再戴上隐形眼镜呢？医生建议，最好是产后3个月再重新佩戴隐形眼镜。

但是，如果一定要戴隐形眼镜的话，孕妈妈就要严格做好镜片的清洁保养工作，或是干脆使用日抛式隐形眼镜，用完就可以扔掉，这样就不会对眼睛造成伤害了。如果稍有不舒适的感觉，就要立即去医院就诊，不能够拖延时间，以免造成不必要的伤害。

快乐“孕”动操——腹部按摩保健操

【具体步骤】

❶ 孕妈妈盘腿坐在床上或是健身毯上，双手自然放在腿上。

❷ 准爸爸坐在孕妈妈的后面，双手轻轻抚摩孕妈妈肚子的上端，然后慢慢向左右两边画出一个心形（右图）。

❸ 再从中间向上画回原位，动作要轻柔，每次做5～10次。

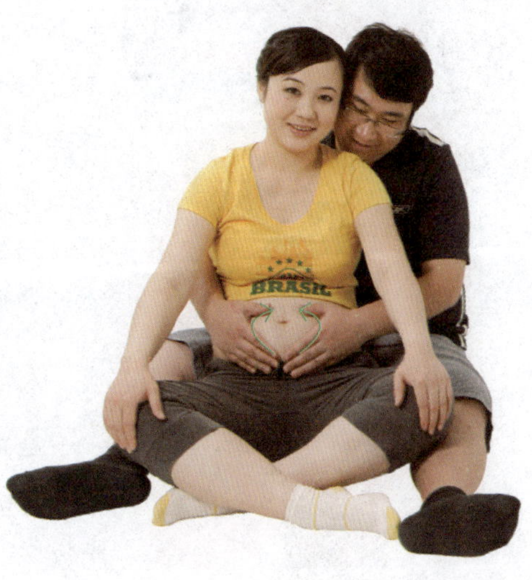

【注意事项】

由于孕妈妈的肚子已经隆起，所以准爸爸在做此项保健操时，要采取孕妈妈感觉最舒适的姿势和位置进行。

怀孕第17周

胎教进行时

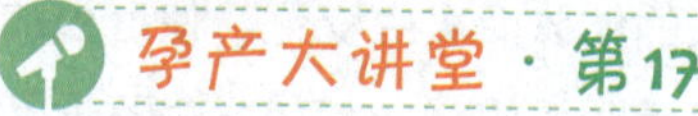

本周孕妈妈变化

本周，孕妈妈的子宫发生了很大的变化，子宫的长度比宽度增加得快，形状接近椭圆形，大约在肚脐下方5厘米处，用手触摸肚脐和耻骨之间，会感到有一团硬硬的东西，这就是子宫的上部。而且孕妈妈的下腹明显突出，乳房膨胀得更为明显了。

在子宫的生长期，韧带会变得越来越长、越来越厚，轻度的活动会牵拉这些韧带，并可能伴有疼痛和不适，称为圆韧带痛。它不预示着有什么问题出现，也不会对你的胎宝宝造成损害，只需躺下休息一会儿即可。

本周胎宝宝变化

胎宝宝现在顶臀长大约有13厘米长，170克重了，看上去就像是一个梨。此时的胎宝宝头部仍比较大，脸部显得很瘦，双眼更大了，但仍紧闭着。在今后的3周内，胎宝宝将经历一个飞速成长的过程，身长和体重都会增加。

胎宝宝的泌尿系统开始进入正常的工作状态，胎宝宝的肺也已开始工作，他能够不断地吸入和呼出羊水来练习呼吸。

本周注意事项

孕妈妈需保证充足的营养和休息，并注意经常和胎宝宝说话，放音乐给胎宝宝听，及时进行胎教。

本周优孕细细读——胎教从何时开始最好

众所周知，新生命的诞生是从精卵结合开始的。在受精卵形成的那一刻起，环境因素就对新生命产生了重要的影响。所以，在精卵结合的开始，我们就不能忽视胎教问题了。

再者，孕妈妈营养的摄入，以及孕妈妈的情绪变化所产生的内分泌变化构成了新机体生长的环境；子宫内的温度、压力，孕妈妈的身体姿势和运动，以及体内外的声音等构成了胎宝宝生长的物理环境。所有这些都会直接和间接地刺激胎宝宝的生理和心理发育，并产生有利或有害的影响。因此，孕妈妈在孕期更要注重营养的补充，并保持良好的情绪，这些因素都会为胎宝宝的健康成长奠定坚实的基础。

如果我们同时也注重对胎宝宝进行适当的物理刺激，同样有助于胎宝宝的大脑发育。研究结果表明，胎宝宝发育到第4周时，神经系统已经开始建立；第8～11周时，胎宝宝对触觉有了反应，孕妈妈可以轻轻抚摸腹部。这种抚摸刺激可通过腹壁、子宫壁促进胎宝宝的知觉发育。第16～19周时，胎宝宝的听力开始发育，此时的胎宝宝就是一个小小的“窃听者”。他能听到孕妈妈心脏跳动的声音、大血管内血液流动的声音、肠蠕动的声音。这时，孕妈妈和准爸爸就要试着每天和胎宝宝讲话，让宝宝熟悉你们的声音。而且，此时更应该开始进行音乐胎教了。这不但能够唤起胎宝宝最积极的反应，还有益于宝宝出生后的智力发展及情绪稳定。从孕第20周起，胎宝宝的视网膜开始形成，并开始对光线有了反应，他尤其不喜欢强烈光线的刺激。

因此，可以说孕中期是孕妈妈和准爸爸进行胎教的最佳时期。

优孕专家如是说

感觉神经系统能力训练

5个月的胎宝宝，各种感觉能力都开始快速发育。这个过程中，胎宝宝的神经系统发展和感觉器官的发育是同步的，因此，对胎宝宝的感觉能力训练也要开始着手了。孕妈妈和准爸爸可以通过触觉对神经系统的训练，即经常触摸胎宝宝，使其感觉到来自父母的关爱。

孕妈妈或准爸爸可以用手在孕妈妈腹部触摸到胎宝宝身体后，用手指稍稍用力弹压胎宝宝的肢体，用手轻轻推一推胎宝宝的身体。每分钟两次，做10次即可。

孕期营养宝典

——科学搭配孕中期饮食

增加热量，粗细搭配

孕妈妈在孕期合理饮食对胎宝宝的健康发育和成长具有非常大的影响。尤其是在孕中期，为了满足胎宝宝的生长发育，需要增加热量，而热量主要从主食中摄取。

因为一旦热量摄取不足，孕妈妈就不能供给胎宝宝足够的能量令其进行生长发育，还会导致孕妈妈身体乏力酸痛，出现各种不适症状。因此，孕妈妈在饮食上要注意选吃米和面，还需适当吃些杂粮，如玉米面、燕麦等，做到粗细粮均衡搭配。

蛋白质摄入要足量

为了满足孕妈妈自身需要和胎宝宝身体生长、发育，并为分娩消耗及产后乳汁的分泌进行适当的储备，在孕中期时，孕妈妈就要摄入足量的蛋白质。孕妈妈可以多吃富含优质蛋白质的食品，如牛肉、鸡肉、蛋类、鱼类、奶类、干果类等，并将动物性蛋白食物和植物性蛋白食物搭配食用。

坚果类食物必不可少

孕妈妈要多食用富含脑磷脂、卵磷脂、DHA的食物。植物性脂肪丰富的食物有核桃、松子、葵花子、杏仁、榛子、花生等。这些食物富含胎宝宝大脑细胞发育所需要的必需脂肪酸，有健脑益智的功效，可满足孕中期孕妈妈对脂类的需求。无论对胎宝宝还是对孕妈妈，都是很有好处的。

防止微量元素的缺乏

◎多吃瘦肉、鸭血、猪血、蛋类等含铁量高的食物，动物肝脏及富含铁，可每周食用100克。多吃新鲜水果和蔬菜，不仅能补充铁质，还能促进铁在肠道里的吸收。

◎多吃一些富含钙质的食物，如虾皮、牛奶及豆制品等。可多食用鱼和豆腐，研究发现，两者搭配食用，不仅具有营养互补的作用，还具有一定的防病、治病的作用。

◎增加锌的补充，最好每周吃一次紫菜及海产品等。

孕期生活情报站
——孕期耳鸣巧应对

怀孕后，因为激素的变化，容易出现许多恼人的问题。如果孕妈妈出现耳鸣，可不能小视，尤其是当耳鸣从单耳发展到双耳并开始出现听力下降时，就需要提高警惕了。

导致孕期耳鸣的原因

由于怀孕后激素的变化和自主神经功能的改变，黄体酮分泌量的增加，使孕妈妈的血管神经调节功能不稳定，很容易造成鼻黏膜肿胀而导致耳鸣或鼻子过敏等症状。再加上怀孕后情绪的改变，精神上的焦虑紧张，都会使孕妈妈出现不同程度的耳鸣症状。

孕期耳鸣的自我调节法

/ 注意饮食和生活习惯 /

为了促进耳部的血液循环，孕妈妈应该适当减少脂肪的摄入。多吃含铁、锌等矿物质的食物，适当多喝牛奶。研究表明，大多数患耳鸣的人都缺乏维生素B_{12}，所以建议孕妈妈每天多食用含有维生素B_{12}的食物。需要注意的是，孕妈妈的饮食应该以清淡少盐为主。盐的过量摄入会增加肾的水液代谢负担，加重耳鸣。再者，要改变不良生活的习惯，避免接触咖啡因和酒精，不要吸烟。

/ 屏气、搓掌 /

孕妈妈屏气静坐，用两只手指捏住鼻孔，睁大双眼，使气窜到耳窍，直到感到有轰轰的声音为止，每天可做数次。

孕妈妈静心坐下，双手掌心互搓数十次，趁掌心热时紧按两侧耳门。反复5次，连续做2天，可以有效改善耳鸣现象。

/ 避免噪声 /

如果孕妈妈长时间处于充满噪声的环境中，很容易导致听力下降或耳鸣症状。但也不要让环境过于安静，因为这样会使有耳鸣的孕妈妈感受更强烈，更容易心烦气躁。因此，最好的环境应该可以播放一些柔和的音乐，既可以放松身心，又能改善耳鸣。但是，需要注意的是，千万不要长时间佩戴随身听或MP3等娱乐设备。

怀孕第18周

小心菌尿

孕产大讲堂·第18周

本周孕妈妈变化

孕妈妈现在可以在肚脐下方两横指（约2.5厘米）的位置摸到子宫，大小和香瓜差不多。孕妈妈的体重增加了3～6千克，增加的幅度因人而异。

孕妈妈的胃口大开，各种美味源源不断地送到嘴边，你会感觉原来吃可以这么肆无忌惮，不用考虑身材是否走样。

本周胎宝宝变化

本周，胎宝宝的顶臀长约为14厘米，体重约为190克。胎宝宝的眼睛已经移到正常的位置。理论上认为，为了保护眼睛，他的眼睑要在第24周后才可以张开。在迅速生长的肺部，有个被称为肺泡的小气囊开始发育。但是，这一阶段肺泡还不能工作，因为肺部是最晚成熟的器官之一。消化道未排泄掉的羊水堆积在肠道内，形成一种糊状的物质——胎便。

胎宝宝指尖处和脚趾上的肉垫开始形成，并开始出现独有的漩涡或螺纹状的指纹。他已经能够很协调地活动双手，甚至能把手放入口中。

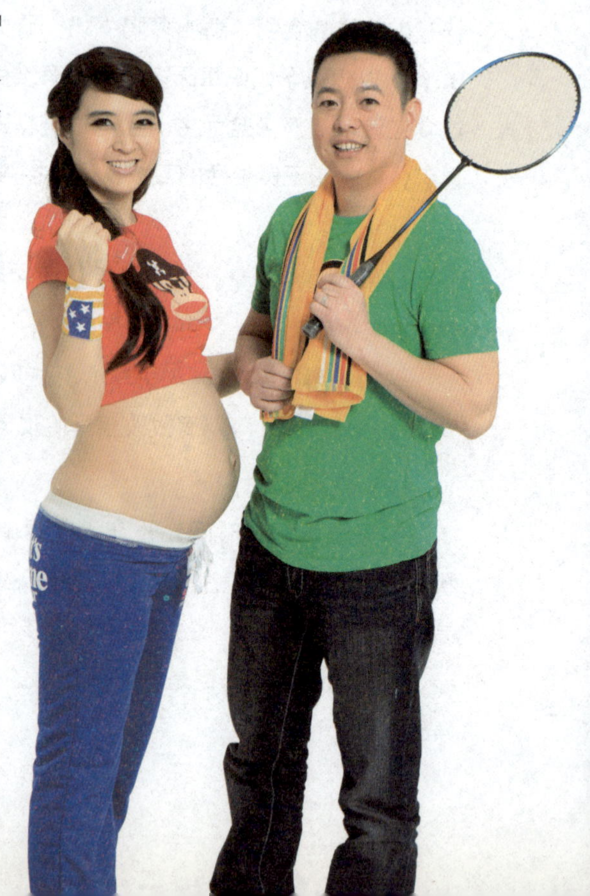

本周注意事项

控制体重，饮食多样化，不做“糖妈妈”，并预防菌尿的发生。

本周优孕细细读——孕妈妈要谨防菌尿

孕期菌尿是女性怀孕期间常见的一种疾病，对胎宝宝的危害是很大的，容易引发流产、早产等现象。所以孕妈妈一定要学会预防菌尿，确保自身和胎宝宝的安全。

出现菌尿的原因

一般情况下，人的尿液是没有细菌的，但是尿道口周围及尿道的以下的部位是有细菌的。因此，从人体排出的尿液就可能会沾染上一部分细菌。但是，通常情况下，中段尿的含菌量不应超过10^5/毫升。如果连续两次化验显示含菌量大于或等于10^5/毫升，且为同一菌种的话，又没有尿路感染（尿频、尿急或下腹不适等）症状，就可诊断为真性菌尿，也称为无症状性菌尿。

菌尿有哪些危害

孕期菌尿可以带来较多的危害。对胎宝宝来说，可以引起流产、早产、胎宝宝宫内发育迟缓、呼吸窘迫综合征、先天性畸形等，并增加胎宝宝死亡的危险性。对孕妈妈来说，菌尿还可能与妊娠高血压、贫血等有关。菌尿可引起急性肾盂肾炎，进一步发展会引起感染性休克、急性肾功能减退，甚至肾衰竭。一旦患有真性菌尿，如果不治疗，60%将会发展成有症状的感染，30%将发展成肾盂肾炎。即使到了产后，仍有30%的患者会再发生菌尿或尿路感染，而孕期内无菌尿的女性，其感染的发生率仅为5%。

预防菌尿的方法

◎多喝水，每天至少喝8杯水（每杯约240毫升）。不要憋尿，排尿时要把膀胱完全排空。大便后从前向后擦，这样不会把大便里的细菌带到尿道附近。

◎孕妈妈最好选择质地柔软、透气性好的纯棉布料内裤。

◎注意阴部清洁，早晚用温开水清洗外阴，性生活前后清洗生殖器部位并排尿。

◎不要使用会刺激尿道和阴部的女性清洁用品（喷雾剂或粉剂）或强碱性肥皂，这会使阴部更容易成为细菌繁殖的温床。

◎适当喝些越橘汁。研究表明，越橘汁能降低尿路里的细菌水平，并减少新的细菌存留在尿路里。

孕期营养宝典——孕妇奶粉全知道

要知道，饮食营养是孕妈妈怀孕期间的重中之重，这不仅关系到孕妈妈自身的健康，还关系到腹中的胎宝宝能否茁壮成长。现在，市场上出现了各种专门为孕妈妈们准备的孕妇奶粉。

孕妇奶粉是在牛奶的基础上，又添加了孕期所需要的多种营养成分，利用叶酸、铁、钙、磷、DHA等营养素配制而成。有些奶粉中还特别添加了双歧杆菌，可以保护肠黏膜，而且更容易被人体吸收。那么，是否所有的孕妈妈都需要喝孕妇奶粉呢？

需要喝孕妇奶粉的孕妈妈

/ 营养不良的孕妈妈 /

十月怀胎是一个艰辛又漫长的过程，而饮食调理是非常重要的一个环节。如果孕妈妈营养不良，就有必要通过喝孕妇奶粉来增加营养了。

/ 早孕反应强烈的孕妈妈 /

大多数孕妈妈在孕早期都会出现早孕反应，严重者还会出现剧烈呕吐、偏食等现象，这些都不利于胎宝宝的生长发育。而孕妇奶粉含有多种促进宝宝生长发育的营养成分，其优质均衡的营养可以补充孕妈妈因早孕反应造成的营养缺失。因此，孕妇奶粉是早孕反应强烈的孕妈妈的首选营养品。

购买孕妇奶粉的注意事项

/ 注重营养素的含量 /

孕妈妈要根据自身的需要选择满足自己身体营养需求的孕妇奶粉，而且要注意查看奶粉的营养素含量标注。由于市场上孕妇奶粉的品牌繁多，不同厂家所生产的孕妇奶粉的营养成分也不相同，所以孕妈妈要悉心选择。

/ 选择值得信赖的大品牌 /

选择知名、值得信赖的大品牌是购买孕妇奶粉必须遵循的原则。一般来说，大品牌的公司实力雄厚，而且十分注重产品的质量和信誉度，因此质量值得信赖，也比较有保证。

再者，孕妈妈要根据自己的饮食习惯和膳食结构适量饮用孕妇奶粉，不可擅自增加服用量，以免营养过剩，对胎宝宝造成不良的影响。

孕期生活情报站——注意安胎3要素的补给

水、阳光、新鲜空气是生活中不可或缺的3种要素，但也是人们最容易忽略的“营养要素”。

水是生命之源，是人体体液的重要成分，是调节人体各组织功能，维持人体正常代谢的重要营养素。饮水不足不仅会引起干渴，还会影响到人体体液电解质的平衡。所以，孕妈妈一定要养成科学喝水的习惯。

阳光中的紫外线具有杀菌消毒的作用，通过阳光的照射，还可以促进人体对钙的吸收。孕妈妈每天晒1个小时的“日光浴”，也能驱赶内心的阴霾，对身心健康有益。

新鲜空气对于每个人都是非常重要的，对孕妈妈来说更是不可缺少。孕妈妈只有吸入新鲜的空气，腹中的胎宝宝才能有充足的氧气。因此，孕妈妈平时要非常注重室内空气的流通，在天气好的时候多到户外去呼吸一下新鲜空气。不但锻炼了身体，而且也增强了孕妈妈的肺活量。

胎宝宝启智方案——适时引入语言胎教

胎宝宝到5个月的时候，大脑就开始对声音有了一定的记忆能力，对孕妈妈和准爸爸的声音会有一定的反应。所以语言胎教可以从孕5月逐步落实强化，按平时的生活作息时间来安排胎教，最好在早上起床后、下班后、晚上临睡前进行语言胎教。

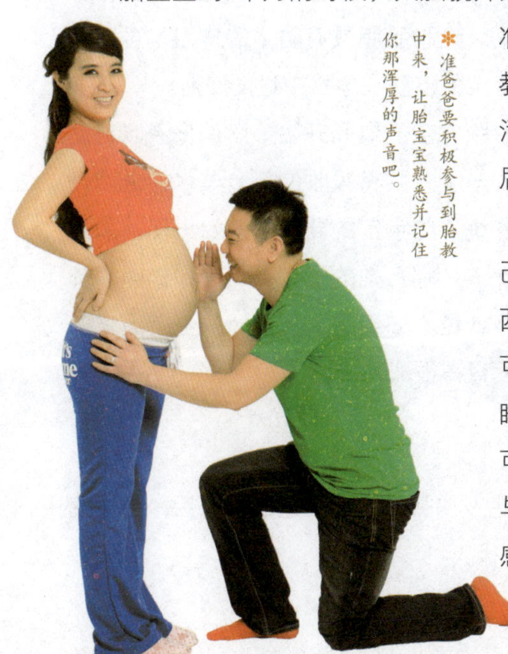

✻准爸爸要积极参与到胎教中来，让胎宝宝熟悉并记住你那浑厚的声音吧。

语言胎教可以从孕妈妈告诉胎宝宝自己一天的生活开始，如洗衣服、做饭、买东西、看电视、睡觉等，生活中的点点滴滴都可对胎宝宝叙述。孕妈妈从早晨醒来到晚上睡觉，将自己一天的经历说给胎宝宝听。还可以把自己的思考转变为语言，让你的思维与想象变得更加鲜明具体，胎宝宝就会逐渐感受这些信息。

怀孕第19周

不要忘记做第3次产检

孕产大讲堂·第19周

本周孕妈妈变化

在这一周，孕妈妈的新陈代谢会加快，妊娠会使孕妈妈的身体承受额外的负担，会变得特别容易疲倦，大白天就想睡觉，并感到头晕乏力。建议孕妈妈，想睡就睡，不要做太多事，尽可能多休息、早睡觉。

另外，子宫已经大至肚脐下1横指的位置，皮下脂肪增厚，腹部突出更明显。随着子宫和胎宝宝的继续增大，孕妈妈本周的体重大约增加了3.6～6千克，其中胎宝宝大概增加了200克，胎盘17克，羊水320克，子宫300克，每侧乳房约80克。

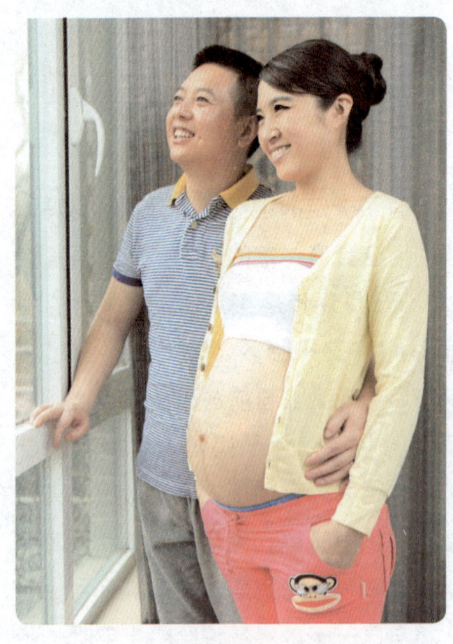

本周胎宝宝变化

到了孕19周，胎宝宝的感觉器官开始迅速发育。胎宝宝皮肤上的腺体开始分泌出一种黏稠的、白色的油脂状物质，称为胎脂。这种胎脂具有防水的作用，可防止胎宝宝的皮肤在羊水中过度浸泡。

胎宝宝的胃肠开始分泌消化液以帮助吸收羊水，并将吸收的部分羊水输送到循环系统。胎宝宝的乳头已开始出现，如果是女孩，那么她的子宫、阴道和输卵管都已经就位。如果是男孩，他的生殖器官已经发育得很成熟了。

本周注意事项

进行第3次产检；孕妈妈要经常清洗外阴及内裤，保证生殖器官卫生；密切关注是否有浮肿、阴道出血、头痛、高烧等症状。

本周优孕细细读——该去做第3次产检了

孕妈妈从这周开始就要进行第3次产检了。这次产检会让孕妈妈有许多新的发现，因为此时胎宝宝的各个器官均已发育完全，通过超声波检查可以了解到胎盘的位置、胎宝宝在子宫内生长发育的情况。

常规检查

常规检查主要是进行血常规、尿常规、血压、体重、子宫底、腹围、胎心音、血液、心电图、血糖等方面的检查。其中血压和体重的检查尤为重要，还要注意观察体重增长是否过快、有无水肿等症状。因为在怀孕第5～6个月，由于胎宝宝的增大和羊水的增多，子宫体对下肢血管的压迫使下肢血液回流不畅，很容易造成静脉压增高，下肢出现浮肿。

特殊检查

羊水穿刺是一种很重要的产前诊断方式，在我国已经发展得较为成熟。它是一种特殊的检查方法，在B超的引导下，经皮肤和子宫壁进入羊膜腔内，抽取羊水样本，进行细胞培养，染色体核型分析，所以又称侵入性检查。它可以检测出胎宝宝的染色体数量和严重的结构异常。

B超检查

在怀孕第19～24周时，还要做一次系统排查畸形的检查。通过B超检查可以看到胎宝宝的头部、躯体、胎心跳动、胎盘、羊水和脐带等，可检测单胎或多胎、胎宝宝是否存活以及鉴定胎宝宝是否有形态上的严重畸形，如无脑儿、严重脊柱裂、严重心血管畸形等。

优孕专家如是说

孕妈妈不宜使用电吹风

据医学研究显示，孕妈妈使用电吹风不利于身体健康和优生。研究人员提出，因为电流通过电线时，会在人群生活环境中形成电磁场，而电磁场的微波辐射会伤害人体健康，容易使人产生头痛、头晕等症状。另外，电吹风吹出的热风中大多含有石棉纤维微粒，可通过孕妈妈的呼吸道和皮肤渗入血液，并经过胎盘血液循环进入到胎宝宝体内，容易引起胎宝宝畸形。

快乐孕程一点通
——孕妈妈洗澡求安全

最好淋浴

洗澡可以消除疲劳感，使身体得到放松，心情舒畅。而孕妈妈最好采取淋浴的方式，千万不要为了舒适而把自己泡在大浴缸里。因为怀孕后，孕妈妈的阴道内乳酸含量开始降，抵抗外界病菌的能力降低，如果泡在水里很可能引起阴道感染。

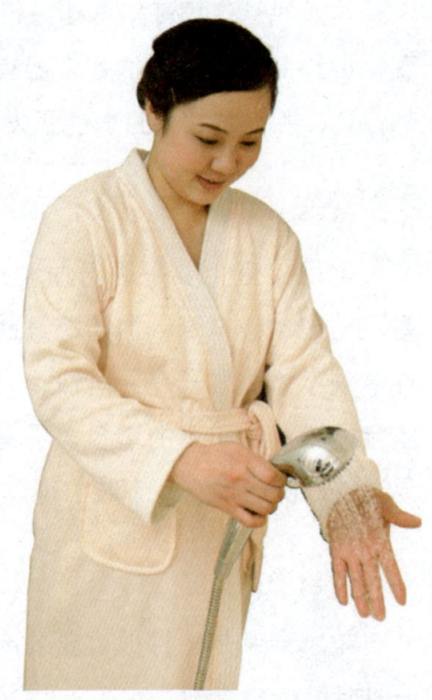

孕妈妈洗澡时要注意水温应适中，不宜过冷也不宜过热，控制在38℃左右为佳。

水温适中

水温最好控制在38℃左右，不要用过热的水洗澡。水温过高会使孕妈妈的体温暂时升高，会破坏羊水的恒温，对胎宝宝的脑细胞造成危害。水温过凉容易导致流产。

时间不可过长

每次淋浴的时间不要过长，以15分钟最为适宜。因为洗澡时间过长，不仅孕妈妈皮肤表面的角质层易被水软化，招致病毒和细菌的侵入，而且还容易使孕妈妈容易产生头昏的现象。另外，洗澡频率最好根据个人的习惯和季节而定。一般来说，3～4天一次为宜，有条件的话，最好是每天1次。

不要反锁门

孕妈妈洗澡时要注意室内通风，避免晕厥的办法就是不要反锁浴室门，以防万一晕倒、摔倒可得到及时的救护。

优孕专家如是说

注意洗澡前后温差不要过大

如果洗澡前后的温差过大，很容易刺激孕妈妈的子宫收缩，造成早产、流产等现象。冬天气温低，孕妈妈不宜马上进入高温的浴室中洗澡，应及早进入浴室，慢慢适应浴室内逐渐升高的温度；夏天气温高，孕妈妈不能求凉快而洗冷水澡，洗澡的水温应适中，不宜过冷也不宜过热。

准爸爸爱妻大行动——让妻子舒适地度过夏季

让妻子按时作息

夏季酷热难耐，孕妈妈往往作息时间没有规律，这对孕妈妈和胎宝宝都是不利的。这一时期，孕妈妈更应该做到早睡早起。准爸爸要考虑周全，督促妻子中午要有适当的休息时间，以便消除疲劳、弥补晚上的睡眠不足。但不宜嗜睡，以免神思昏昏。为了使妻子适应夏季的气候，准爸爸还应带着妻子适当做一些体育锻炼，增强体质，以顺应季节的变化，保证胎宝宝的健康成长。

夏季饮食有节制

盛夏时节，天气炎热，人们普遍不愿意进食，但是处在孕期的女性对饮食和营养却不能马虎。准爸爸要时刻关注妻子，既不可过食，生冷食物，也不能让饮食过于简单，以免不能为腹中的胎宝宝提供所需的营养。

避免妻子烦躁

夏季炎热，再加上孕育中的一些生理变化，会使一些孕妈妈变得烦躁不安，这样也会影响到腹中的胎宝宝，对母子健康是不利的。此时准爸爸要注意缓和妻子的情绪，使妻子开朗起来。

胎宝宝启智方案——对胎宝宝实施品格教育

自古就有“望子成龙，望女成凤”的谚语。为人父母，都希望自己的孩子能够有正气、德性好、品格高。怎样才能拥有这样的孩子呢？俗语说身正则气正，孕妈妈品性正，孩子就不会有邪气。所以，孕妈妈注重自己的人格道德修养，注意培养自己的正气，才能对胎宝宝良好人格的形成和容貌起到修正作用。因此，孕妈妈在日常生活中应该注意做到：

◎学会尊重他人、宽厚待人，不斤斤计较。

◎乐于为他人或集体做事，乐于赞美他人，能由衷地为他人的成就感到高兴。

◎遇事不打小算盘、不贪图小便宜，把“君子爱财，取之有道”当做自己的做人准则，并坚持奉行。

怀孕第20周

正确姿势可减轻孕期不适感

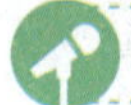

孕产大讲堂·第20周

本周孕妈妈变化

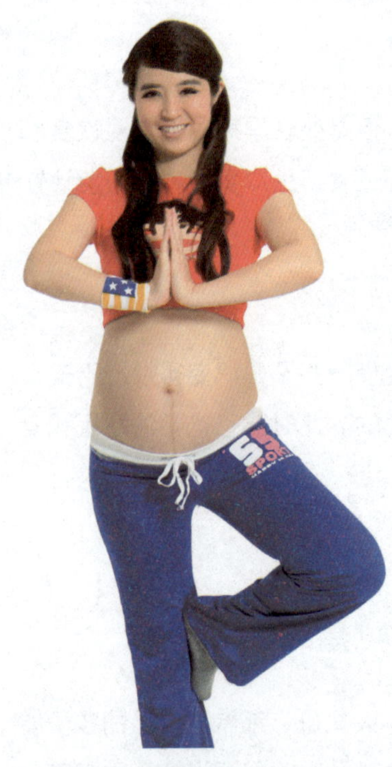

从本周开始，孕妈妈的子宫底每周大约以1厘米的增长速度向胸腔方向生长。而且子宫底正平肚脐，宫高16~20厘米，羊水量约400毫升，增大的较为明显，整个子宫如成年人头部大小。

此时的孕妈妈腹部越来越大，体重也开始急剧增加，已经接近典型孕妈妈的体形。膨大的腹部破坏了整体的平衡，使人易感疲劳和跌倒，同时会伴有腰痛。睡觉时更易出现腿部痉挛，在腿肚以及膝盖内侧也容易出现静脉曲张。

本周胎宝宝变化

本周胎宝宝的顶臀长约为16厘米，体重大概增长到255克。胎宝宝在子宫腔内的旅行已经接近一半了，此时是胎宝宝的味觉、嗅觉、视觉和触觉等感觉器官发育的关键时期。产生这些感觉的神经元已经在大脑中各就各位，形成记忆与思维功能的那些复杂的神经元之间的相互联系也在增加。

胎宝宝的头发继续生长，胎脂继续增加，皮肤开始增厚，发育为4层。其中，一层含有一种叫做表皮脊的物质，对于将来手掌、指头和脚底纹理的形成相当重要。此外，现在用听诊器就可以听到心脏的跳动了。

本周注意事项

孕妈妈要注意自己睡觉或做家务时的姿势是否正确，并注意休息。

本周优孕细细读——你的姿势安全吗

做家务活时的姿势

到了孕中期，由于激素的变化使全身的肌肉拉长、软化，孕妈妈在做家务的时候，不宜过分弯腰和曲背，尽量不要做擦地一类需要弯腰的家务活。

另外，在进行其他家务劳动时，孕妈妈都要尽量挺直腰板，以蹲或跪等姿势代替弯腰。同时，孕妈妈切忌举提重物，否则会无法保持背部的挺直。也不要穿高跟鞋，穿高跟鞋会使身体向前倾。

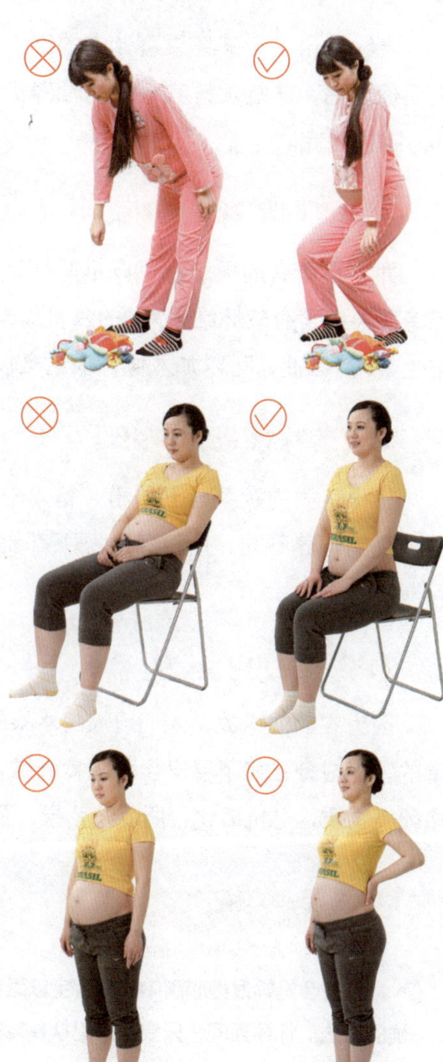

拾取东西的姿势

❶ 拾取东西时，腰部动作不要过大，注意不要压迫肚子。

❷ 孕妈妈可先弯曲膝盖，然后挺直腰杆，蹲下身体，再拾取物品。

坐下的姿势

❶ 孕妈妈在由站立位改为坐位时，要先用手在大腿或扶手上支撑一下，然后再慢慢地坐下。

❷ 坐椅子时，要深深地坐在椅子里，后背要笔直地靠在椅背上。如果肩膀总是用力缩成一团，就会引起肩酸、胸部下垂等症状。

❸ 坐椅子上时，髋关节和膝关节要呈90°直角，大腿宜与地平线保持平行。

站立时的姿势

站立时要尽量让背部舒展、挺直，使腹部的重量集中到大腿、臀部、腹部的肌肉上，并受到这些部位的支撑，这样能防止背痛，增加腹部肌肉的力量。

孕期营养宝典
——孕妈妈如何饮用果蔬汁

蔬菜和水果是孕期不可缺少的营养物质，其中的碳水化合物、丰富的矿物质和维生素能够给孕妈妈和腹中的胎宝宝带来所需的营养补给。如果孕妈妈将要吃的蔬菜、水果制成果蔬汁，品尝起来自然是别有一种风味，也更容易被人体所吸收。那么，如何才能确保榨出来的果蔬汁养分不流失呢?

果蔬汁养分不流失的窍门

光线和温度会破坏果蔬汁中的维生素，令其营养价值变低。因此果蔬汁最好是现榨现喝，才能发挥其最大的营养价值，被人体所吸收。制作好的蔬果汁要在20分钟内喝完。

果蔬可以随意混搭吗

并不是所有的果蔬都可以搭配榨汁饮用的，如南瓜、小黄瓜、胡萝卜、哈密瓜等蔬果中含有破坏维生素C的酶，如果与其他果蔬搭配榨汁，会破坏其他果蔬的维生素C。因此，可以加入像柠檬这类较酸的水果，来补充流失的维生素C。

饮用美味果蔬汁秘诀

将根茎类的蔬菜与五谷粉、糙米一起榨成汁，这样的果蔬汁不会那么凉。各种果蔬的营养不同，所以各色蔬菜都要吃，不要偏食某几种，否则会造成营养不均衡。

水果外皮更有营养

因为农药的缘故，人们习惯将水果的外皮削掉食用。其实，水果外皮也含有丰富的营养成分，如苹果皮含有膳食纤维，有助于胃肠蠕动，促进排便；葡萄皮含有多酚类物质，可抗氧化，所以吃苹果、葡萄时可以多洗几遍，保留外皮食用。

优孕专家如是说

维生素食补最重要

有些孕妈妈很担心腹中的胎宝宝缺乏维生素，常常会服用各种维生素片。这是不正确的做法。怀孕期间，只要孕妈妈饮食均衡，胎宝宝所需要的维生素一般都可以从孕妈妈的饮食中获取。而且，盲目地服用各种补剂还会给胎宝宝带来一定的伤害。

孕期生活情报站——孕妈妈饭后的禁忌事项

禁忌1：立即吃水果

一些孕妈妈习惯在饭后立即吃水果，认为这样可以有助于胃肠蠕动，促进消化，其实这是不对的。因为吃饱饭后，食物进入胃内需要经过1～2小时的消化过程。如果饭后立即吃水果，会被食物阻滞在胃内，就容易引起腹胀、腹泻或便秘等症状。

禁忌2：立即喝水

孕妈妈饭后不要立刻喝水，因为喝下去的水会冲淡消化酶的浓度，或降低它们的作用。除此之外，饭后大量饮水也容易引起胃灼热的感觉，所以孕妈妈最好在饭后2小时再饮水。如果孕妈妈担心饭后会口渴，那么可以在饭前15～30分钟时喝些水或是果蔬汁。

禁忌3：立即做运动

吃过饭后，人们的胃肠、肝脏、胰腺等消化器官正处于功能活动旺盛的时候，大量血液集中在此。运动时，四肢的需氧量增加，需向肌肉输送大量的血液。因而饭后运动会使消化器官供血减少，从而影响食物的消化吸收。再者，如果饭后立即做运动，还会引起恶心、呕吐等症状。因此，孕妈妈最好在饭后半小时再进行运动。

禁忌4：立刻洗澡

大家都知道，空腹的时候不能洗澡。但是孕妈妈需注意，饱餐后也不宜立即洗澡。因为饱餐后立即洗澡，会影响人体的消化功能，使皮肤血管扩张，血流旺盛。如此一来，消化道的血流量就相对减少，消化液分泌便减少，使消化功能降下。因此，孕妈妈最好在饭后休息一段时间再洗澡。

禁忌5：立刻阅读

饭后立即进行阅读或是思考问题，会使血液集中在大脑，从而导致消化系统血液量相对减少，影响胃液分泌。久而久之，容易引起消化不良、胃胀、胃痛等症状。因此，孕妈妈最好在饭后休息半个小时再进行阅读。

怀孕第21周

保护乳房的关键期

孕产大讲堂·第21周

本周孕妈妈变化

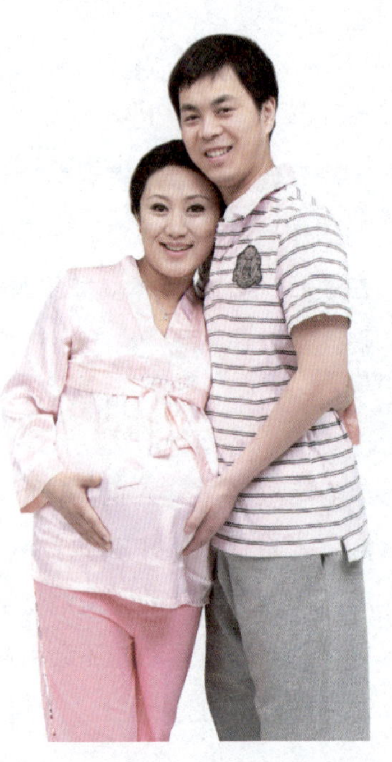

这一周，孕妈妈的体型已经发生了显著的变化，腹部明显突出。在本周，孕妈妈的体重一般会增加4～6千克，这些重量使孕妈妈完全失去了怀孕前的完美曲线，多数孕妈妈的体态开始变得臃肿起来。

这时隆起的子宫开始压迫孕妈妈的肺部，孕妈妈会感觉呼吸变得急促。随着子宫的进一步增大，这种状况也更加明显。而且孕妈妈容易感到疲劳，有时候会出现腰部疼痛的症状。

本周胎宝宝变化

本周，胎宝宝的顶臀会生长到17厘米左右，体重也会增加至300克左右。胎宝宝看上去滑溜溜的。

随着胎宝宝大脑和神经末梢的逐渐发育，胎宝宝的其他器官正在逐步发育完善。同时，胎宝宝的面部器官已经开始发育，味蕾开始在舌面上形成。

此时，胎宝宝已经吞咽了大量的羊水，这对消化系统具有很好的促进作用，并且胎宝宝能够从羊水中吸收到许多水分。这一时期，胎宝宝的肾脏已经能够处理一些废液，但是大多数废液主要通过胎盘输送到母体的血液中，并最终通过孕妈妈的肾脏过滤掉。

本周注意事项

此阶段孕妈妈要避免长时间站立，以免出现双腿水肿现象，避免过度疲劳，还要做好乳房的护理工作。

本周优孕细细读
——保护好宝宝的“粮仓”

宝宝出生后能否有充裕的粮食，完全取决于宝宝“粮仓”的健康状况。因此，为了以后宝宝能得到更好的母乳喂养，也为了能让哺乳过后的乳房保有“坚挺”的风采。在孕中期，孕妈妈就要积极地进行乳房护理工作，但需要注意的是按摩乳头可能引发早产，孕妈妈一定要根据自身情况进行护理时间长短的选择。

做好乳房护理

/ 保持乳头清洁 /

从孕6月开始，孕妈妈就要注意乳头的清洁，每天用软毛巾沾肥皂水（或浓度为25%的酒精）轻轻揉搓乳头1～2分钟，然后用清水洗净，涂上防护乳液。这样不但起到清洁和消毒的作用，而且会使乳头的皮肤逐渐增厚，日后哺乳时，不易发生乳头皲裂。

/ 要戴合适的胸罩 /

胸罩是紧贴在乳头的衣物，会时刻摩擦到乳头，所以孕妈妈要选择合适的纯棉胸罩。如果是纤维材质的胸罩，纤维丝很容易进入乳管。时间久了，就会导致乳管堵塞。不但会影响到产后的哺乳，还会引起乳腺炎。

/ 清除乳头上的痂皮和积垢 /

对于乳头上的痂皮和积垢，孕妈妈可以用植物油或矿物油涂敷乳头，待其变软后，用温水和软毛巾轻轻擦洗清除即可，并在乳头上涂抹防皲裂的乳液。

/ 做乳头按摩操 /

◎ **压迫按摩**。用一手食指和中指，稍微用力按压乳头的根部，用另一手手指转圈按压乳头。

◎ **揉搓按摩**。慢慢移动手指，像搓绳一样向左右方向均匀按摩乳头。

◎ **向里按摩**。向乳头内侧按压，同时揉搓按摩，但不要只注意按摩乳头部位，而是要向乳房内侧挤压按摩。

定期自检乳房

孕妈妈站在镜子前仔细观察每侧乳房的外观、大小。皮肤的颜色或是乳头颜色的变化。乳房是否有湿疹，两个乳头的高度是否一致，乳头有无液体流出。还可以采取触摸法。可以在产科医生的指导下采用触摸的方法自检乳房。

快乐孕程一点通
——选购袜子有妙招

舒适的袜子可以有效帮助孕妈妈缓解腿部因血流量增加而带来的水肿等问题，而市面上的袜子品种繁多，那什么样的袜子更适合孕妈妈们呢？

市场上出现了专门为孕妈妈制作的弹力袜，这种弹力袜的好处是可以帮助孕妈妈缓解和预防静脉曲张、水肿等问题。尤其是到了孕中期，大多数的孕妈妈都会出现腿肿、脚肿的现象，穿上这种弹力袜对消除脚部疲劳很有帮助。

值得注意的是，孕妈妈可在早上起床的时候就穿上弹力袜，因为这个时候血液循环最通畅，脚部肿胀现象还未出现。也可在穿弹力袜之前做10分钟的抬腿运动，这个运动可以防止血液回流。如果孕妈妈开始不适应袜子的紧绷状态，可以采取渐进的方式选择合适的松紧度，确保最为舒适的状态。

优孕指南对对碰
——孕妈妈可适量食用柑橘类水果

柑橘所含的矿物质中以钙的含量最高，并且还含有丰富的磷。据测定，500克柑橘中含有140毫克维生素C、27毫克B族维生素。其中，维生素B_1的含量居水果之冠。所以，孕妈妈适量吃一些柑橘类的水果，有助于补充维生素和矿物质等营养的缺失。

但孕妈妈要注意，过量食用柑橘类水果容易引起燥热而使孕妈妈“上火”，造成口腔炎、咽喉炎等。大量食用柑橘后，身体内的胡萝卜素也会明显增多，肝脏会把来不及排出的胡萝卜素转化为维生素A，进而使皮肤内的胡萝卜素沉积，导致皮肤呈黄疸样改变。所以，为了避免出现这些情况，孕妈妈要适量食用柑橘类的水果。

优孕专家如是说

适合孕妈妈吃的3种水果

◎樱桃。樱桃中含铁量是比较丰富的，还含有大量的胡萝卜素、钙、磷等营养成分，多吃可起到补血的作用。

◎草莓。草莓含有丰富的维生素C，还可以起到预防感冒的效果，孕妈妈可适量多吃。

◎西柚。西柚是天然叶酸的来源，非常适合孕妈妈食用。

快乐“孕”动操
——夫妻保健操

【具体步骤】

❶ 准爸爸和孕妈妈面对面坐在床上，双方均将右腿伸直、左腿弯曲，双手掌心相对（图1）。

❷ 准爸爸用左手轻轻将孕妈妈的右手向后推，一直推到孕妈妈的胸前（图2）。

❸ 孕妈妈用右手轻轻地将准爸爸的左手推回至准爸爸的胸前。同时，准爸爸用右手轻轻地推动孕妈妈的左手。反复操作即可（图3）。

❹ 准爸爸和孕妈妈面对面端坐，准爸爸将双腿前伸，并略微张开，孕妈妈和准爸爸两腿交叉，两手掌心相对。双方面对微笑凝视对方的眼睛，慢慢感受着两人的热量正通过手掌和双眼进行着传递和融合（图4）。

❺ 孕妈妈端坐片刻后，如果觉得身体疲乏，可以顺势躺在准爸爸的怀里，好好放松一下。

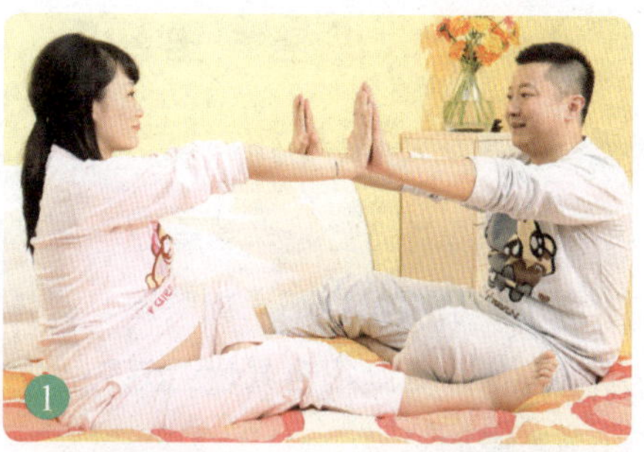
1

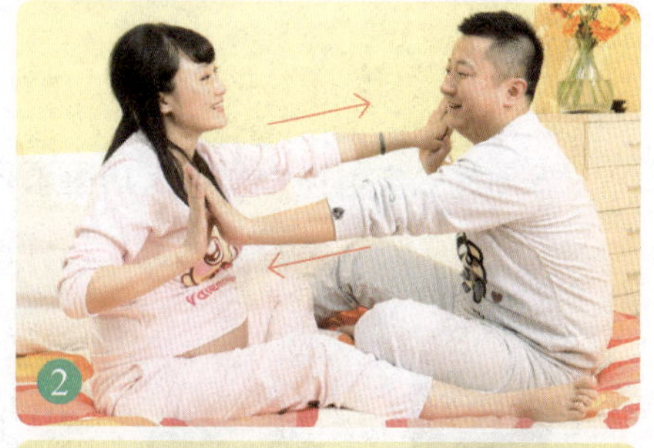
2

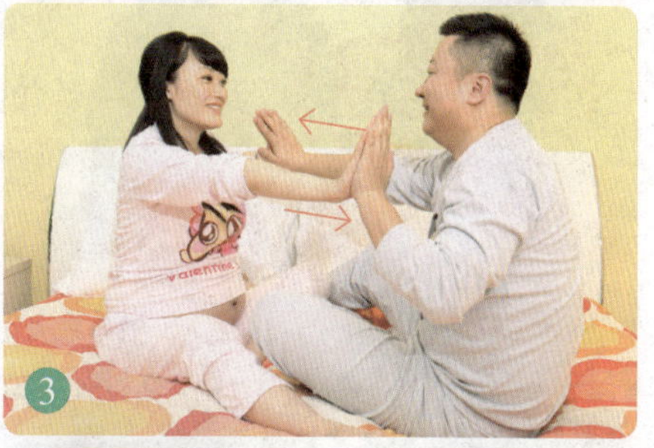
3

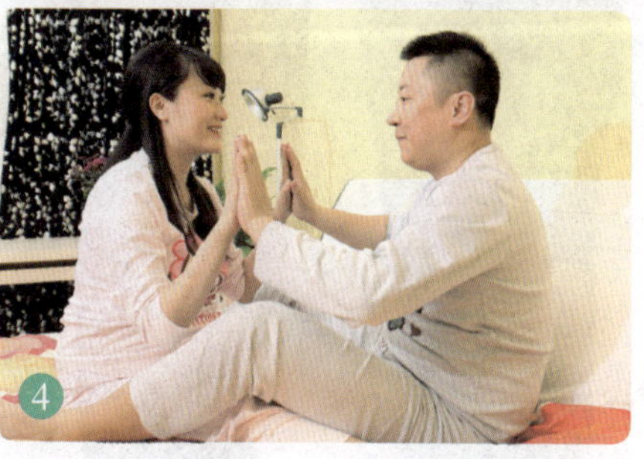
4

【注意事项】

◎ 孕妈妈和准爸爸在推手掌的过程中要始终保持脊柱的挺直，而且力度要轻，以免孕妈妈因重心不稳而摔倒。

◎ 这套操可以在任何时候进行，每天进行1～2次即可，但要确保孕妈妈的身体不会出现疲劳感。

【保健功效】

进行推掌动作可以加速双方手掌的血液循环，使手掌变得温热，从而起到按摩手掌穴位的功效，并且可以达到调节内脏功能、刺激腺体的目的。

怀孕第22周

面对变化莫惊慌

孕产大讲堂·第22周

本周孕妈妈变化

孕妈妈身体会越来越重。子宫高度约22厘米，上升到肚脐上2厘米。随着子宫的增大，孕妈妈腹部更加突出，身体的重心也向前移。这时，孕妈妈不宜做大幅度的动作，否则很容易发生意外。另外，随着妊娠的继续，孕妈妈阴道的分泌物会不断增加。

本周胎宝宝变化

本周的胎宝宝顶臀长约为19厘米，体重约为500克。胎宝宝的脑部开始迅速生长，尤其是位于大脑中心、主要负责产生脑细胞的生发基质生长更快。胎宝宝感官进一步完善，不仅能够很清楚地听到母体外的声音，即使母亲轻轻拍打腹部，他也会被惊醒。胎宝宝的眉毛和眼睑已经清晰可辨，手指也已经长出了娇嫩的小指甲。

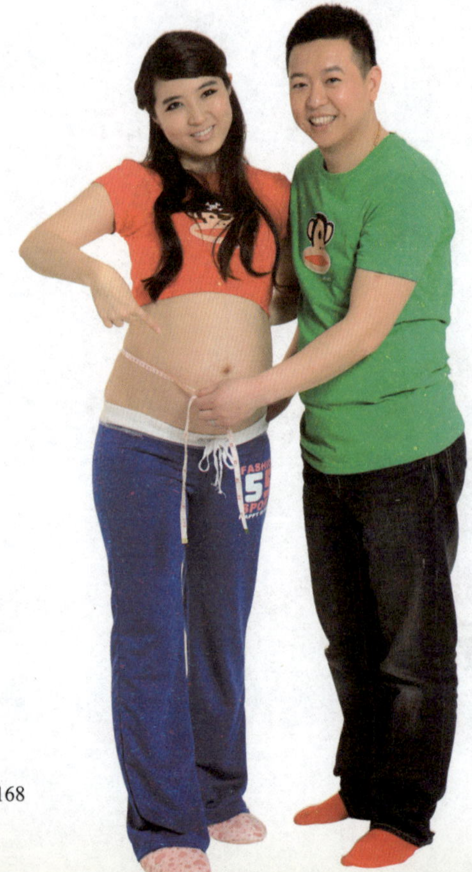

如果胎宝宝是男孩，其睾丸将从骨盆降到阴囊内，且原始精子已经形成；如果胎宝宝是女孩，阴道开始呈现出中空的形状。

本周注意事项

随着胎宝宝的长大和营养需求的增加，个别营养摄入不均衡的孕妈妈可能会在孕中、晚期出现贫血症状，严重时还会晕倒，故饮食上应注意多补充铁，并摄入可补血的食物。如发生贫血，应及时问诊。

本周优孕细细读——平静面对体毛的变化

怀孕后，由于受到激素的影响，孕妈妈身上某些部位的体毛正在逐渐相应地发生变化。有些孕妈妈或许会发现，这些体毛变化同样会引起孕妈妈们情绪上的变化。但专家提醒，孕妈妈千万不要因此而郁郁寡欢，要认识到这些变化都是正常的生理现象。下面我们就详细了解一下哪些部位的体毛会发生变化。

乳晕周围体毛的变化

细心的孕妈妈会发现自己的乳头在这段时期会生出几根不请自来的毛毛，并且担心它们会影响产后宝宝吸吮乳头时的舒适感。

腹部体毛的变化

到了孕中期，绝大多数的孕妈妈会发现她们肚脐周围开始长出一些又浓又厚的体毛。有的孕妈妈会觉得这些体毛严重影响自己的美“孕”形象，甚至影响孕期的心情。

手部、腋下、腿部体毛的变化

手部、腋下、腿部这三处的体毛变化具有一定的共性：有些孕妈妈会变多，有些则会变少。但无论体毛变多还是变少，都会让一部分孕妈妈误以为自己或者是胎宝宝的健康出现了什么问题，而忧心忡忡。

生殖器周围体毛的变化

到了孕中期，有的孕妈妈生殖器周围的体毛可能会增加到原来的2~3倍，增多的体毛甚至会蔓延到孕妈妈的大腿根部，可能引起阴部瘙痒的症状，让孕妈妈心烦不已。

面对以上这些部位体毛的诸多变化，孕妈妈无需担心，大多数孕妈妈的体毛会随着生产后体内激素的平衡而逐渐变淡，经过半年左右的时间就可以恢复到原来的样子。所以，孕妈妈们千万不要因此而愁眉不展，更不要将增加的体毛剔掉或在孕期使用脱毛膏之类的药品将其“连根拔起”，而是要以平常心态去适应这些变化，把这种变化当做是孕期生活的一种特殊体验，并以愉悦的心情去享受这样的变化。

孕期营养宝典——利用食物与色斑对抗

西红柿

西红柿具有保养皮肤、消除雀斑的作用。西红柿中丰富的番茄红素、维生素C是抑制黑色素形成的最好武器。实验证明，经常食用西红柿可以有效减少黑色素的形成。

孕妈妈每天饮用1杯西红柿汁，可令孕妈妈的面色更加红润。

此外，孕妈妈还可以用西红柿汁来做美容，先将面部清洗干净，然后用西红柿汁敷面15～20分钟后再用清水洗净即可。此方法对改善黄褐斑有很好的作用。

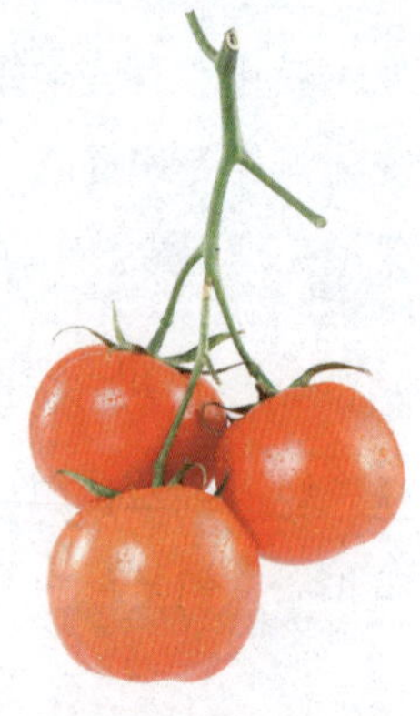

西红柿

猕猴桃

猕猴桃中含有丰富的膳食纤维、维生素C、B族维生素、维生素D、钙、磷、钾等营养物质，被誉为是“水果金矿”。而且猕猴桃中的维生素C具有抑制皮肤内多巴醌的氧化作用，可以使皮肤中深色氧化型色素转化为还原型浅色素，干扰黑色素的形成，并预防色素沉淀，保持皮肤白皙，是孕妈妈对抗色斑的理想食物。

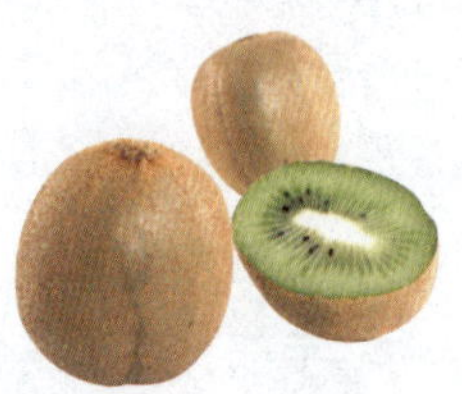

猕猴桃

柠檬

柠檬中含有的柠檬酸可以有效防止皮肤色素沉着，也是对抗色斑的美容水果之一。柠檬中含有维生素C，具有促进新陈代谢、延缓衰老、收缩毛孔、软化角质层等诸多美容功效。孕妈妈可以用柠檬制成的清洁用品来洗脸，能令皮肤滋润光滑。

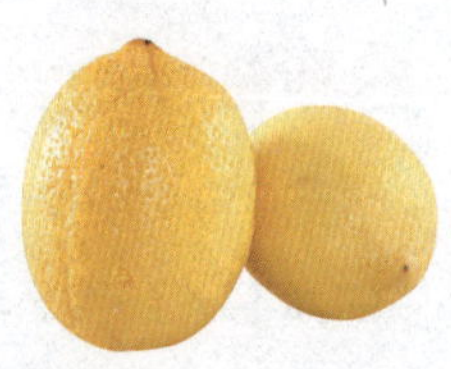

柠檬

牛奶

牛奶具有改善皮肤细胞活性，延缓皮肤衰老，增强皮肤张力，刺激皮肤新陈代谢、保持皮肤润泽细嫩的作用，孕妈妈需适量饮用。

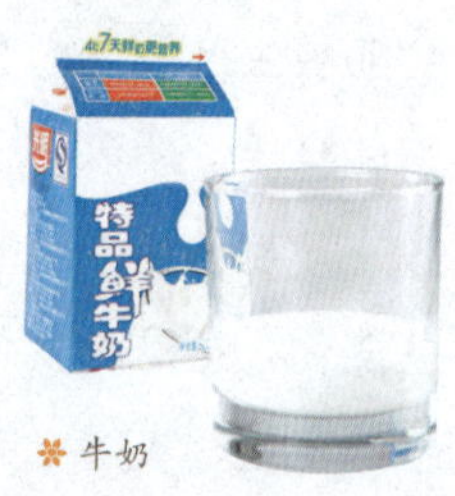

牛奶

孕期生活情报站——哪些孕妈妈适宜使用托腹带

随着腹部的逐渐增大，孕妈妈的身体会慢慢感受到来自肚子的压力。而且有些孕妈妈的腹壁肌肉较为松弛，再加上胎宝宝比较大，有些孕妈妈的肚子会有下坠感，出现悬垂的可能，这对胎宝宝入盆有一定的影响，此时可使用托腹带来缓解腹壁的张力，给腹壁一个外在的支撑。当然，如果孕妈妈的腹壁肌肉很结实，就没必要使用托腹带了。

孕妈妈在购买托腹带的时候需要注意以下几点：

◎购买前一定要先测量腰围、臀围的尺寸，再选择适合自己大小的产品。

◎选择透气性好、弹性好、吸水性强、触感柔和、纯棉质地的产品。

◎托腹带分为可调整型和不可调整型，孕妈妈可根据自己的孕周数选用适合自己的托腹带，既方便拆卸，又容易穿戴。

胎宝宝启智方案——和胎宝宝共享静谧

在安静的环境下进行胎教对于胎宝宝来说也是一种不错的方式，在使胎宝宝安静下来的同时，对他的情商和智商也能起到积极的促进作用。

孕妈妈可以做些自己喜欢做的事，一方面可以减轻身心因怀孕而不舒服的感觉，另一方面也有助于胎教和以后的亲子关系。可以通过与胎宝宝聊天或专门去做某些事情，来与胎宝宝沟通交流。如可以整理一下相册，回想那些值得回忆的经历，并通过照片将故事说给腹中的胎宝宝听。在情感的传述中，让胎宝宝在潜意识里能感受到你的爱。也可以使胎宝宝置身在美好的母体内外环境中受到美的熏陶。

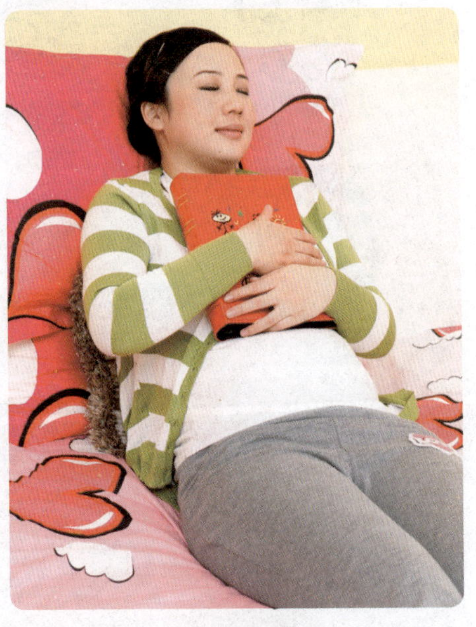

✲ 孕妈妈可以整理一下相册，回想一下那些值得回忆的经历，并将这些照片中的故事讲给胎宝宝听，这也是一种很好的胎教方式。

怀孕第23周

成为真正的"大肚婆"了

孕产大讲堂·第23周

本周孕妈妈变化

到了孕23周，孕妈妈的子宫已经扩展到脐上约3.8厘米的位置（耻骨联合上方约23厘米），腹部的变化虽然很缓慢，但此时已经是圆滚滚的体形了，成为真正的"大肚婆"了。

这个阶段，孕妈妈的乳房、腹部的妊娠纹会有所增加，大腿上也会出现淡红色的妊娠纹路，甚至在耳朵、额头周围出现小红点点，这都属于正常的现象，孕妈妈无需担忧。

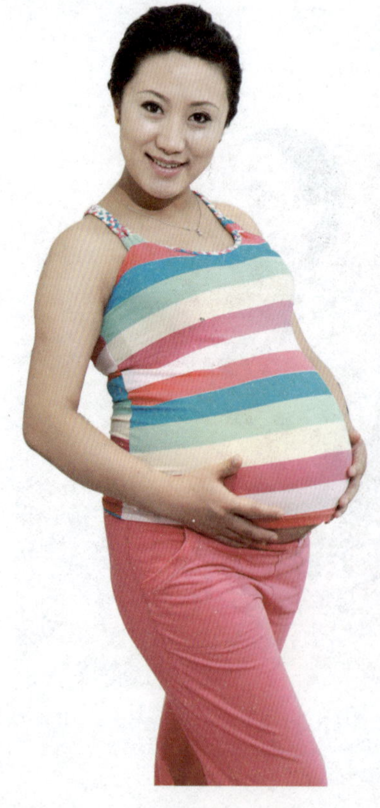

本周胎宝宝变化

本周，胎宝宝的身长已接近30厘米，体重已接近为700克，子宫的空间越来越拥挤了。胎宝宝的嘴唇、眉毛和眼睫毛已"各就各位"，清晰可见。在胎宝宝的牙龈下面，幼小的牙蕾也开始发育了。

此时，胎宝宝身体比例已较为匀称，但皮肤很薄且皱巴巴、红红的，全身覆盖着一层细细的绒毛，样子像个"小老头儿"。皮肤几乎没有皮下脂肪，但皮肤上的那些褶皱是给皮下脂肪的生长留有余地的。

本周注意事项

孕妈妈要注意避免腹部受到压迫，尤其注意不要登高。患贫血的孕妈妈要注意下蹲或是起身时要缓慢。

本周优孕细细读——怎样预防出现巨大儿

大多数孕妈妈从孕5月开始，肚子会急速膨胀起来，成为“大肚婆”。但需要注意的是，孕妈妈一定要控制好体重，预防巨大儿的出现。

什么是巨大儿

在医学上，把体重超过4000克的新生儿称为巨大儿。20世纪80年代，巨大儿的出生率仅为3%左右。近年来，随着物质生活水平的不断提高，新生儿的平均体重开始有所增加，巨大儿的出生率也在不断上升。

出现巨大儿的原因

巨大儿的发生可能与遗传有关，如果孕妈妈患有糖尿病或糖耐量降低时，也可造成巨大儿。其次，与孕期营养过剩有关，许多孕妈妈认为吃得越多对胎宝宝越好，在孕期大吃特吃，而又运动不足，也容易产出巨大儿。

巨大儿对母胎的危害

胎宝宝巨大，无论对母体还是对宝宝的将来，都很不利。这是因为巨大儿在生产时，虽然此时的产力、产道及胎位均正常，但由于胎宝宝过大及胎头变形差，当胎头以及胎肩娩出时，常感困难，需用手术助产。如果处理不当，可能会发生子宫破裂，胎宝宝常因窘迫或手术损伤而死亡。此外，孕妈妈在分娩巨大儿时，因为盆底组织在分娩过程中过度伸张或撕裂，易造成子宫脱垂。

对胎宝宝来讲，出生时体重过大，到成人后，发生肥胖的可能性也比较大。临床研究表明，许多慢性病，如高血压、糖尿病等的发生，均与肥胖有关，所以预防成人疾病应从孕期做起。

巨大儿的预防

◎ **坚持运动。**孕妈妈不要整天在屋里坐着躺着，可以进行一些适当的运动，比如散步、做孕妇操等。

◎ **科学摄取营养，调整生活节奏。**这是降低巨大儿发生率的关键所在。孕妈妈要随时控制体重，并按期去医院进行检查。

◎ **进行糖尿病筛查。**如果发现妊娠糖尿病，要及时就诊。

快乐孕程一点通
——孕期预防贫血小妙招

孕妈妈患贫血的几大症状

◎经常感觉疲劳，不活动也会感到浑身无力。

◎有时会出现头晕、心悸、胸闷等不良反应。

◎偶尔脸色苍白、呼吸困难。

适量补充铁

◎**多吃含铁的食物。**孕妈妈应该在备孕期和孕中期就开始多吃瘦肉、家禽等富含铁的食物。豆制品含铁量也很丰富，孕妈妈可以适量摄取。

◎**做菜多用铁质炊具。**做菜时尽量使用铁锅、铁铲，这些传统的炊具在烹饪时会产生一些细小的铁屑融到食物当中，会形成可溶性铁盐，被肠道吸收。

◎**多食用有助于铁吸收的食物。**水果和蔬菜不仅能够补铁，所含有的维生素C还能起到促进铁在肠道内的吸收作用。因此，在食用含有铁食物的同时，也要多食用一些水果和蔬菜，同样起到补铁的作用。

◎**按时做产前检查。**孕妈妈至少要在孕中、晚期检查两次血色素，多次反复化验血能够及早发现贫血，并可以积极采取措施以纠正贫血。

孕期生活情报站
——警惕皮肤对紫外线的“控诉”

孕妈妈经常晒日光浴可以促进胎宝宝的发育，但晒太阳也要有节制，以免阳光中的紫外线对皮肤造成伤害。进入孕中期之后，更要注意防晒。

加重妊娠斑

长时间晒太阳会使孕妈妈脸上的色斑点点加深或增多，出现妊娠斑。如果孕妈妈的脸上已经出现了妊娠斑，那么就表示你的肌肤已经对日光浴提出抗议了。

加剧皮肤老化

孕期内，孕妈妈体内刺激黑素细胞的激素含量要比平时高，致使色素更容易沉淀。如果长期暴露在紫外线下，更会加剧皮肤的老化。

准爸爸爱妻大行动——不要犯这样的错误

吸烟

研究表明，如果准爸爸经常在孕妈妈面前抽烟，烟雾中的有毒物质会通过孕妈妈的呼吸道进入到血液中，再经过胎盘进入到胎宝宝体内，影响胎宝宝的正常发育，有引起流产、畸胎和低体重儿的可能性。

保护过度

怀孕了，丈夫对妻子百般呵护是很正常的事情。在妻子肚子越来越大的孕中期，准爸爸会特别关心妻子。一些准爸爸认为妻子这段时间应该活动越少越安全，吃得越多越有营养。家中里里外外准爸爸一个人全部包揽，不让妻子动一根手指头，甚至不让妻子上班坐公交车，害怕挤着碰着了。

要知道，这种做法并不明智。因为孕妈妈活动越少，就会使身体变得更弱，不仅增加了难产的可能性，也不利于胎宝宝的生长发育。

关心不够

一些“马大哈”准爸爸对妻子的生活、饮食很少关心，尤其是在精神上给予的关心更是少之又少，甚者还有施加精神压力的准爸爸，如经常和妻子说生个男孩之类的话。这会使妻子长期处于一种紧张的状态，不利于妻子和胎宝宝的健康。

幸福妈妈经验谈

不在空气不流通的地方看书

听朋友说在孕期应该多看些书，于是原本就爱好文学的我便一个人到附近的图书大厦去买书。由于人多再加上有点儿累了，我就坐在图书大厦的椅子上休息片刻，顺便看看新买的几本书。可是还没到半小时，我就感到胸口发闷，呼吸困难，在图书大厦服务人员的帮助下，来到空气流通的地方，缓解了症状。所以，孕妈妈一定不要在空气不流通的地方看书，因为在阅读的时候，孕妈妈会将大部分注意力放在书上，而忽略了自身的感觉。

——Jenny

怀孕第24周

参加产前学习班

孕产大讲堂 · 第24周

本周孕妈妈变化

本周孕妈妈的子宫底位于肚脐上约3横指的位置，宫高约24厘米。孕妈妈的体重继续增加，乳房开始明显增大并伴有肿胀感。支撑身体的双腿肌肉疲劳加重，隆起的腹部压迫大腿静脉，孕妈妈的身体越来越感到沉重。

本周胎宝宝变化

24周时的胎宝宝身体逐渐匀称，大约已有700克了。本周应该算作一个里程碑，因为这时的胎宝宝存活庇极小，已具备了一定的宫外存活能力。

胎宝宝的内耳已经完全发育成熟，听力形成，他可以分辨孕妈妈的说话声音、心跳的声音和肠胃蠕动时发出的“咕噜咕噜”的声音。一些大的噪声，胎宝宝也能分辨出来，比如吸尘器发出的声音、开得很大的音响声、邻家装修时的电钻声等，这些声音都会使胎宝宝躁动不安。

胎宝宝的呼吸系统进一步发育，肺内的细胞开始分泌表面活性物质，这样可以防止肺泡塌陷，同时也能促进肺泡在分娩时扩张。这时，胎宝宝还在不断通过吞咽羊水来练习呼吸，使肺部功能得到进一步的完善。

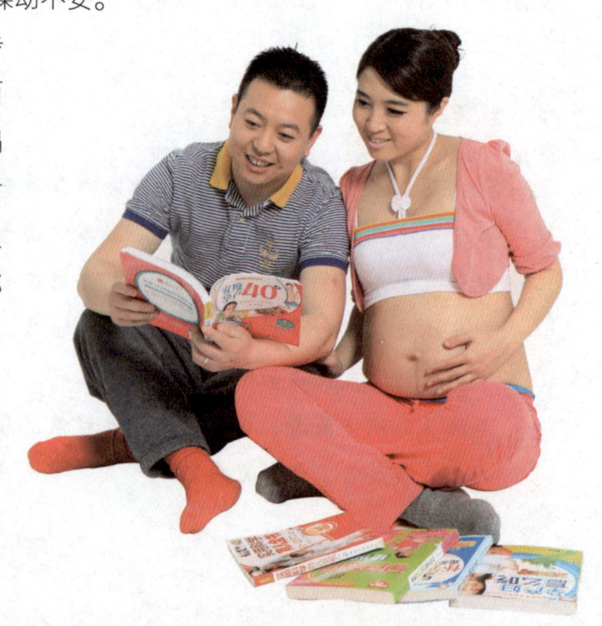

本周注意事项

注意有规律的运动，并选择食用低脂肪的产品，保持营养的均衡。

本周优孕细细读——孕妈妈要学会给子宫保暖

炎炎夏日，孕妈妈在避暑的同时不要忘记给子宫保暖。子宫是孕妈妈身体里最怕冷的地方。

避免着凉

/不要趴在办公桌上休息/

如果孕妈妈还在上班，千万记得不要趴在办公桌上午休。否则睡着的时候由于毛孔开放，身体很容易受到寒邪伤害。在空调屋待了一上午的孕妈妈不如趁中午时段到外面走走，或是到冷气较低的午休室休息。

/不可坐“寒”椅/

孕妈妈在空调屋不可坐有寒气的椅子，例如铁面的椅子，这种椅子导热快，而且寒气重，很容易使寒邪击退身体的阳气，直接攻击子宫。

/不能直接吹空调/

无论是在家里，还是在外面，孕妈妈都要避免待在正对着空调的位置。不要让冷风直接吹到你的背部和腰部，否则会对身体造成伤害。

体寒孕妈妈要调养身体

体寒体质的孕妈妈主要症状为四肢冰冷，对气候的变化特别敏感，而且脸色比一般人苍白，冬天怕冷，夏天耐热。体寒孕妈妈除了小心防寒外，还要长期温补身体，多吃一些可以补气暖身的食物，如大枣、花生、核桃等。还要经常散步，通过运动来改善自身体质，加速血液循环，使全身暖和起来。

体寒孕妈妈要慎食寒性食物

中医认为，女性的体质属阴，不可以贪凉。尤其是孕妈妈这个特殊的群体，即使是在炎热的夏季，也要少吃或是尽量不吃寒凉的食物。因为寒凉的食物进入体内后会消耗阳气，导致寒邪内生，会伤害孕妈妈的子宫。

专家建议，即使是在盛夏，孕妈妈也不要马上食用刚从冰箱里拿出来的食物，最好在常温下放置一会儿再吃。再者，吃凉还要有序，如果有凉、热两种食物，孕妈妈应该先吃热的，再吃凉的，否则很容易导致凉气被热气直接压迫至子宫，导致子宫受凉。

快乐孕程一点通——遇上这些问题怎么办

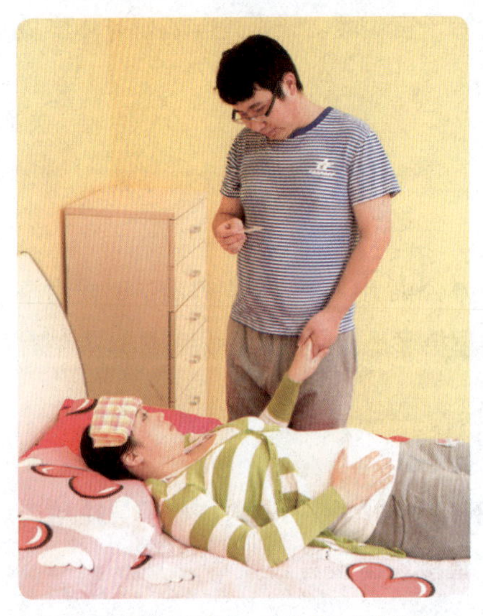

如果孕妈妈是轻微发烧，准爸爸无需过度紧张，可采取一些物理方法，及时为妻子降温。

发烧

如果只是感冒引起的轻度发烧，体温还没有达到38.5℃，可以将毛巾用白开水浸湿，擦拭额头、手脚、腋下和腹股沟等部位，反复擦拭30分钟后再测量体温，直至体温降至38℃以下为止。也可以用冰袋敷头，将冰块用塑料袋装好，外包一块毛巾，敷在额头或是枕后，慢慢降温。

胎宝宝宫内发育迟缓

如果医生告诉孕妈妈，胎宝宝宫内发育迟缓，孕妈妈一定会认为胎宝宝的发育出了问题。胎宝宝的正常发育与父母双方遗传、孕妈妈的营养、健康状况，维系胎宝宝生长的子宫、胎盘、脐带血流量、胎宝宝自身等诸多因素有关。因此，导致胎宝宝宫内发育迟缓的原因有很多。孕妈妈营养是胎宝宝营养的基本来源，如果孕妈妈摄入的蛋白质、热量等营养成分不足，必定会影响胎宝宝的生长。一旦发现了胎宝宝宫内发育迟缓，孕妈妈不要紧张，应该积极配合医生治疗。

妊娠期胆汁淤积症

妊娠期胆汁淤积症（ICP）也称妊娠期特发黄疸，属妊娠期并发症，表现为皮肤瘙痒及黄疸。少数孕妈妈还会出现食欲降低或轻度恶心、呕吐、腹泻、轻度肝脏肿大等症状。

可通过化验血清胆汁酸来确定诊断，人体血清胆汁酸的正常值的10～100倍。病情越重，胆汁酸值越高。轻度时胆汁酸值小于5微摩尔/升，中度为5～10微摩尔/升，重度大于10微摩尔/升，产后5～8周恢复正常。

胆汁淤积症（ICP）导致产后出血的可能占19%～22%，早产、流产的发生率为22%～36%。还可导致胎儿宫内窘迫、低体重儿等。一旦被确诊了ICP，应在妇产科高危门诊做定期检查。如果医生要求住院治疗，应积极配合。

孕期生活情报站
——孕期如何呵护秀发

怀孕之后，孕妈妈的头发也会发生一些变化，会失去光泽，颜色变浅等。导致这些变化的原因主要是孕妈妈体内激素发生了变化。为了拥有一头迷人的秀发，孕妈妈就要学会在孕期护理自己的秀发。

选择合适的洗发水

孕妈妈的皮肤会比怀孕前更加敏感，为了防止刺激头皮，影响胎宝宝的健康，孕妈妈最好不要更换洗发水，以免引发皮肤过敏。当然，有些孕妈妈在怀孕时头发会变得又干又脆，是因为头发中缺乏蛋白质，这时候可以选择一些刺激性小且能给头发补充蛋白质的洗发水。需要注意，不可使用含对胎宝宝有害的化学成分的洗发水。

快速干发的小窍门

洗头后，湿漉漉的头发是困扰孕妈妈的一大难题，不作处理，则容易着凉，进而引起感冒；用吹风机吹干，又会顾及电磁辐射对胎宝宝的影响。这里为你推荐一个快速干发法宝——干发帽或干发巾。但需注意，一定要使用正规产品。

补充足够的B族维生素

B族维生素能够让头发变得更加强韧。因此，在怀孕期间，孕妈妈可以多食用一些含B族维生素的食物，既补充了营养，又保养了秀发。

准爸爸爱妻大行动
——给妻子更多的体贴

孕中、晚期阶段，孕妈妈的腹部越来越大，会感到很疲劳，而且有些孕妈妈会出现脚肿、腿肿、静脉曲张等情况。因此，准爸爸这段期间更要给妻子更多的体贴和关爱。可以继续陪妻子去参加产前培训班，了解有关分娩的知识，并可以和妻子在家进行练习。也可以和妻子商量选择分娩的医院，或是帮妻子进行一下按摩，揉揉腿部、后背、肩膀，缓解一下妻子的不适感。还要多和妻子进行交流，帮助妻子克服对分娩的恐慌心理。

怀孕第25周

早产信息知多少

孕产大讲堂·第25周

本周孕妈妈变化

到了孕25周，孕妈妈的子宫又变大了许多。从侧面看，肚子大得更加明显了。这时子宫在高度上已经到达肚脐上方，从耻骨联合量到子宫底，长度约为25厘米。

孕妈妈除了子宫远远高出脐部外，腹部两侧也在增大。这时可以经常测量你的腰围或侧围，能够更好地掌控胎宝宝的发育进程。此外，由于肋骨、胃正在被增大的子宫挤压，会使胃酸逆流到食管，引起胃灼热，孕妈妈吃一点儿东西就会觉得饱了。

本周胎宝宝变化

孕25周，胎宝宝的体重继续稳定增加，与上周相比又长了许多，已有700~800克了。胎宝宝在妈妈的子宫中已经占据了相当大的空间，几乎充满整个子宫。

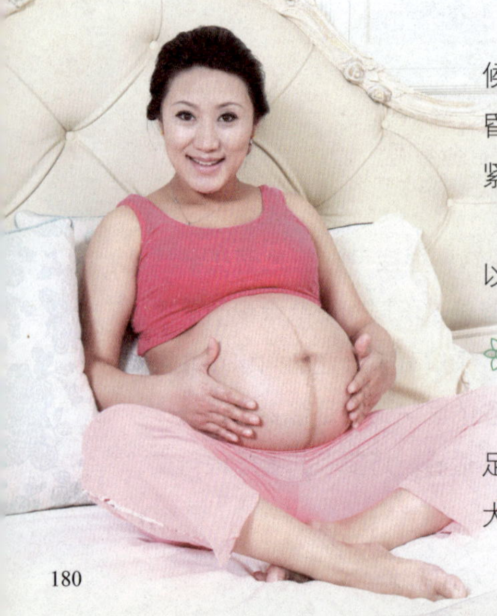

有的胎宝宝在这周会第一次睁开眼睛，但多数时候还是闭着眼睛的。胎宝宝的视觉已经能区分明亮和昏暗了。如果妈妈晒太阳的话，胎宝宝会把眼睛闭得紧紧的。

胎宝宝舌头上的味蕾逐步发育，从超声波检查中可以看到胎宝宝的嘴偶尔一张一合，品尝着羊水的滋味。

本周注意事项

不要做过多沉重的工作或剧烈运动，每天保证充足的睡眠和安静的休息，心态需稳定，情绪不可大起大落。

本周优孕细细读——了解早产的相关信息

早产是指孕妈妈在不足月（孕37周以前）就分娩出宝宝的情况，通常情况下，早产儿的体重约在1000～2500克，四肢肌肉显得既软弱又无力，身体发育不成熟，且各个脏腑器官的功能发育不完善。

引起早产的原因

◎孕妈妈在孕中期宫颈口被动扩张，羊膜囊向颈管膨出，因为张力改变，导致胎膜破裂，从而引起早产。

◎孕妈妈怀有双胞胎或多胞胎，羊水过多使宫腔内压力增大，从而引起早产。

◎绒毛膜羊膜感染也是引起早产的原因之一。感染主要来源于宫颈、阴道的微生物，还有部分是宫内感染。

◎子宫发育不良，以及患有某种病症的孕妈妈，如先天性心脏病、前置胎盘、肾炎等也可以引起早产。

早产的迹象有哪些

早产最明显的症状就是子宫收缩，这是早产最早的信号。孕早期，孕妈妈的子宫是松弛的，到了孕中期，每天大概会出现3～5次的宫缩，如果宫缩的次数过于频繁，达到每小时3～4次以上，就不属于是生理性宫缩了，要尽快诊治。

另外，如果孕妈妈出现下腹及腰背疼痛，腹部伴有下坠感。或者外阴部有较强的压迫感，同时伴有阴道分泌物增加、甚至出血等症状，很可能会早产。

如何预防早产

在日常生活中，孕妈妈要避免过度劳累；不要做剧烈的运动；不能进行长途旅行；走路时要稳，上下台阶时更需注意；不能长时间站立。

良好的生活状态对预防早产有一定的作用，孕妈妈要纠正不良的生活习惯，养成按时起居的生活规律。孕妈妈还需注意自己的生活环境，适当增加休息的时间。尤其是心态要平和、稳定，心理压力过大也是导致早产的诱因之一，尤其是紧张、忧郁都与早产密切相关。

饮食上孕妈妈要注意控制盐分的摄入，合理膳食，摄取充分的营养，要多吃鱼，但要避免食用含汞的鱼类。

快乐孕程一点通——了解孕期易出现的3大痒疹

多类型妊娠皮疹

多类型妊娠皮疹的发生概率为1/300～1/130，在临床上属于常见的皮肤病。症状表现为肚脐周围出现细小的粒状或块状皮疹，类似荨麻疹或丘疹。其发生原因与母体异常的免疫反应、孕妈妈或胎宝宝体重异常增加或多胞胎等有关。但多类型妊娠皮疹一般不会影响到胎宝宝的健康，而且产后会自行痊愈。

妊娠类天疱疮

妊娠类天疱疮出现的概率较小，约为1/50000，一般发生在自身免疫力不佳的孕妈妈身上，相对集中在孕中、晚期出现。初始症状是从肚脐周围出现类似水泡的疹子或小红疹，慢慢扩及全身，但不会蔓延到脸部及手脚掌，数周内就会消失，极少数人会恶化或产后复发。

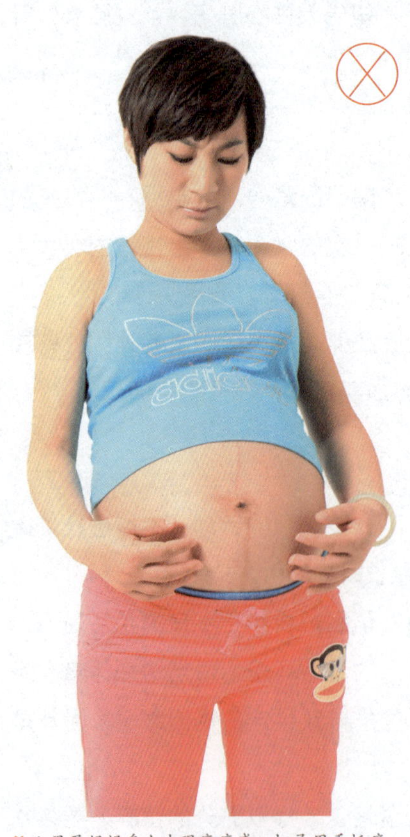

✲ 如果孕妈妈身上出现瘙痒感，切忌用手抓痒，以免抓伤皮肤。

妊娠类天疱疮可能会引起胎盘出现轻微的功能性不良，导致早产或新生儿体重偏低。发生此病后，孕妈妈应及时到医院问诊，根据医生建议进行保胎。

妊娠期胆汁淤积症

前文我们已经介绍了妊娠期胆汁淤积症的症状表现及诊断标准，也知道它的主要症状就是孕妈妈怀孕6～8个月后身上开始发痒，从轻度瘙痒到全身瘙痒。通常最先发生在手掌和脚掌，渐渐延至四肢和胸、腹、背部，少数孕妈妈会波及面部，而且夜间比白天更为严重些。约有20%的孕妈妈瘙痒发生后2～3周出现尿黄和巩膜黄染症状，但做皮肤检查没有任何异常。

由于妊娠期胆汁淤积症可能造成胎儿死亡的严重后果，再次提醒孕妈妈：一旦发生持续性瘙痒，要马上去医院询医。

准爸爸爱妻大行动——帮助妻子消除脸部浮肿

到了孕中晚期，孕妈妈的脸部会慢慢出现肿胀的症状。因此，准爸爸从这个时候起就要更加体贴妻子，为妻子做一做脸部按摩，帮助妻子缓解脸部浮肿等问题。准爸爸还在等什么？赶紧行动吧。

◎**按摩太阳穴。**准爸爸用双手大拇指的指尖部轻轻按住妻子的太阳穴，以太阳穴局部感到酸痛为宜，持续5秒钟即可。按压时，准爸爸可以先向妻子太阳穴的斜上方按压，然后朝外侧慢慢推移。这样做可以让妻子感到放松，并有效地消除双眸浮肿。另外，准爸爸也可以将两只手握成拳头，轻轻放置在太阳穴位置，然后从太阳穴一直敲打到脸颊。可以反复敲打数次，但要注意敲打的力度，以孕妈妈感觉舒适为宜。

◎**脸部按摩。**准爸爸用食指、无名指、中指的指尖，轻轻按摩妻子的整个脸部。按摩时，可以采用轻轻揉按式，也可以采用画圈式，力度以妻子感觉舒服为宜。这样按摩能够有效改善妻子的脸部浮肿状况，舒缓肌肤，让妻子拥有美丽的脸蛋儿，并保持神采奕奕的好气色。

胎宝宝启智方案——利用色彩完善胎宝宝的发育

实验证明，颜色会对人的情绪产生很大的影响。长期处在深色调或暗色调房间的人，会感到心烦意乱、情绪低沉、躁动不安和极度疲劳。而长期处于淡蓝色、粉红色等温馨色调的环境里，则会给人一种安宁舒适的感觉，在这样的环境中工作或生活，心情会变得愉悦，性情也比较柔和。

同样，为胎宝宝布置鲜艳明快的色彩环境也可以促进胎宝宝健康发育。孕妈妈居室的色彩应该以温馨舒适为主，可采用乳白色、淡蓝色、淡紫色、淡绿色等颜色。孕妈妈在这样的环境里生活，内心会趋于平和、安详，情绪也会变得稳定，同时也可以促进胎宝宝的心智发育。

如果孕妈妈是在紧张、繁忙、技术要求高的环境中工作，家中可以采用粉红色、橘黄色、黄褐色的布置，因为这些颜色都会给人一种轻松、活泼、悦目的感觉。孕妈妈从单调的环境、紧张的工作状态中回到生机盎然、轻松活泼的家里，紧张的神经即可以得到松弛。

怀孕 第26周

运动不可松懈

孕产大讲堂·第26周

本周孕妈妈变化

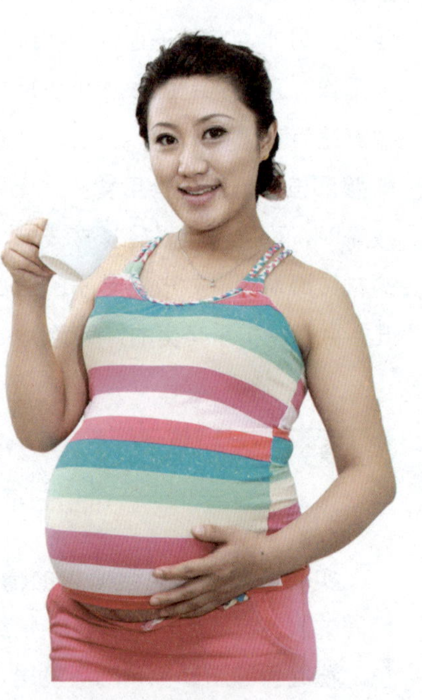

本周，孕妈妈的子宫底在肚脐上6厘米处，宫高约26厘米。随着子宫、胎盘和胎宝宝的生长，孕妈妈的身体也变得越来越笨重了。如果孕妈妈饮食得当、营养均衡的话，体重可较怀孕前增加6.5～8千克。

随着腹部的不断增大，孕妈妈的体态变得越来越臃肿，行动也变得笨拙，而且还会有更多的不适感，如腰背痛、盆腔压迫感、大腿痉挛和头痛等，极少数的孕妈妈偶尔还会出现心律失常现象。不过，孕妈妈不必担心，这些不适感将随孕育完成而消失。

本周胎宝宝变化

本周，胎宝宝的体重约为910克，顶臀长约23厘米。随着胎宝宝体积的不断增大，子宫里的空间变得越来越狭小了。为了支撑不断发育的身体，胎宝宝的脊椎变得越来越坚固。他的手指已经发育成形，能用手抓住小脚丫或握成拳头。

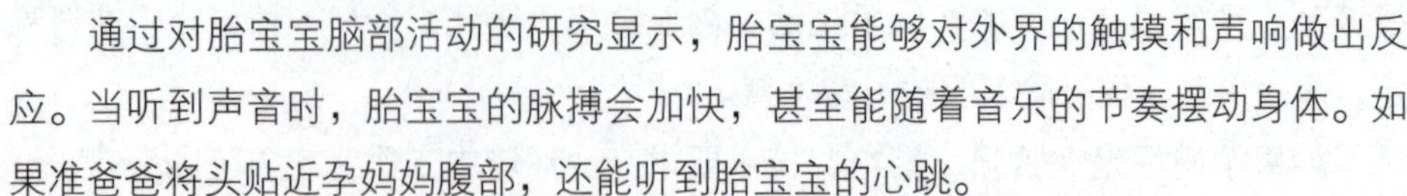

通过对胎宝宝脑部活动的研究显示，胎宝宝能够对外界的触摸和声响做出反应。当听到声音时，胎宝宝的脉搏会加快，甚至能随着音乐的节奏摆动身体。如果准爸爸将头贴近孕妈妈腹部，还能听到胎宝宝的心跳。

本周注意事项

每天保证充足的睡眠和安静的休息，心态需稳定。

本周优孕细细读——夫妻同做保健运动

孕中晚期，孕妈妈的身体会发生较大的变化，这时孕妈妈更需要适度运动。锻炼好身体，保持强健的体魄，对自身和胎宝宝都是有好处的，尤其可为顺利分娩打好基础。

颈部与坐姿运动

❶ 孕妈妈和准爸爸相对而坐，准爸爸十指交叉，抱住孕妈妈的头颈后部。

❷ 孕妈妈头颈尽量向后仰，准爸爸则轻轻施力向前拉，每次持续10秒钟即可。

❸ 准爸爸和孕妈妈互相抓住对方的手腕，两腿打开，两脚相对。如果准爸爸和孕妈妈的腿足够长的话，可以交叉放在一起。

❹ 保持同步呼吸。吐气时两人身体同时向前方下压。

❺ 二人同时吸气，再吐气恢复到步骤3的状态即可。此动作可重复5次。

脚部运动

❶ 准爸爸和孕妈妈分别坐在椅子上，脚和地面垂直，双脚并拢，脚心平放。

❷ 脚尖使劲上翘，待呼吸一次后，再恢复原状，重复做上翘动作。

❸ 将一脚放在另一腿上，上面腿的脚尖慢慢做抬高运动。然后再换另一条腿，动作同上。

❹ 反复练习此运动 3 分钟左右。

盘腿坐运动

❶ 夫妻二人盘脚相对而坐，精神集中，背部挺直，双手轻放膝盖上。

❷ 每呼吸一次，手就压一次膝盖，重复进行。

❸ 按压时需用手腕向下按膝盖并一点点加力，让膝盖尽量接触床面。

❹ 坚持做 5 分钟左右。

摆动骨盆运动

❶ 孕妈妈仰卧、双腿竖立，双膝并拢。

❷ 双肩紧靠床上，双膝带动大小腿向左右摆动，像用双膝在空中画半圆，动作要慢，要有节奏。

❸ 左脚伸直，右膝竖立。

❹ 右腿膝盖慢慢向左侧倾倒。

❺ 待膝盖从左侧恢复原位后，再次向左倾倒，重复多次后，再换另一条腿做同样动作。

❻ 运动时间最好安排在早晚，各做5～10次。

推进骨盆运动

❶ 孕妈妈仰卧位，后背紧贴床面，双膝竖立，脚心和手心平放床上。

❷ 腹部向上拱起呈弓形，默数到10，再恢复原位。

❸ 运动时间最好选在早上或者晚上，连续做5～10次。

孕期营养宝典——继续补充脂质和必需脂肪酸

此阶段是胎宝宝脑细胞分裂增殖的第2个高峰期，对脂质的需求量更大了。必需脂肪酸是指人体必不可少的，可是体内并不能合成这些必需的脂肪酸。因此，必须由食物提供的脂肪酸，即亚油酸和α–亚麻酸供给。

为了保证营养物质的供给，使胎宝宝获得足够滋养大脑神经的物质，孕妈妈要多吃核桃、黑芝麻、花生等健脑食品；多吃鱼类这样的多元不饱和脂肪酸含量高的食物，因为多元不饱和脂肪酸是脑神经纤维发育的物质保障。此外，植物油也含有亚油酸、α–亚麻酸。

常见植物油中亚油酸、α—亚麻酸含量对比表

植物油	葵花子油	大豆油	菜籽油	玉米油	芝麻油	花生油	核桃油
亚油酸含量（%）	68.4	49.0	18.0	56.4	50.3	41.3	64.9
α–亚麻酸含量（%）	未检出	5.6	6.4	0.6	未检出	未检出	7.7

快乐孕程一点通——孕妈妈流鼻血如何处理

孕妈妈流鼻血是孕期比较常见的现象，尤其是在孕中、晚期会出现频繁。但孕妈妈无需紧张，主要注意调节饮食结构，少吃辛辣的食物，多吃含有维生素C、维生素E的食物，如绿色蔬菜、西红柿、苹果等，就可以增强血管的弹性，防止血管破裂出血。日常生活中少做擤鼻涕、挖鼻孔等小动作，可以避免因损伤鼻黏膜血管而引起鼻子出血。

平时孕妈妈可以随身携带纸巾备用，如果流鼻血也不用紧张，孕妈妈可以走到阴凉的地方坐下，抬起头，用手捏住鼻子，然后将纸巾塞入鼻孔。如果不能在短时间内止血，则可以将冷毛巾敷在头上，并用手轻轻拍打额头，从而缓解流血的速度。

孕期生活情报站——预防先兆子痫

先兆子痫有哪些症状

先兆子痫最明显的特征就是出现血压高、全身性水肿和蛋白尿3个症状，而且出现的顺序并不确定，严重程度也要因人而异。还可能会伴有头痛、上腹疼痛、视力模糊、体重增加、胎宝宝体重或过轻及胎盘早期剥离等症状。

先兆子痫的病理变化

先兆子痫最主要的病理变化是血管痉挛及水分和盐分潴留。这些症状会使孕妈妈的肾脏过滤功能降低，这样就出现了孕妈妈血压升高、蛋白尿和水肿现象，而且胎盘血量的供应也相对减少，胎宝宝也有发育过小的可能性。

先兆子痫的注意事项

孕妈妈需要调整自己的饮食结构，控制饮食，不要过多食用太咸的食物，例如罐头或是腌制品。还要注意维持高蛋白的饮食，每天摄取70～90克的蛋白质，以补充尿中流失的蛋白质。另外，孕妈妈要坚持补钙，因为钙可以使血压稳定或者使之降低。还需卧床休息，以左侧卧最为适宜。并保持愉悦的心情，从而减轻身体的负担。

专家提醒，要注意监测血压，建议孕妈妈每天早晚各量一次血压，以了解血压的变化，如果有异常现象要及时入院观察。

准爸爸爱妻大行动——妻子爱发脾气怎么办

孕妈妈爱发脾气是很常见的事情。因为随着孕周的递增，即使是平日爱说爱笑的孕妈妈，也有可能变得郁郁寡欢，愁眉不展，并且会因为生活中的一些琐事就大动肝火。

随着分娩的逼近，孕妈妈的心理会更加复杂，考虑的问题比较多，如何扮演母亲角色、经济压力、工作安排等问题也经常会困扰她们。因此，准爸爸应该体谅妻子，不要和妻子争执，平时要多和妻子沟通交流，有了问题或矛盾一定说出来，共同面对，达到一致。

怀孕第27周

慎防妊娠高血压综合征

孕产大讲堂·第27周

本周孕妈妈变化

这个阶段，孕妈妈的子宫底在肚脐上7厘米的位置上，宫高又比上周高了2厘米。由于子宫的升高，占据了腹腔的位置，致使腹腔一些脏器位置暂时性上移而压迫心脏和肺，孕妈妈会觉得气短。这属于正常现象，不必担心。

孕妈妈会感觉到乳房疼痛，并伴有肿胀感觉，这些不适将随着孕周的增加而加剧；随着孕周的增加，母体负荷加重，使得孕妈妈的后背受压，引起下背部和脚部的强烈疼痛，举物或是行走时都会疼痛加重。由于身体日趋笨重，孕妈妈的身体因重心偏移而易出现不平衡。

本周胎宝宝变化

本周胎宝宝的体重大约950克，全身长度大约已达到30～35厘米，顶臀长大约为25厘米。随着最后一层视网膜的形成，胎宝宝的眼睛发育基本完成。此时，很多胎宝宝的眼睛已可以睁开，眼睑的张开和闭合会促进眨眼反射的形成。

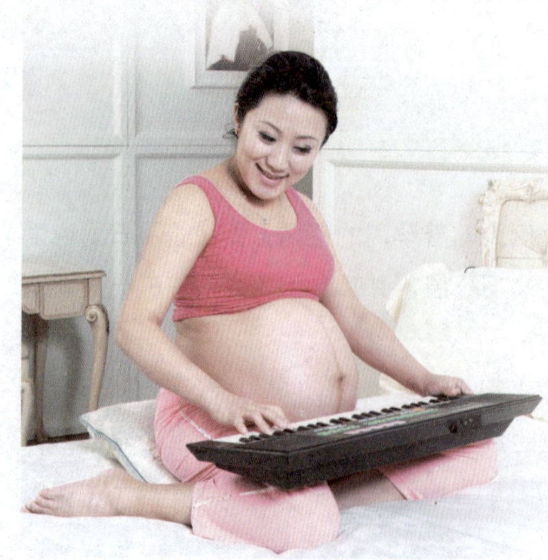

这时，胎宝宝的听觉神经也已发育完全，同时对外界声音刺激的反应也更为敏感，可以通过孕妈妈的腹部和羊水接收外界信息。孕妈妈可以继续为其进行讲故事、听音乐等胎教活动。

本周注意事项

本周，孕妈妈要警惕并预防妊娠高血压综合征，在活动的时候要格外小心，并继续加强胎教。

本周优孕细细读
——警惕妊娠高血压综合征的侵袭

妊娠高血压综合征的危害

如果孕妈妈患上中度或重度妊娠高血压综合征，胎宝宝的血流量也会出现异常，会导致血液或营养无法送达给胎宝宝，容易造成胎宝宝生长迟滞，也可能在分娩时出现胎盘早期剥离或全身性痉挛等症状。

哪些人易患妊娠高血压综合征

◎ 自身或家族史中有罹患高血压、肾脏病、糖尿病的孕妈妈。

◎ 前一次孕育患过此病的孕妈妈。

◎ 孕前肥胖的孕妈妈。

◎ 怀多胞胎的孕妈妈。

◎ 压力过大、劳累过度的孕妈妈。

如何预防妊娠高血压综合征

/ 定期进行产检 /

定期进行产检可以有效预防妊娠高血压综合征的发生，高血压、尿蛋白、浮肿都是妊娠高血压综合征的3大典型症状，也是产检的常规内容，并按照医生的要求缩短产前检查的间隔。因为专业的医疗检查可以做到早发现、早治疗，将危害降到最低。

/ 控制饮食，做好体重管理 /

孕期孕妈妈要注意均衡营养，控制饮食，避免食用高热量或高盐分的食物。还要控制好体重，因为体重超标会给心脏或肾脏造成负担，使患妊娠高血压综合征的危险提高。另外，还可以食用奶类、豆类及其制品等营养佳品。因为奶、豆类食物中所含的蛋白质不仅能增强血管的弹性，还有清除血中过量钠的作用，可缓解妊娠高血压综合征的发生。

/ 作息时间有规律 /

适当的休息是养胎、护胎的重要手段，休息不好或是劳累过度很容易造成孕妈妈的免疫力下降，从而增加罹患妊娠高血压综合征的可能性。

✿ 食盐

孕期生活情报站——孕妈妈的床要软硬适中

随着孕妈妈体重的不断增加，身体会变得越来越笨重，因此也更加贪恋柔软舒适的大床。但为了胎宝宝的健康，孕妈妈还是需要选择软硬适中的床较为理想，原因如下：

◎ **睡软床易导致骨盆损伤。**一般情况下，人们在入睡后会经常翻身变换姿势，一夜之间会辗转几十次。因为翻身有助于大脑皮质抑制的扩散，能够提高人们的睡眠质量。可孕妈妈睡在过于柔软的床上时，身体的下压会受到软床弹簧的反弹力的影响，会使其左右翻身时受阻，而且在起床和翻身的时候会花费更多的力气，严重时还会导致骨盆损伤。

◎ **睡软床对腰椎产生影响。**孕妈妈的脊椎和正常人相比，向前弯曲的弧度更大，睡在软床上后，会对腰椎产生很大的影响。因为仰卧时，脊柱呈现弧形，会使本身就前屈腰椎小关节摩擦增加。侧卧时，脊柱也会向侧面弯曲。久而久之，脊柱的位置就会失衡，从而压迫神经，增加腰椎的负担，不但没有消除疲劳感，反而会引起腰疼。

当然，孕妈妈也不可睡在硬邦邦的床上。选择软硬适中的睡床才是最为理想的。如何确定睡床的软硬程度呢？可以先坐在床垫边，然后站起来，如果发现刚刚坐下的位置出现下陷情况，则表示床垫太软。也可以平躺在床上，用手插入腰和床垫之间的缝隙，如果穿插自由，则说明床过硬；如果手掌紧贴着缝隙，就表示软硬适中了。

准爸爸爱妻大行动——提前进入“父亲”角色

随着胎宝宝一天天的长大，准爸爸也即将进入到父亲的角色。为了更好地适应这个角色，准爸爸在宝宝出生前就应该提前学习一下如何做好父亲一角。

准爸爸可以多和妻子讨论养育宝宝的问题，例如在生活上怎样养育并照顾宝宝，如何分工，需要给宝宝准备一些什么；还有如何教育宝宝，期望宝宝成为一个什么样的人等。

这样，可以让心理需要安慰和支持的孕妈妈感觉到准爸爸是自己和宝宝最亲密的人，也是自己最坚强的后盾。这会让孕妈妈安心而幸福。

快乐“孕”动操——夫妻背对操

【具体步骤】

1. 夫妻两人背对背盘腿坐下，挺直腰背，自然呼吸。
2. 夫妻两人都双手握拳，屈肘，将双拳放在胸部两侧。
3. 松开拳头，做深呼吸，夫妻两人同时向身体两侧伸展手臂，使手臂与肩同高，手臂贴着手臂，保持2分钟即可（图1）。

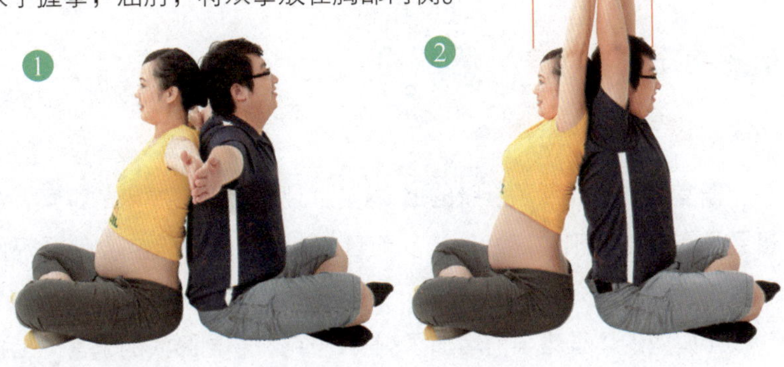

4. 然后同时向上抬起手臂，孕妈妈的手臂要紧贴着准爸爸的手臂（图2），保持2分钟。还原初始状态，重复做5次。

胎宝宝启智方案——给胎宝宝讲故事

睡觉之前，孕妈妈躺在床上或者平时坐在椅子上休息时，可以平静一下心来，用生动的语言给宝宝讲故事。同时，想象自己的宝宝在腹中津津有味地听自己讲故事的样子。《乌鸦喝水》的故事即是一个适合用于胎教的案例。

一只乌鸦口渴了，到处找水喝。乌鸦飞呀飞呀，飞了很长的时间。终于在一个山坡上找到了一个瓶子，瓶子里有水，乌鸦很高兴。可是瓶子里只有半瓶水，瓶口又小，乌鸦喝不着瓶子里的水。怎么办呢？乌鸦想了好一会儿都没有想到喝水的办法，就想到其他的地方找水喝。这时候，乌鸦看见瓶子旁边有许多小石子，突然想出办法来了。

原来乌鸦只要把小石子一个一个地放进瓶子里，瓶子里的水渐渐升高，乌鸦就喝着水了。

在讲故事的过程中，孕妈妈应该把胎宝宝当做是站在自己身旁的小人儿一样对待，可以自问自答向胎宝宝提问，以达到沟通和互动的效果。

怀孕第28周

调节情绪很重要

孕产大讲堂·第28周

本周孕妈妈变化

子宫现在已经到了肚脐的上方，在肚脐以上约8厘米的位置，如果从耻骨联合量到子宫底部，则约高28厘米。而且日渐增大的胎宝宝会使孕妈妈感受到明显的沉重感。

孕妈妈的体重比孕前增加了8～11千克。急剧膨大的子宫向上挤压内脏，会使孕妈妈感到胸口憋闷、呼吸困难，感到腰酸背痛。同时，生理性的子宫收缩使腹部胀满或变硬。这段时间是子宫收缩最多的时期，有的孕妈妈在傍晚时会出现足踝部水肿的现象。

本周胎宝宝变化

本周末胎宝宝体重已达到1000克左右了，顶臀长约26厘米。胎宝宝的大脑活动在这个时候是非常活跃的，大脑皮层表面开始出现一些特有的沟回，脑细胞和神经循环系统更加完善。一些专家认为，胎宝宝从28周左右开始就会做梦了。

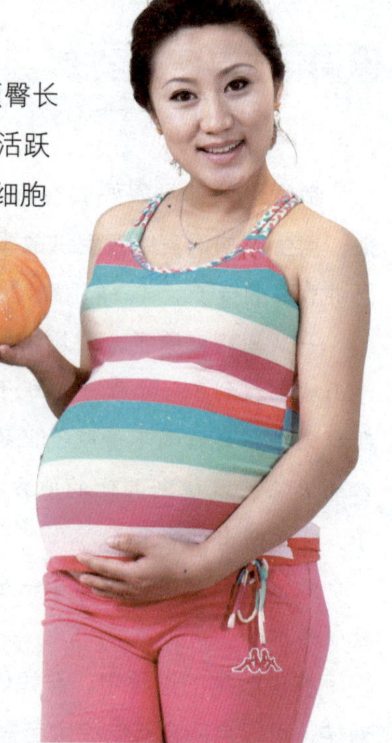

此时，胎宝宝的眼睛已经能自如闭合，而且形成了自己的睡眠周期。胎宝宝的皮下脂肪增多，皮肤皱纹消失，皮脂形成，肌肉的紧张度逐渐加强。

本周注意事项

孕妈妈可以适当减少进餐量，以缓解消化不良症状。

本周优孕细细读——如何保证一夜好睡眠

对于孕妈妈来说，夜间失眠是非常苦恼的事情。充足的睡眠不但对孕妈妈的健康非常重要，同样也会影响到胎宝宝的健康。那么，下面就交给孕妈妈一些小妙招，让孕妈妈拥有一夜的好睡眠。

睡眠有规律

孕妈妈每天保持8～9个小时的睡眠时间，最好在每天晚上10点前就寝，保证最佳的睡眠质量。养成按时就寝，第二天按时起床的睡眠规律。

睡姿需正确

由于心脏位于人体的左侧，所以人们在睡觉的时候最好采取右侧卧的姿势，减少对心脏的压力。但对于孕妈妈来说却正相反，应采取左侧卧的姿势睡觉，这种睡姿，不但有利于胎宝宝的生长发育，而且还有利于日后分娩。

研究显示，孕妈妈采取侧卧睡姿可以使心脏的排血量增加20%左右，而且可以降低孕妈妈患仰卧位低血压综合征的可能性。

睡眠环境很重要

天气炎热，室内通风不畅等因素，同样也会影响到孕妈妈的睡眠质量。最适合孕妈妈的睡眠环境温度应为17℃～23℃，湿度为40%～60%。还要注意经常开窗通风，保证室内空气流通，经常进行室内空气净化。

睡前需做的准备

1 睡前适量吃一些小点心，可防止孕妈妈半夜饥饿，但需注意不要服用含糖量过高的点心。

2 孕妈妈在睡前不要喝太多的水，以免总去厕所影响睡眠质量。孕妈妈需注意，最好在睡前2小时喝牛奶。

3 孕妈妈可在睡前3小时左右进行一些适当的运动。适当的运动可有助于提高睡眠质量。

4 孕妈妈可在睡前按摩脚部，搓搓脚心，搓至脚心发热。这样做既可以促进脚心的血液循环，又可以提高睡眠质量。

孕期营养宝典——吃了也不会发胖的食物

到了孕中晚期，孕妈妈的饮食更为重要，既要提供足量的营养物质，又要注意低脂、低热量，以控制体重。下面就向孕妈妈们介绍一些营养丰富，吃了又不会发胖的食物。

◎**香蕉。**香蕉不但可以快速为身体提供能量，还可以缓解疲劳，很容易被胃吸收。

◎**绿色蔬菜。**绿色蔬菜含有大量的维生素，同时很多绿色蔬菜还含有锌、钙等胎宝宝必需的矿物质。

西蓝花

◎**干果。**干果携带方便，营养丰富，是孕妈妈的理想食物之一。但要注意食用量，不可一次性食入过多。

◎**低脂酸奶。**低脂酸奶含有丰富的蛋白质和钙此外，还含有可以预防和缓解便秘的益生菌。

◎**瘦肉。**瘦肉不但可以帮助孕妈妈补充蛋白质，而且含有丰富的铁。孕妈妈摄取足量的铁，不但有利于预防缺铁性贫血，而且铁可以增加血液运转氧气的能力，可减轻疲劳感。

◎**豆类及豆制品。**与瘦肉一样，豆类及豆制品是蛋白质的重要来源，而且其含有的蛋白属于优质蛋白，更适合不爱吃肉的孕妈妈。

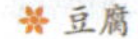

豆腐

孕期生活情报站——甩掉孕期坏心情

此时，孕妈妈的孕育过程已经过了一大半，即将迎来分娩。但是有些孕妈妈会在此时出现一系列情绪欠佳的问题，如紧张、焦虑、发脾气等。此时，家人要予以理解，并进行适当地开导。在得到家人理解的同时，孕妈妈自己也要努力甩掉这些困扰自己的坏心情。

可以采取自我心理救助的方法，自创好心情来调节自己的情绪。如果遇到不高兴或是不满意的事情，不要怨天尤人，要以开朗乐观的心态去面对并解决问题，对待家人也要和善有礼，调节好家庭关系，共创和谐家庭。如此一来，也是对胎宝宝进行益智胎教。

快乐孕程一点通——掌握自我矫正胎位法

调换睡姿矫正法

前文已经叙述过孕妈妈的正确睡姿是左侧卧位。但是对胎位不正的孕妈妈来说，侧卧位方向的正确选择应该基于胎宝宝肢侧的位置，即胎宝宝肢侧的位置在左，孕妈妈则应选择左侧卧位；反之，孕妈妈则要选择右侧卧位。孕妈妈选择正确的睡姿后，因为地球引力的作用，胎宝宝的头部会很自然地进入骨盆，形成正常的胎位。

胸膝卧位矫正法

孕妈妈双膝跪在垫子上，双膝稍分开与肩同宽，双臂弯曲成直角，支撑着身体，使身体与头部抬高至与水平面平行，头偏向一边；保持头的方向不变，慢慢地压低上身，臀部微微向双脚处移动，形成臀高头低的体位。

这种姿势是通过改变重心来纠正胎位，可以选择在每天饭前、饭后2小时或早上起床、晚上临睡前进行练习。注意要先排空尿液，然后再放开腰带进行练习。每天应做2～3次，每次以10～15分钟为宜。

艾灸穴位矫正法

孕妈妈解开腰带，脱去袜子，取仰卧位。准爸爸在孕妈妈的足小趾外侧，趾旁约0.3厘米处找到至阴穴，将艾条点燃后对准该穴位进行艾灸，以感觉温热但不灼痛为佳。孕妈妈可以每天早晚各做1次，每次时间为15分钟。

幸福妈妈经验谈

控制体重有妙招

我怀孕后体重控制得非常好，而且肚子上连妊娠纹都没有。说到妙招，其实就是在饭前先喝水，后喝汤，而且很少喝浓汤，再吃青菜、米饭和一些瘦肉，最主要的还是要每天定时、定点吃饭，从不吃油炸食品，在睡前3小时就刷牙，之后不再吃东西，就这样，我的体重控制下来了。

——Barara

准爸爸爱妻大行动
——给妻子做颈部按摩

到了孕中期，由于孕妈妈腹部的不断增大，孕妈妈的脊柱负担也会逐渐加重，无论是站姿还是坐姿都会相应出现变化，往往是头向前，腰向后。所以，孕妈妈经常会有颈部酸痛的感觉。准爸爸经常给妻子做颈部的按摩，可使妻子颈部的肌肉得到放松，缓解酸痛。其步骤如下：

❶ 孕妈妈坐在椅子上，身体放松，准爸爸站在侧后方，一只手放在妻子的前额固定头部，另一只手的拇指和中指在风池穴（头颈后发脚两侧的凹陷位）以打圈的方式轻揉。

❷ 同样的姿势和位置，准爸爸也可以轻轻捏起妻子这个部位的肌肉。

❸ 准爸爸五指并拢，用掌根从妻子肩部中间向颈部沿着肌肉纹理搓揉。这个动作可帮助孕妈妈改善血液循环。

此项按摩可以放松孕妈妈的整个颈部、上背和肩膀。如果操作姿势准确的话，会听到颈部发出“喀喀”的声响。这是由于紧张的颈部得到了舒缓，以及神经、韧带和肌肉都得到了放松而产生的。另外，这个按摩还可以缓解孕妈妈脑部疲劳，改善血液循环。

胎宝宝启智方案
——给胎宝宝哼唱儿歌

有的孕妈妈认为自己五音不全，没有音乐细胞，就不敢给胎宝宝唱歌了。

其实，给胎宝宝唱歌并不需要什么技巧和天赋，只要带着深深的母爱去唱，任何歌声对胎宝宝来说都是十分悦耳的。孕妈妈不妨从现在开始就给胎宝宝唱一些儿歌。比如轻轻哼唱《小燕子》、《数鸭子》、《蜗牛与黄鹂鸟》等。

孕中期推荐菜谱

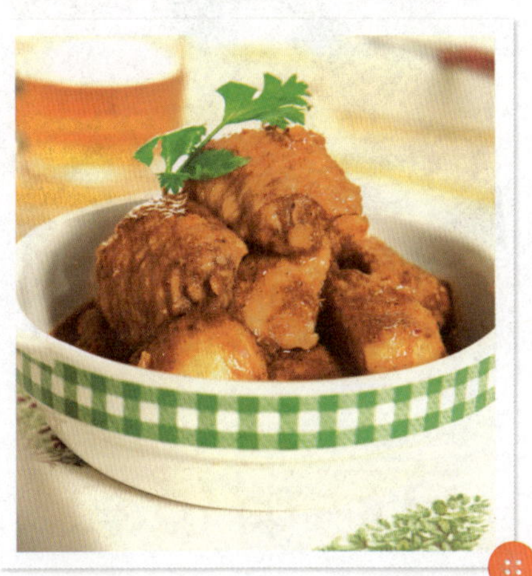

土豆烧鸡翅

材料 鸡翅中5个，土豆1个，葱末、姜片、香菜叶各适量。

调料 白糖、盐各适量。

做法 ❶鸡翅中洗净，加盐腌渍，然后入爆香姜片的油锅中煎黄。

❷土豆去皮，洗净，切滚刀块，放入热油锅中用中火煎至两面变黄，盛出，备用。

❸另置锅于火上，加适量油烧热，下入葱末、姜片炒匀。

❹下入鸡翅中、土豆块、白糖和没过材料的清水，大火烧开后，转中火焖至汤汁浓稠，加入盐调味，撒上香菜叶即可。

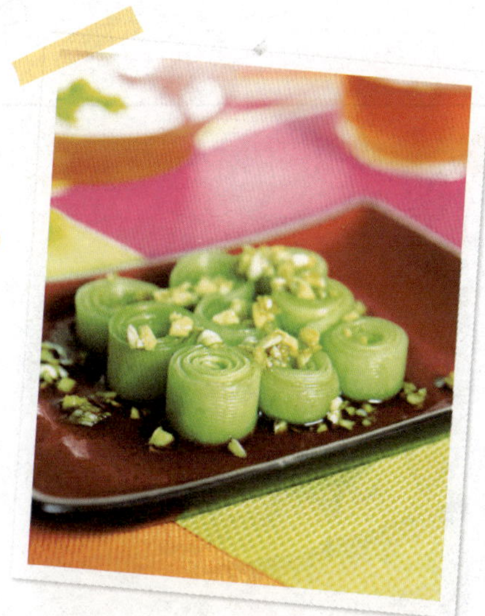

美人黄瓜卷

材料 黄瓜1根，蒜泥适量。

调料 酱油、香油各少许，盐、白糖各适量。

做法 ❶黄瓜洗净，擦干水分，去皮，然后用瓜刨将黄瓜刨成薄薄的长片，再将黄瓜片卷起来，整齐地放在盘子里。

❷将蒜泥拌匀，入微波炉加热30秒，再加入酱油、香油、盐、白糖拌匀，浇在黄瓜卷上即可。

健康小贴士

◎ 黄瓜洗净后要擦去水分，否则会影响黄瓜脆嫩的口感。如果卷好的黄瓜卷容易散，可以用牙签固定。

◎ 需注意加调料的时间，一定要在用微波炉加热后再加，加得过早容易影响成菜色泽和口感。

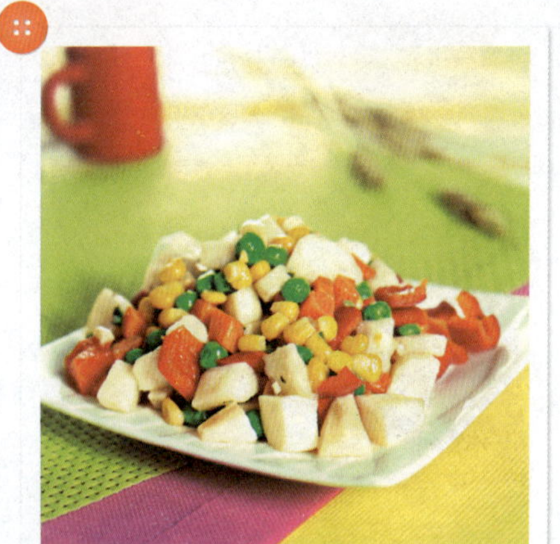

五彩山药

材料 山药300克，胡萝卜50克，豌豆、玉米粒各30克，红尖椒1个，葱、姜、蒜各适量。

调料 盐、自制味精（虾皮）、白糖、生抽、水淀粉各适量。

做法 ❶将胡萝卜、红尖椒均洗净，切成粒；山药去皮，洗净，切成粒，用流水冲洗干净；将以上材料和豌豆、玉米粒倒入沸水中汆烫，捞出沥干，备用。

❷葱、姜、蒜均洗净，切末，备用。

❸锅置火上，加油烧热，爆香葱末、姜末、蒜末，倒入所有材料翻炒片刻，然后加盐、自制味精、白糖、生抽调味。

❹待材料快熟时加水淀粉勾薄芡，盛入盘中即可。

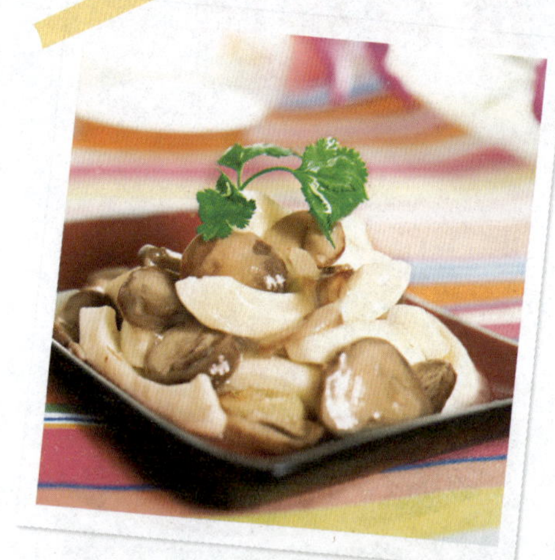

草菇滑蛋白

材料 草菇250克，鸡蛋2个，姜片、蒜片、葱白段、香菜叶各适量。

调料 清汤、盐、水淀粉各适量。

做法 ❶鸡蛋入冷水锅中煮熟，取蛋白切成片，备用。

❷草菇用清水洗净，切成片，入沸水中汆烫片刻，捞出沥干。

❸锅置火上，加油烧热，爆香葱白段、姜片、蒜片，下草菇片、鸡蛋白片翻炒片刻。

❹倒入适量清汤，加盐调味，用中火烧煮片刻，加水淀粉勾芡，盛出装盘，加香菜叶点缀即可。

草菇有可能含有碱，所以在烹调前一定要清洗、汆烫，以除去大部分碱。

Part 4

孕晚期12周

美好的孕中期就这样结束了，现在迎来了孕期最后的冲刺阶段——孕晚期。在这最后的3个月里，大腹便便的你会感觉到自己的行动不如以前灵活了，腰酸背痛的感觉也在逐渐加重，但这些都不能减弱你即将和亲爱的宝宝见面的兴奋心情。孕妈妈们，加油吧，努力闯过最后一关，迎接宝宝的到来。

怀孕第29周

孕晚期的不适接踵而来

孕产大讲堂·第29周

本周孕妈妈变化

从本周开始，孕妈妈就进入到孕晚期了。此时孕妈妈的子宫底增大至肚脐上方7.5～10.2厘米的位置，从耻骨联合处量起宫高约29厘米。孕妈妈的体重进入最后的“疯长”阶段。

孕妈妈会频繁出现尿意，笑或咳嗽都会使孕妈妈流露尿意。同时，孕妈妈体内催乳素也在不断上升，乳房会分泌初乳，经常弄湿胸罩。偶尔会出现肚子发胀、发紧。这是假宫缩，属于正常现象。

本周胎宝宝变化

此时胎宝宝的体重大约已有1300克，顶臀长为26～27厘米，如果加上腿长，身长35～40厘米了。

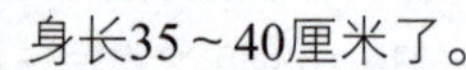

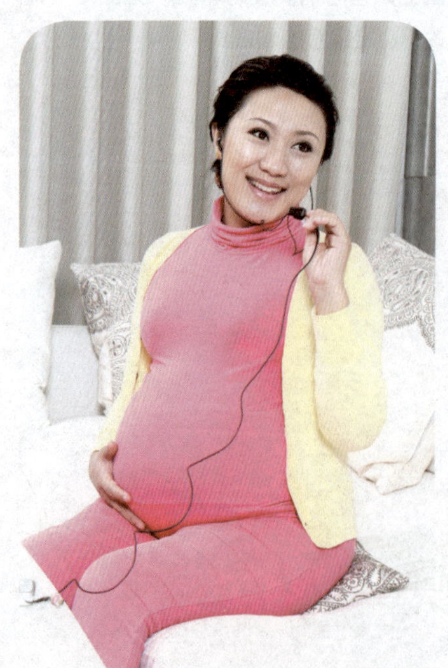

胎宝宝的大脑已经开始控制呼吸系统，能够建立初步的思维模式，感觉和记忆功能进一步发展。这种迅速增大的记忆储存开始引导胎宝宝的行为发展。随着胎宝宝的逐渐成长，他在孕妈妈的子宫内的空间变得越来越小，胎动也会逐渐减弱。但现在胎宝宝仍然会想方设法地活动四肢，还会时常踢到妈妈的肚子。每天早上，孕妈妈都会感到10次以上的明显踢动。

本周注意事项

如果出现阵痛感觉，就要去医院进行检查，同时注意多休息。

本周优孕细细读——孕晚期会出现哪些身体上的不适

到了孕晚期，孕妈妈会感觉到各种不适接踵而至，时刻都在遭受疼痛的困扰。但孕妈妈不用担心，大部分不适感都是正常的，它们是由于孕妈妈和胎宝宝的增长所致，不会对孕妈妈自身和胎宝宝的健康造成影响，只要处理得当，就可以安然度过孕晚期。

小腿痉挛

孕晚期，一些孕妈妈会出现腿肚子抽筋现象，这多是由缺钙引起的。再加上孕妈妈的腹部体积增大，加大了腿部肌肉的负担，往往也会也引小腿痉挛。

当发生痉挛的时候，孕妈妈可将腿伸直，脚趾向上跷，或者用力按摩几分钟痉挛的部位。每晚睡觉前先按摩一下腿部，或睡觉时将腿部垫高一些，都可以起到预防小腿痉挛的作用。

耻骨疼痛

怀孕后，孕妈妈骨盆会变大，耻骨联合和骨盆关节会变得松弛，一旦松弛超过限度，就可能会造成耻骨联合分离，从而导致耻骨疼痛。并在孕妈妈坐、站、走或翻身时加剧。在孕晚期，这种疼痛尤为明显。

当耻骨发生疼痛时，可以用骨盆腹带在髋部缠上一圈；不要久站或过多走路，多卧床休息；睡觉时在两腿间放置一个枕头；接受各种按摩疗法，如推按下背部等；适量运动，如散步，可以有效减轻关节的压力。

牙龈出血

由于受到胎盘激素的影响，牙龈组织中的毛细血管会出现扩张、弯曲、弹性减弱、血流淤滞、血管渗透性增强等，容易引起牙龈肿胀、出血。如果孕妈妈平时注意口腔卫生，吃完食物后能够刷牙或漱口，及时清除口内食物残渣即可。

腰背疼痛

到了孕晚期，绝大多数的孕妈妈都会尝尽腰背疼痛之苦。这是因为日益增大的腹部，导致孕妈妈站立时的重心前移，为了维持身体的平衡，孕妈妈的身体就会向后倾斜。孕妈妈在日常生活中只要注意保持正确的姿势，即可减轻腰背痛的困扰。

孕期营养宝典
——孕晚期的饮食指导方案

这段时间，孕妈妈新陈代谢能力达到巅峰，孕妈妈的体重也会快速增加。因此，孕妈妈一定要特别注意营养的摄入与体重的控制。

饮食多样化，少食多餐

到了孕晚期，孕妈妈要注意不要吃太多的主食，需要控制糖分的摄入，以免造成胎宝宝过大，不利于分娩。可多食用富含优质蛋白的食物和新鲜的蔬果，补充各种维生素和微量元素。而且此时孕妈妈会觉得吃一点儿就饱了，所以此时的饮食要以少食多餐，多样化摄入为主。

从现在开始，孕妈妈要控制脂肪的摄入量，因为脂肪类的食物含有较高的热量，会增加孕妈妈的体重。饮食上，尽量以清淡为主。同时，孕妈妈要注意均衡营养，能确保胎宝宝的健康。

摄取膳食纤维和铁

膳食纤维对保证消化系统的健康非常重要，尤其是对于孕晚期饱受便秘困扰的孕妈妈更为重要。膳食纤维分为可溶纤维和不可溶纤维。可溶纤维可以让人长时间维持饱腹感，不可溶纤维可以使食物快速通过身体，并借助排便排除体内的废物，对预防便秘非常有效。因此，饱受便秘困扰的孕妈妈可多食用含有膳食纤维的蔬果，如苹果、甘蓝等缓解便秘症状。

孕晚期是孕妈妈患有缺铁性贫血的高发期。缺铁性贫血会影响胎宝宝健康成长，严重者还会出现胎宝宝宫内窘迫、早产等危险。因此，孕妈妈要特别注意铁的补充。日常食物中铁一般以两种形式存在，一种是血红素型的铁，一种是蔬果、蛋黄中含有的非血红素铁。前者可从动物血液、动物肌肉、动物肝脏中获取，而且也是最容易被人体吸收的铁。而第二种铁则比较难被人体吸收，必须要在一定的条件下还原成“二价铁”才能被人体吸收。因此，在孕期保证一定的绿色蔬果食入量是非常重要的。不仅能改善便秘，而且还能协助补铁。

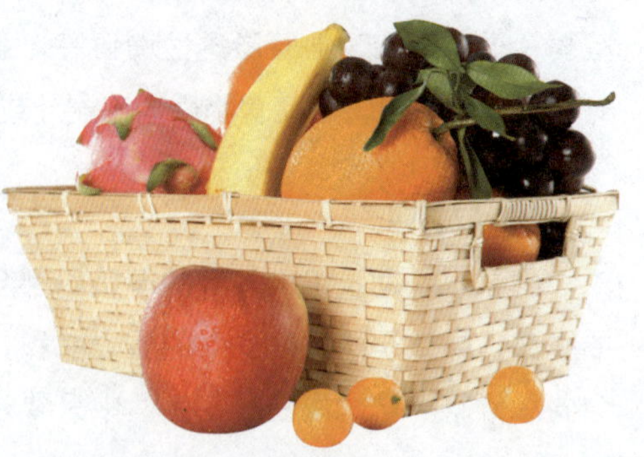

孕晚期，孕妈妈更要均衡营养，保证饮食的多样化。

快乐“孕”动操——腹部体操

【具体步骤】

❶ 孕妈妈躺在瑜伽垫上，两手交叉放在头下位置，双膝弯曲，脚掌贴地，双腿打开。

❷ 孕妈妈轻轻打开双腿，呼气，屈颈，向上抬头。此动作可做10次左右。

❸ 躺在垫子上，两膝弯曲。

❹ 双腿稍微打开，双手抱住膝盖。拉动膝盖，使膝盖尽量靠近腹部。此动作可做10次左右（图1）。

❺ 仰卧，两膝打开，双手平放在身体两侧的垫子上。

❻ 脊背尽量贴在垫子上不动，只抬高臀部即可，然后放下（图2）。

【注意事项】

◎ 孕妈妈在做这套体操的时候，动作要配合好呼吸，不能乱了节奏。

◎ 如果孕妈妈感到腹部太大，无法用双手抱住膝盖，就不要勉强自己。

◎ 在拉动膝盖之前，不要压迫腹部。

◎ 早晨不宜做此操。

◎ 腹部发胀或者身体不适的时候可以酌情减少做练习的次数和强度。

◎ 做完一遍体操后如果感到很累，孕妈妈就要适当减少运动量。

【保健功效】

◎ 有效扩张骨盆，使分娩更容易。

◎ 可以使腹部肌肉更有弹性，缓解颈部和腰部酸软无力的症状。

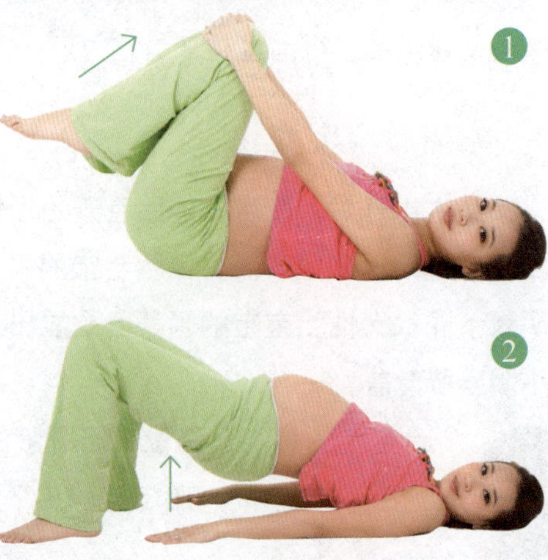

准爸爸爱妻大行动——化解妻子对胎宝宝性别的担忧

不少孕妈妈对孕育胎宝宝的性别十分介意，往往更倾向男孩。这种倾向可源自家庭成员，抑或是孕妈妈自己。即使家庭成员没有这样的要求，她们往往也害怕生出女孩后会被冷落。生男生女并不是人为因素可以控制的，过多的期望和担忧只会增加自己的心理负担，孕妈妈需要清楚地认识到这一点。而能让孕妈妈对此释怀的，更多的是准爸爸的开解与安慰。

怀孕第30周

选择合适的医院分娩

孕产大讲堂·第30周

本周孕妈妈变化

本周，孕妈妈的子宫约在肚脐上方10厘米，从耻骨联合量起，子宫底高约30厘米，已经上升到肚脐与胸部之间。子宫不断增大，使腹壁绷紧，暗紫色的妊娠纹更加明显。

孕妈妈这时会感到身体越来越沉重，肚子已经大得让孕妈妈看不到脚面，呼吸越来越困难，行动也越来越吃力。

本周胎宝宝变化

从本周开始，胎宝宝的胎毛开始慢慢消失，头发变得浓密。体重达1500克左右，全身约长40厘米。男性胎宝宝的睾丸此时正在从肾脏附近的腹腔沿腹股沟向阴囊下降；女性胎宝宝的阴蒂已凸显出来，不过要等到出生前的最后几周才会被小阴唇所覆盖。

胎宝宝的骨髓已经取代了肝脏的造血功能，肺部器官和肌肉继续发育。胎宝宝的皮下脂肪继续增长，这使胎宝宝的皮肤不再那么皱巴巴的，身体会显得更加圆润。同时，手指甲和脚趾甲还在继续生长。几乎大多数胎宝宝在此期间都可以对声音有所反应，如果外边的声音吵得他睡不着觉，他便会踢踢妈妈的肚子。

本周注意事项

孕妈妈重心不稳，视线受阻，所以行动时要小心慢行，不要摔倒；每天都要自数胎动。

本周优孕细细读
——为顺利分娩选择合适的医院

对于孕妈妈来说，选择合适的医院进行分娩是非常重要的。或许在第一次产检的时候，很多家庭并没有对医院进行太明确的考虑，随便找一家医院便进行检查了。但是，现在已经到了要认真选择的时刻了。要综合多方面因素，为孕妈妈选择一家适合自己的医院。

医院的口碑

医院的水平怎样，这一点对于我们外行来说是很难判断的。所以我们就要从多种渠道来搜集相关信息。了解医院的口碑之后，再进行选择。

医院的地址

医院的地址是最不容忽视的地方。如果仅仅是根据医院的口碑名气来进行选择，而不考虑医院的地址，有距离较远、交通不顺畅等原因，不仅会在产检的时候多了很多麻烦，在分娩的时候也会面临交通问题。因此，最好选择在居住地附近的医院，以方便孕妈妈产检及分娩。

医院的环境

在医院地址合适的基础上，对医院的环境设施及主治医生的选择也是要重点考虑的。和综合医院相比，专业性强的妇幼保健医院在某些方面更适合分娩。但患有心脏病、肺结核等严重疾病的孕妈妈，最好选择在大型的综合医院进行分娩，因为这些医院有更丰富的处理同类型疾病的经验。

积极主动与医生沟通

如果在产检时就经常更换医生、或者不与医生进行沟通的话，不利于医生对孕妈妈的身体状况及胎宝宝有所了解。因此，孕妈妈一定要和自己的医生多沟通，尽量从产前检查到分娩不更换医生。

考虑产后护理问题

除了上述的考虑之外，还应该认真考虑医院的产后护理问题，这样才能避免一些不必要的麻烦。如医院是否具备基本的设备、能否喂母乳、小儿科与病房的距离有多远等。

孕期营养宝典
——孕期吃豆腐更营养

豆腐营养丰富，是我国的传统美食，受到大家的喜爱。孕妈妈适量食用豆腐，可以获得更高的营养。下面就向孕妈妈介绍几种和豆腐搭配的营养美食。

◎**鱼+豆腐。**鱼类苯丙氨酸含量比较少，而豆腐中则含量较高；豆腐蛋氨酸含量较少，而鱼类含蛋氨酸非常丰富，所以二者营养具有互补性，二者搭配，在营养供给上可以做到相辅相成，取长补短，从而提高营养价值。另外，由于豆腐含钙量较多，而鱼中含维生素D，可以促进钙吸收，所以两者同食，可以借助鱼体内维生素D的作用，提高人体对钙的吸收率。因此，特别适合孕妈妈食用。

◎**萝卜+豆腐。**豆腐中的蛋白质属植物蛋白，多食会引起消化不良。而白萝卜能够增强人体的消化功能，若与豆腐同食，有利于豆腐中的蛋白质被人体吸收。

◎**海带+豆腐。**豆腐及其大豆制品营养丰富，含有优质蛋白质、卵磷脂、亚油酸、维生素B_1、维生素E、钙、铁等多种营养素。同时，豆腐中还含有多种皂苷，具有阻止过氧化脂质的产生、抑制脂肪吸收、促进脂肪分解的作用。但皂苷又可促进碘的排泄，引起碘流失；海带含碘丰富，二者同食，可有效避免碘流失，从而起到预防孕妈妈缺碘的作用。

◎**肉、蛋+豆腐。**豆腐蛋白质含量丰富，但缺少人体必需的蛋氨酸，如果单独用豆腐来做菜，其中的蛋白质的利用率会很低。将豆腐和其他的肉类、蛋类食物搭配在一起，则能够有效提高豆腐中蛋白质的营养利用率。

快乐孕程一点通
——孕期止鼾小技巧

相关数据显示，14%的打鼾孕妈妈患有高血压，所生出的宝宝有7.1%发育迟缓。如果孕妈妈有打鼾的习惯，千万不能忽视。我们可以通过以下几点技巧来积极预防和改善。

◎**进行专业检查。**孕妈妈一旦出现打鼾现象，就应该上医院进行详细的检查。

◎**控制体重。**孕妈妈将体重控制在合理的范围之内，在注意营养全面均衡摄入的基础上，适当节制饮食。避免高脂肪、高糖类食物，也是预防打鼾的有效手段。

◎**采取侧卧位睡姿。**孕妈妈可以采取侧卧位的睡姿，以免下颚多余赘肉堵住孕妈妈的气道，导致打鼾。

孕期生活情报站——缓解呼吸困难的方法

采取正确睡姿

◎采取侧卧位或半侧卧位睡姿，并随时调换体位。如果还是呼吸不畅，可以将枕头垫高，并在后背垫上一个枕头。

◎如果出现呼吸困难，就应减少活动，适当休息，调整呼吸。

调整呼吸

◎**腹式呼吸法。**孕妈妈采取半卧位，双膝收拢，左手置于腹部，紧闭双眼。吸气时腹部慢慢上升，呼气时横膈膜慢慢下降，直到排出所有体内的浊气再吸气。

◎**瑜伽呼吸法。**练习瑜伽呼吸法可以有效缓解孕妈妈呼吸困难的症状。孕妈妈先选择合适的体位，然后慢慢静心、放松，完全清空思绪，让自己沉浸在呼吸里，倾听呼吸，感受呼吸。

◎**胸式呼吸法。**孕妈妈采取站位，深吸气时，两手臂由内向外伸张开，再上举，同时头向上抬起；大口呼气时，两手臂自然下垂于身体两侧，同时头向下低。

◎**鼻腔呼吸法。**一般情况下，使用左鼻孔呼吸代表平静，右鼻孔呼吸代表激情。孕妈妈如果出现呼吸困难时，可多使用左鼻孔呼吸，以更好起到镇静的效果。

快乐“孕”动操——髋关节放松操

【具体步骤】

❶孕妈妈双腿下蹲，但要注意臀部不要着地，两手向前着地支撑着身体，两侧脚尖向外、脚跟离地、双脚打开，屈膝蹲在瑜伽垫上，背部伸直，重心稍微向前移。但要注意保持身体平衡。

❷孕妈妈坐在瑜伽垫上，双腿张开，两手向后撑地，身体重心稍稍向前移。腿伸直，尽量大地打开，但注意不要压迫腹部。

❸屈膝收回两腿，两脚脚心相对坐在瑜伽垫上，两手握住脚踝，两膝盖尽量下压。但要注意上身保持挺直。

❹孕妈妈站立起来，两腿分开，双手叉腰，屈膝下蹲10～15次。动作要缓慢，以孕妈妈感觉舒适即可。

怀孕第31周

为顺产做运动吧

孕产大讲堂·第31周

本周孕妈妈变化

本周孕妈妈的子宫底已经上升到了横膈膜处，距肚脐约11厘米，从耻骨联合处量起，子宫底高度约为31厘米。孕妈妈会感到呼吸更加困难。

此时，子宫对胃部的压迫感会让孕妈妈很容易产生饱胀感，每次进食量开始减少，但是饿得很快。再者，孕妈妈此时会变得健忘。这是正常现象，孕妈妈不必担心。

本周胎宝宝变化

本周，胎宝宝的头部到臀部长约28厘米，体重迅速增加，大约有1600克重了。胎宝宝的眼睛已经开始为出生做准备了。眼睑常在活跃时张开，而在睡觉时闭上。在白天，他大概已经能够看到子宫里的景象，也能辨别明暗，甚至能跟踪光源。

另外，胎宝宝喝进去的羊水经过膀胱排泄在羊水中，这是在为出生后的小便功能进行锻炼。

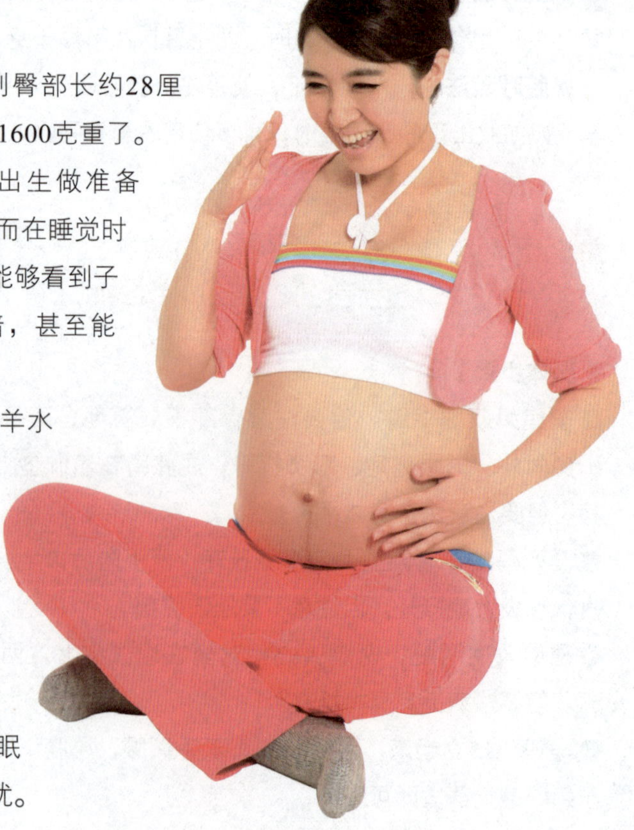

本周注意事项

孕妈妈要保证营养和休息，储存体力。如果出现睡眠障碍也属正常现象，无需担忧。

本周优孕细细读——为配合分娩做功课

到了孕晚期，可以说是孕妈妈最后的关键阶段。因此，孕妈妈应该进行适当的运动，帮助胎宝宝的大脑发育。还要开始为分娩做一些准备，孕妈妈从现在开始用心练习一下可以减轻分娩痛苦的科学呼吸法，那么当产痛来临时，就能从容应对了。

适当的运动

有些孕妈妈到了现阶段，由于肚子已经增大到一定程度，就什么都不愿意做了，整天躺在床上静养，其实这样做是非常不正确的。缺乏适当的运动，不仅容易发胖，影响肢体协调能力，对日后的分娩也是非常不利的。因此，即使是在大腹便便的孕晚期，孕妈妈仍要将运动坚持到底。

科学呼吸法

◎**高位呼吸。**将一只手肘放在能承托手臂的平面，另一只手轻按于锁骨位置，轻轻吸气及呼气，频率快且短，吸入的空气只到达支气管位置即可。

◎**中位呼吸。**手臂放在椅子把手上，手轻按于腋下及乳房下位置进行，以鼻吸气，以口呼气，频率慢且长，吸入的空气只到达肺的上半部即可。

◎**低位呼吸。**手臂同样放在椅子把手上，手轻按于两旁肋骨底部进行，以鼻吸气，圆形状口形呼气，频率更慢且长，吸入的空气达肺部低位。

◎**短促呼吸。**孕妈妈采取仰卧位，双手握在一起，集中体力连续做几次短促呼吸，主要是为了集中腹部的力量，在分娩时使胎宝宝慢慢分娩出来。

◎**胸式呼吸。**胸式呼吸可以有效减轻子宫收缩带来的痛苦。胸式呼吸的练习方法较为简单，孕妈妈采取卧位，吸气时使左右胸部鼓起来，胸骨向上突出。气吸足够后胸部下缩，再慢慢将气呼出。

优孕专家如是说

帮助妻子在家度过阵痛期

妻子出现阵痛，准爸爸不用急着去医院，可让妻子在家里平静地度过阵痛期。相比医院，家里不仅舒适，而且熟悉的环境容易平息其紧张情绪。但在家等待分娩的时候，准爸爸还要随时与医院保持联系，以便得到更好的指导。

孕期营养宝典
——孕晚期所需营养素的供给量

热量

在《中国居民膳食指南》中对于每日膳食营养素供给量的建议中提到，孕晚期，孕妈妈每天应增加摄入200千卡热量，孕妈妈每日约比普通女性多食用2个鸡蛋和100毫升牛奶。

热量摄取和分配的适合比例为：蛋白质占15%～20%，脂肪占20%～25%。

蛋白质

从孕20周开始，每日应再增加15克的蛋白质。孕晚期，每日应增加蛋白质25克。

矿物质及维生素

◎**钙。**孕期钙的摄入量应比孕前增加1倍，每天需要量约为1500毫克。

◎**铁。**孕妈妈和胎宝宝在孕期内共需要铁约1000毫克。其中，350毫克满足胎宝宝和胎盘的需要，450毫克为孕期红细胞增加的需要，其余用以补偿铁的丢失。铁的膳食供给量应由每日18毫克提高至每日28毫克。

◎**锌。**孕晚期应增加锌的摄入量，由每天15毫克增至20毫克。

◎**碘。**孕晚期碘的摄入量，应由每天150微克增加到175微克。

◎**维生素A。**每日摄入量为1毫克。

◎**维生素D。**每日供给量为10微克。

◎**维生素E。**每日供给量为12毫克。

◎**维生素B_1。**每日供给量为1.8毫克。

◎**维生素B_2。**每日供给量为1.8毫克。

◎**烟酸。**烟酸的膳食供给量应与维生素B_1保持合适比例，每日膳食供给量应为18毫克左右。

快乐孕程一点通
——孕晚期的皮肤护理

在孕晚期，孕妈妈会感觉皮肤越来越不舒服，经常会有痒痛症状发生，而且皮肤的斑点越来越多。对于这些变化，孕妈妈不要担心，只要护理得当，即可解决问题。

◎孕妈妈不要留长指甲，因为长指甲容易藏污纳垢，不慎抓破皮肤，会引起感染。

◎孕妈妈需要放松心情，加强皮肤的清洁和保养工作，不使用刺激性保养品。

◎如果孕妈妈皮肤瘙痒严重的话，可以在医生的指导下使用止痒剂或是含类固醇的药膏。

孕期生活情报站——如何应对尿失禁

尿失禁的原因

经过孕中期一段相对舒心的日子之后，尿频又一次发生在孕晚期。这是因为胎头进入骨盆，压迫膀胱，使得支撑膀胱的骨盆底肌变得松弛，引起膀胱位置下移、尿道收缩力减弱所致。对于一些症状严重的孕妈妈，还可能因为安全不能应对腹压而造成尿失禁。

一般来说，这是一种正常的生理现象，孕妈妈无需过于担忧。但倘若出现其他并发症状，则应及时就医诊治。

尿失禁的应对措施

首先，备好纸尿裤。专家建议孕妈妈在孕期内要时刻准备好成人纸尿裤，尤其是在外出或工作的时候。其次，进行骨盆底肌锻炼。孕妈妈可以选择坐位或仰卧位；然后慢慢地收紧肛门的肌肉，再慢慢地放松肛门的肌肉，各用时5秒钟即可，1天做10次为宜。该方法可以有效改善尿失禁症状，但需长期坚持锻炼才可起效。需要注意的是，有先兆早产、先兆流产及出血、腹胀症状的孕妈妈不能做该组运动。此外，孕妈妈感到疲劳时也要慎做。

准爸爸爱妻大行动——爱她，就要多陪陪她

现在已经到了孕晚期的冲刺阶段，准爸爸更应体贴关爱妻子。

如果妻子喜欢倾诉，准爸爸就要做个最忠实的听众；如果妻子忧心忡忡，对分娩心存诸多疑虑，准爸爸应坦言无论发生什么事你都将与妻子同舟共济，并充满信心地与妻子憧憬美好的明天。作为丈夫，一定要在这个关键的时期多陪陪妻子，尽量陪在妻子身边，更不要在关键时期出差或是出远门，让妻子承担一切。

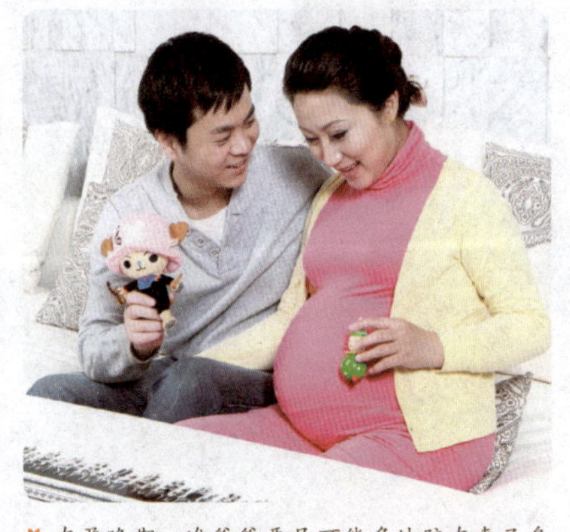

在孕晚期，准爸爸要尽可能多地陪在妻子身边，让妻子感到安全和踏实。

怀孕第32周

胎宝宝的“房间”变小了

孕产大讲堂·第32周

本周孕妈妈变化

本周孕妈妈的子宫底在肚脐上方12厘米，宫高约为32厘米，羊水量为600～800毫升。

此阶段，孕妈妈的胸部疼痛感加重，呼吸有些费力，孕妈妈会时常感到很疲劳，精神萎靡，行动也会更加不便。子宫的增大还会压迫胃部，导致孕妈妈食欲有所下降，消化功能会变差，同时伴有便秘、水肿等症状。排尿次数增多，阴道分泌物增多，孕妈妈感觉内裤总是潮乎乎的。

本周胎宝宝变化

本周胎宝宝的身体还在继续长大，最终要长到与头部比例相称的程度。胎宝宝现在的体重为1700～1800克。现在胎宝宝活动的次数比原来少了，动作强度也减弱了，再也不会像原来那样在孕妈妈的肚子里翻筋斗了。不必担心，只要孕妈妈还能感觉得到胎宝宝在蠕动，就说明他很好。这是因为胎宝宝身体长大了许多，孕妈妈子宫内的空间已经快被占满了，没有多余的空间任由他进行幅度较大的活动，于是胎宝宝只好每天花90%～95%的时间睡觉。

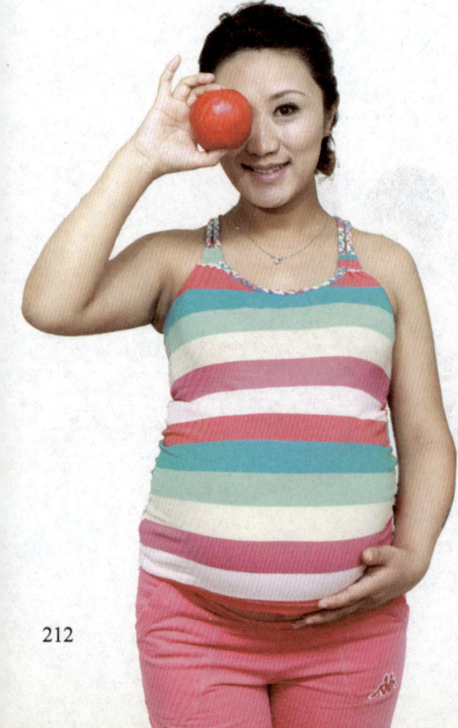

作为出生前的准备，胎宝宝开始玩“倒立”了，也就是在子宫里呈现头朝下的姿势，小脚经常会向上踢到孕妈妈的肋骨。

本周注意事项

孕妈妈在进行适当运动的同时，还要保证充足的睡眠。

本周优孕细细读
——关于脐带，孕妈妈了解多少

脐带——一头连着孕妈妈，一头连着胎宝宝。它是由母体供应胎宝宝氧气、营养成分以及胎宝宝排出代谢废物的专用通道，也可以说是胎宝宝赖以生长发育和维系生命的生命线。如果这条繁忙的通道一旦因为某种原因发生阻塞或中断，将导致胎宝宝窘迫甚至死亡。

由于每个胎宝宝的脐带长短不一，大都在35～80厘米之间，而影响脐带长度的因素主要包括羊水量多少与胎宝宝的活动性强弱。脐带太短可能会因为牵扯而导致胎盘早期剥离、脐带内出血或分娩后子宫外翻；脐带太长则较易并发脐带打结、缠绕、脱垂、血管栓塞等问题。

羊水量增多或脐带过长容易使脐带缠绕胎宝宝的颈部，分娩时脐带绕颈1、2圈的胎宝宝并不少见。但原则上，胎头的活动性较小，只要脐带没有被勒紧，通常不会危及到胎宝宝的健康。

当然，也有特殊的情况发生，如果脐带缠绕在胎宝宝的四肢，或者不只是缠绕在一个部位，那就有可能因为胎宝宝肢体的活动方向维持固定不变而导致脐带扭转，进而引发意外。至于特殊情况，如在单一羊膜腔内的同卵双胞胎，两条脐带相互缠绕是发生胎死腹中的主要原因之一。

通过B超检查可在产前看到胎宝宝是否有脐带绕颈现象，有时在腹部还可听到较明显的脐带杂音。因此，这时更需要勤听胎心，注意胎动，以便及时采取措施。发现脐带绕颈后，不一定都需要立即做剖宫产，只有胎头不下降或胎心有明显异常时，才需要考虑手术。不太严重的可通过臀高胸低的体位调整。

总而言之，到了孕晚期，为了防止脐带绕颈导致的意外发生，孕妈妈在做检查时一定要注意脐带的扭转情况，如果发现异常，要及时纠正。

优孕专家如是说

储存脐带血的意义

脐带血造血干细胞是孩子一生只有一次机会保留的重要个人生物资源，储存了孩子的脐带血就等于储存了孩子的一份生命备份，脐带血目前不仅可以治疗几十种难治性疾病和多种不治之症，而且它所能治疗的疾病种类还在不断增加。储存的脐带血一旦需要使用时，不需配型，细胞活性强，无免疫排斥的危险，移植成活率高，治愈率高，医疗费用低，另外储存的脐带血还能对家庭其他成员的健康有一定的保障。

快乐孕程一点通
——如何避免过敏

穿着棉质衣服

皮肤过敏的孕妈妈最好穿宽松舒适的衣服，不要穿过紧的衣服，以免皮肤受到压迫。避免穿毛料衣服，也要避免使用毛毯，因为这些材质会刺激到皮肤，而且毛毯中的灰尘也会引起哮喘的发作，所以最好穿着棉质的衣服。

避免花粉过敏

如果孕妈妈要到郊外散步，千万记住，对一些小的植物越要格外小心，因为很多小花是靠花粉进行传播繁殖的，所以花粉比较多。反而又鲜艳又大的花花粉很少。如果你是对花粉过敏的孕妈妈，不妨戴上口罩。

杜绝过敏源头

◎ **保持室内卫生**。将不要的食物密封后再丢掉，并保持干净，以免引来蟑螂。

◎ **注意空气清新**。尤其是在夏天，更要注重室内的空气清新，避免霉菌的孢子在空气中飘浮，引起过敏。

孕期生活情报站
——如何预防胎宝宝弱视

调整饮食

孕妈妈的营养状况直接关系到胎宝宝的视觉器官发育，如果孕妈妈偏食、挑食，会导致某些微量元素缺乏，进而影响胎宝宝的发育。如微量元素锌是胎宝宝眼球生长发育和视觉机能完善不可缺少的元素。如果孕妈妈体内缺锌，就可能导致胎宝宝弱视。

孕妈妈要戒烟戒酒

为了保证胎宝宝视觉器官的正常发育，孕妈妈不能抽烟、喝酒。因为烟草中含有一种毒性很强的“氰化物”，一旦氰化物积蓄过多，慢慢就会发生氰化物中毒而导致烟草中毒性弱视。而酒精可消耗大量的锌，常酗酒的孕妈妈，体内微量元素锌会缺乏，使胎宝宝视觉器官发育不良而出现弱视。

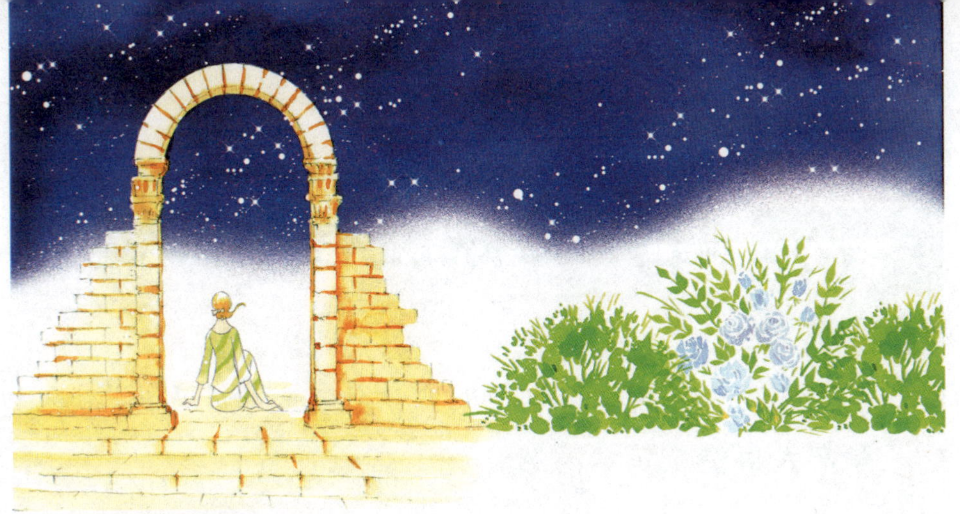

胎宝宝启智方案
——与胎宝宝一起进入《仲夏夜之梦》

此时此刻，我们又要为孕妈妈隆重推荐一首名曲——门德尔松的《仲夏夜之梦》。这首曲子是门德尔松为莎士比亚的喜剧《仲夏夜之梦》谱写的，其特点是曲调明快、欢乐，是作者幸福生活、开朗情绪的真实写照。

曲中展现了神话般的幻想、大自然的神秘色彩和诗情画意。全曲充满了一个17岁的年轻人流露出的青春活力和清新气息，又体现了同龄人难以掌握的技巧和卓越的音乐表现力，充分表现出作曲家的创作风格及独特才华。本曲是门德尔松创作历程中的一个里程碑。如果孕妈妈将此曲作为胎教音乐，相信不仅自己会被动听的音乐所打动，就连胎宝宝也会沉浸在柔美、欢快的音乐当中。这对孕妈妈和胎宝宝的身心健康都是非常有益的。

幸福妈妈经验谈

可适当进行盆底肌肉锻炼

生完孩子后我依然保持着原来的窈窕身材，一些孕妈妈朋友们都想知道，瘦身方法，于是我便告诉大家自己的瘦身秘笈。怀孕后，我在医生的指导下每天坚持做盆底肌肉锻炼，虽然这个运动没有什么技术难度，但是却十分有效果，我的收获很大，不但有利于顺利分娩，产后漏尿现象也逐渐减少了。再者，做盆底肌肉锻炼很方便，一般的场合都可以进行，所以孕妈妈们可以在任何时间做10分钟左右即可，而且在产后也要继续，可以令身体尽快恢复到孕前的窈窕身材。

——辣妈Shame

怀孕第33周

住院分娩流程早知道

孕产大讲堂·第33周

本周孕妈妈变化

到了孕33周，孕妈妈的子宫底在肚脐上约13厘米处，宫高约33厘米。子宫增大继续挤压心脏和胃，引起孕妈妈心律不齐、气喘，或者肚子发硬、发紧，没有食欲。孕妈妈这时体重还会增长，主要是因为胎宝宝在出生前的最后几周内体重迅速增长。

孕妈妈现在会感到尿意频繁，骨盆和耻骨联合处酸痛不适，不规则宫缩的次数增多，这些标志着胎位正在逐渐下降。

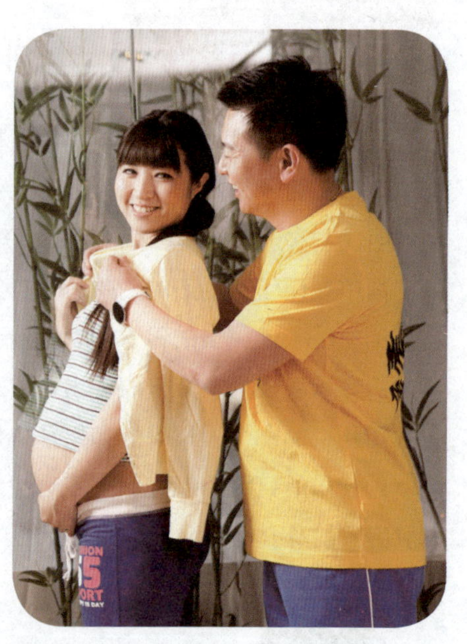

本周胎宝宝变化

现在的胎宝宝身长约为45厘米，体重持续增长。胎宝宝的皮肤由红色变成了粉红色，脂肪继续堆积，调节体温的系统开始运行。呼吸系统、消化系统已经发育成熟。指甲已长到指尖，但一般不会超过指尖。

由于大脑迅速发育，胎宝宝的头围在本周增长了大约9.5毫米，已经接近了身体的正常比例。有的胎宝宝头部已开始降入骨盆。

有些胎宝宝已长出了一头浓密的胎发，也有的胎宝宝头发稀少，但这与胎宝宝将来头发的多少并无直接关系。

本周注意事项

孕妈妈此时手、脚、腿都可能出现水肿现象。因此，要注意水的摄入量。

本周优孕细细读——从住院到分娩的流程表

现在，孕妈妈已经到了孕33周了，随着各种临产信号的出现，孕妈妈和家人不但要准备好待产包，还需要提前了解从住院到分娩的大致流程。这个流程并不复杂，但如果考虑不周全，却可能会发生各种意外状况。所以，到了分娩随时可能发生的这段时间，需对各个环节进行了解，才不会延误了分娩，不会给孕妈妈带来麻烦。

从住院到分娩流程表

1 抵达医院

如果是夜间住院，需要从夜间专用出入口进入。按电铃时，要把大概情况告知守卫室或护理站，以免造成时间上不必要的耽误。

2 报到

在前台出示身份证、保健卡、母子手册，办理其他必要的相关手续。

3 接受问诊

在门诊接受问诊。问诊内家一般包括有关阵痛来临的时间、疼痛的强度或间隔是否破水，预产期及分娩次数等。若有不安的疑问，就马上询问医师。

4 内诊

通过内诊诊断子宫口张开的情形或胎宝宝下降的程度，有时也会做超音波检查来确定胎宝宝大小。

5 决定住院

一般，当胎宝宝充分下降，子宫口变软张开时就要住院，如果内诊后判定不会立即生产，孕妈妈可回家等待。

6 进入病房（待产室）

如果医院设有待产室，孕妈妈就住进待产室。若是待产室兼病房时，就住进病房，在此缓解阵痛，等待分娩时刻的到来。

7 进入分娩室

当子宫口开到9厘米或全开，阵痛间隔变成1分钟1次，胎宝宝头部已下坠至产道，从阴道可以看见胎宝宝的头部时，孕妈妈就要被移动到分娩室。进入分娩室后，如果分娩过程进行得不顺利，有再度回到病房的情形。

孕期营养宝典——发育迅速的胎宝宝更需营养

本周胎宝宝的发育非常迅速，孕妈妈需要补充更多的营养。同时，由于孕妈妈的身体还要为分娩和产后哺乳积蓄体力，孕妈妈此时的食欲会有所增强。总之，这一周孕妈妈还要注意科学合理地加强营养。

补充微量元素和维生素

孕晚期是胎宝宝身体快速发育的阶段，也是胎宝宝生长的最后阶段。为了保证母体的健康和胎宝宝的发育成长，孕妈妈必须补充足够的铁、钙和水溶性维生素。

由于胎宝宝体内一半以上的钙是在孕晚期贮存的，所以孕妈妈现在每日需摄入1200毫克的钙，还要补充适量的维生素D。胎宝宝的肝脏在孕晚期以每天5毫克的速度贮存铁，以保证出生时体内铁达到300～400毫克。所以，孕妈妈应保证每天摄入28毫克的铁。

此时，孕妈妈还要特别注意维生素B_1的摄入，因为缺乏维生素B_1容易引起呕吐、倦怠等症状，导致分娩时子宫收缩乏力，延缓产程。粗粮中含有丰富的维生素B_1，孕妈妈可在分娩前适当食用。

补充脑发育所需的营养

胎宝宝脑发育有两个高峰，第1个高峰在孕26周左右，第2个高峰在接近预产期。这两次高峰也是胎宝宝脑组织中神经胶质分化速度最快的时期。因此，孕妈妈不仅要补充足够的热量和蛋白质，还要增加亚油酸的摄入量，保证胎宝宝脑部发育所需营养。

控制盐的摄取量

到了孕晚期，孕妈妈的水肿情况会变得更加严重。因此，孕妈妈要继续控制盐的摄取量，以减轻水肿。具体来说，孕妈妈每天饮食中盐的食用量应控制在6克以下，更不要一次性大量饮水。

摄取足量的膳食纤维

由于胎宝宝的不断增大，孕妈妈的便秘情况可能会加重，甚至还会引起痔疮。为了缓解便秘带来的痛苦，孕妈妈应该注意从各类新鲜蔬果中摄取足够量的膳食纤维，以促进肠道蠕动。

孕期生活情报站——如何区分真假阵痛

阵痛是孕妈妈分娩的前兆之一，也是判断孕妈妈是否需要入院待产的重要标志。但分娩前的阵痛是分阶段的，主要分为阵痛信号、假性阵痛和真性阵痛。因此，孕妈妈一定要严格区分真假阵痛，以免做出错误的判断。

类别	症状	意义
阵痛信号	◎ 骨盆因为胎头下降出现明显的下坠感。 ◎ 阴道分泌物增加，并伴有褐色黏液。 ◎ 子宫收缩的次数与强度不断增加。	预示着孕妈妈的身体已经准备进入阵痛的阶段。
假性阵痛	◎ 子宫收缩一直保持同一个强度和频率，并且没有出现增强的迹象。 ◎ 子宫收缩的间隔时间毫无规律。 ◎ 当孕妈妈活动身体或变换姿势时，子宫收缩会慢慢减弱甚至终止。 ◎ 腹部疼痛重于腰部疼痛。	即使子宫开始收缩，甚至出现类似阵痛的症状。但是，此时离分娩还有一段时间。
真性阵痛	◎ 随着时间的逐渐推移，阵痛越来越强烈。 ◎ 阵痛的间隔时间缩短，出现一定的规律性，每5分钟收缩一次，每次收缩超过50秒。 ◎ 羊膜开始破裂，羊水已经完全浸湿内裤。	预示着分娩正式开始。

幸福妈妈经验谈

乘公交车要小心

孕妈妈们都知道不去人多拥挤的地方，不过在乘坐公交车的时候，难免会遇到人多拥挤的状况。有一次，我特意避开乘车高峰期，看到车上人不多才上了车，可是中途有不少上车和下车的人，车内还是非常拥挤。我小心翼翼地护着肚子好不容易才下了车，生怕挤到胎宝宝。所以，我得出一个结论，即使看到车上人少，孕妈妈也需注意尽量坐在靠近车门的位置，这样才方便下车，不会挤到腹中的宝宝。

——Cris

怀孕第34周

为分娩储备能量

孕产大讲堂·第34周

本周孕妈妈变化

到了本周，孕妈妈的子宫容量比孕前大了很多。所以，孕妈妈的腹部已经是硕大无比了。腹部的负担加重，常常会出现痉挛和疼痛的感觉，有时孕妈妈还会感到腹部一阵阵发紧。子宫高度会因胎宝宝头部下降至母体骨盆腔预备出生而降至横膈膜以下。子宫底在肚脐上约14厘米的位置，宫高约为34厘米。

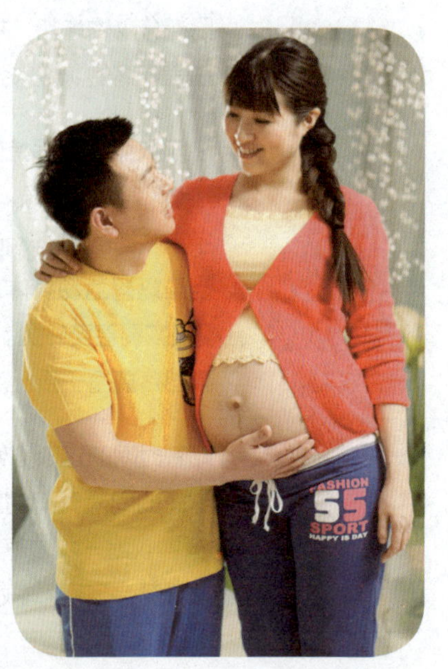

本周，有些孕妈妈的腿、脚、手会更加浮肿，但也不要因此就刻意限制饮水，因为孕妈妈和胎宝宝都需要适量的水分。

本周胎宝宝变化

本周胎宝宝的体重大约为2300克，顶臀长约为30厘米。胎宝宝头部已经进入骨盆。这个时期应格外关注胎宝宝的位置，因为胎位是否正常直接关系着孕妈妈能否正常分娩。如果胎宝宝是臀位（即臀部向下）或是其他异常位置，都应尽早采取措施进行纠正。

胎宝宝的头骨现在还很柔软，而且每块头骨之间还留有空隙，这样在分娩时，胎宝宝的头部就能够顺利挤出狭窄的产道，但是胎宝宝身体的其他部位的骨骼已经变得结实起来，指甲也变得坚硬了。

本周注意事项

如果孕妈妈发现自己的手或脸突然肿起来，有可能出现妊娠期高血压综合征，那就一定要去看医生。

本周优孕细细读
——孕晚期给胎宝宝补钙很重要

可适当补充含钙营养品

中国营养学会所推荐的孕晚期钙的供给量标准为每天1000毫克。而按照我国传统的饮食习惯，人均日摄入钙量约为400毫克，两者相差甚远。因此，孕妈妈在孕晚期要注意多摄入富含钙的食物。如果在饮食上达不到要求，可以适当补充含钙丰富的营养品。

补钙应以饮食为主

此时是胎宝宝生长发育较快的时期，尤其是胎宝宝的骨骼和牙齿发育较快，对钙的需求量剧增。

孕期补钙应尽量通过调整饮食结构，从食物中获取足量钙，除非需要特别补充，否则不能把含钙药剂当作补钙首选。

含钙丰富的食物

食物种类	食物来源
乳类与乳制品	牛奶、羊奶、奶粉、乳酪、酸奶、炼乳等。
豆类与豆制品	黄豆、毛豆、扁豆、蚕豆、豆腐、豆腐皮、豆腐乳等。
水产品	鲫鱼、鲤鱼、鲢鱼、泥鳅、虾、虾皮、海带、紫菜、蛤蜊、海参、田螺等。
肉类与禽蛋	羊肉、猪脑、鸡肉、鸡蛋、鸭蛋、鹌鹑蛋等。
水果与干果类	柠檬、枇杷、苹果、胡桃、黑枣、橘饼、葡萄干、西瓜子、南瓜子、桑葚干、花生、莲子等。

但对这一时期的孕妈妈来说，除了从食物中吸收一些钙质外，还要额外服用600～800毫克的钙剂。由于一次服用大量的钙剂会使受体封闭，导致钙无法被吸收。因此，孕妈妈在服用含钙药剂补钙时，每次服用量不能过大。600～800毫克的钙剂要分成2～3次服用，至少要保证每次服用时不要超过500毫克。

快乐孕程一点通——如何预防胃烧灼痛

孕晚期，孕妈妈虽然早已摆脱了恼人的早孕反应，但每次吃完东西后，胃部也容易出现烧灼痛，到了晚上，症状会更严重。

孕晚期胃烧灼痛产生的主要原因是孕妈妈胃酸反流，刺激到食管下段的神经。另外，胎宝宝对孕妈妈的胃部产生的巨大压力，使胃排空的速度减慢，食物在胃部停留的时间较长，致使胃酸分泌增加引发胃烧灼痛。

为了预防和缓解胃烧灼痛，孕妈妈在日常饮食中要避免过饱，少吃高脂肪类和油炸类食物，否则这些食物会加重胃部的负担。临睡前喝一杯热牛奶，可以有效预防和舒缓胃烧灼痛。

孕期生活情报站——孕晚期可能出现的异常情况

到了孕晚期，孕妈妈的身体可能会出现一些异常情况，而这些异常情况都反映了孕妈妈或胎宝宝身上可能存在的某些问题。提前了解这些异常情况，孕妈妈可以在异常情况发生时及时应对。

◎**阴道流水。**阴道流水是临产前发生胎膜破裂的征兆。胎膜破裂后，胎宝宝就失去了完整的羊膜保护，受感染的机会较多。此时，脐带也容易脱垂，造成胎宝宝死亡。因此，一旦出现阴道流水，要立即去医院检查。

◎**阴道出血。**一旦出现阴道出血，孕妈妈要警惕前置胎盘和胎盘早期剥离的发生，应立即前往医院就诊。

◎**腹部阵痛。**孕妈妈的子宫明显收缩，腹部开始不断收紧，腰骶部酸胀感也越来越强，腹部疼痛间隔的时间越来越短，持续的时间越来越长，痛感越来越强烈，说明子宫在进行有规律的收缩。一旦出现规律性的宫缩现象，就预示着分娩即将开始，孕妈妈应该马上去医院待产。

◎**胎动过多或过少。**胎宝宝缺氧或胎盘功能不佳，容易造成胎动过多或过少。如果一阵急促的胎动过后又停止了，那很可以是脐带缠绕或打结。所以，如果孕妈妈感觉腹内胎宝宝胎动异样，就要及时到医院就医。

◎**面部和四肢浮肿加重。**当孕妈妈发现自己面部和四肢出现浮肿且迅速加重时，要警惕是否患有妊娠高血压综合征。

准爸爸爱妻大行动——帮助孕妈妈远离产前焦虑

调查显示，有98%的孕妈妈在孕晚期会出现产前焦虑心理。由于孕妈妈的心理状态会直接影响到分娩过程和胎宝宝的健康状况，因此准爸爸此时要帮助孕妈妈远离产前焦虑的困扰。

导致产前焦虑的原因

◎**初产妇的忧虑。**对于大多数第一次怀孕的孕妈妈来说，由于缺乏经验并且通过各种渠道耳濡目染了很多有关分娩的痛苦信息，所以担心自己也将面临这样的“灾难”，从而对分娩充满了恐惧和焦虑。

◎**担心身体状况。**一些在孕期患有疾病的孕妈妈，由于担心自己的身体状况会影响到腹中的胎宝宝或担心分娩难以顺利进行，从而在分娩前烦躁不安，容易出现焦虑的心理。

缓解产前焦虑的方法

◎准爸爸要多抽出时间陪妻子参加一些有利于培养她积极乐观心理的健康活动，转移和分散她的注意力。

◎督促妻子多和其他孕妈妈或已经做妈妈的女性朋友交流，向她们请教，解决自己的疑问，以排解产前焦虑。

◎准爸爸要和孕妈妈一同学习分娩的相关常识，消除孕妈妈对自己不能顺利分娩的怀疑，增强其信心。

幸福妈妈经验谈

分娩时，要学会转移注意力

众所周知，分娩的过程是痛苦的。为了减轻分娩时的疼痛感，孕妈妈可以通过想象各种可以给自己信心和快乐的场景来转移自己对疼痛的注意力。我当时就一边使感受着分娩的过程，一边想象着宝宝的样子，想象着他是多么想快点儿来到这个美丽的世界！想象着等宝宝长大了，我要带他去周游世界等幸福的事情，这样就转移了我部分注意力，无形中也减轻了分娩的恐惧感和疼痛感。

——Linda

怀孕第35周

适当运动有助于顺利分娩

孕产大讲堂·第35周

本周孕妈妈变化

到孕35周，孕妈妈的子宫底在肚脐上约为15厘米，从耻骨联合处量起约为35厘米。孕妈妈的体重也增加了11～13千克。

由于胎宝宝的增大，孕妈妈此时会觉得肚子有坠胀感，腰酸，骨盆后部附近的肌肉和韧带变得麻木，甚至有一种牵拉式的疼痛，行动也变得更为艰难。日益临近的分娩会使孕妈妈感到忐忑不安，甚至有些紧张。

本周胎宝宝变化

本周的胎宝宝大约有2500克重了，身长约为48厘米。胎宝宝的中枢神经系统这时已基本发育成熟。同时，胎宝宝的消化系统发育也日趋完善。另外，绝大多数的胎宝宝在此时出生已经基本都能够成活。

本周注意事项

孕妈妈要坚持计数胎动。另外，如果出现羊水流出或是多次宫缩疼痛，要马上入院检查。

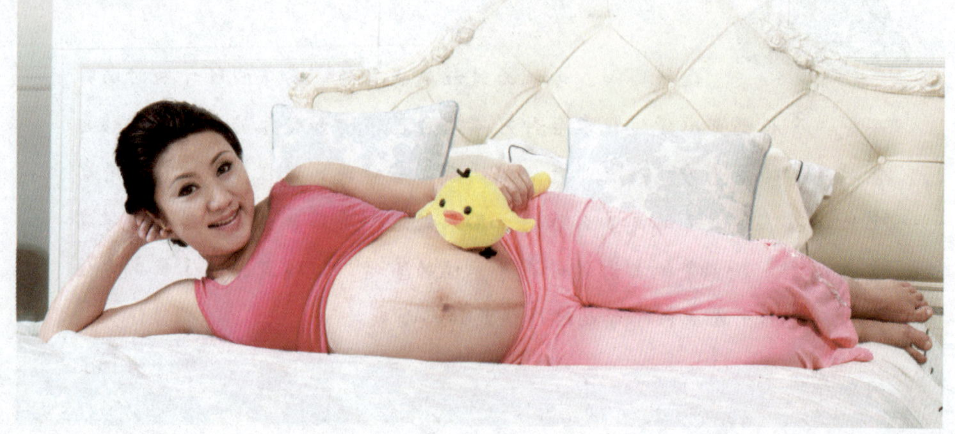

本周优孕细细读——前置胎盘的应对策略

胎盘的正常位置应附着在子宫的前、后及侧壁上。前置胎盘是指胎盘附着于子宫下段，下缘达到或覆盖宫颈内口，就会像小帽子那样附着在子宫颈内口的上方，恰好戴在胎宝宝的头上或臀部。

前置胎盘是孕晚期出血的主要原因之一，是一种的严重并发症，多见于经产妇。如果前置胎盘处理不当或是不够及时，会危及到孕妈妈和胎宝宝的生命安全。那么，当出现前置胎盘的时候，应如何应对呢？

◎**保持外阴清洁。**孕妈妈要保持外阴部的清洁，可以在会阴部垫上卫生护垫，勤换内裤，预防感染。

◎**注意生活细节。**孕晚期，孕妈妈要多注意生活细节，不宜搬重物或使腹部用力，以免发生危险。

◎**暂停性生活。**如有出血症状或进入孕晚期，就不宜有性生活。此外，边缘型前置胎盘的患者也要避免太激烈的性行为或压迫腹部的动作。

◎**重视孕晚期的B超检查。**医生会告诉孕妈妈在孕晚期（怀孕最后12周）刚开始的时候要复查B超，检查胎盘位置。如果在这个阶段出现阴道出血，就应该随时做B超检查，了解原因。

◎**挑选合适的产检医院。**如果孕妈妈是前置胎盘，则最好选择大医院或医学中心做产检。一旦出现早产、大出血等问题，可以立即处理。

◎**及时治疗出血症状。**有出血症状时，不管血量多少，都要立即就诊，如果为自己诊病的不是主治医生，也应主动告知有前置胎盘的问题。

◎**发现大出血，应立即分娩。**当宫颈逐渐变薄或开大（有时候宫口是一点儿一点儿开大），都会发生局部的血管破裂，从而引起前置胎盘部位的出血。这种出血一般发生前没有任何先兆，而且从点滴出血到大出血都有可能发生。如果孕妈妈发生大量出血，即使这时候胎宝宝还没足月，也要立即将宝宝娩出。

◎**有出血或宫缩现象，需及时住院。**医生会根据孕妈妈的怀孕时间、出血的严重程度及孕妈妈和胎宝宝的情况，进行下一步处理。如果孕妈妈已经接近足月，医生会立即采取剖宫产手术。如果胎宝宝还未足月，但状况不好，或者孕妈妈自己严重出血不止，也需要立即进行剖宫产。因此，孕晚期孕妈妈要特别注意，一旦发现异常要及时就医。

快乐孕程一点通

——孕晚期巧用零食补营养

由于孕晚期胎宝宝会压迫消化系统，孕妈妈进食后容易产生饱胀感，这一时期的营养需要量又相当大，所以孕妈妈要采取另一种途径来增加营养，即吃零食。

孕妈妈在购买零食时要注意阅读包装袋上的说明，健康零食的必备条件应该是低糖、低脂肪、低热量、低胆固醇、不含化学添加剂等。在零食的选择上，孕妈妈最好选择以下食品：花生、核桃、无花果、红枣、葵花子、葡萄干、南瓜子等。

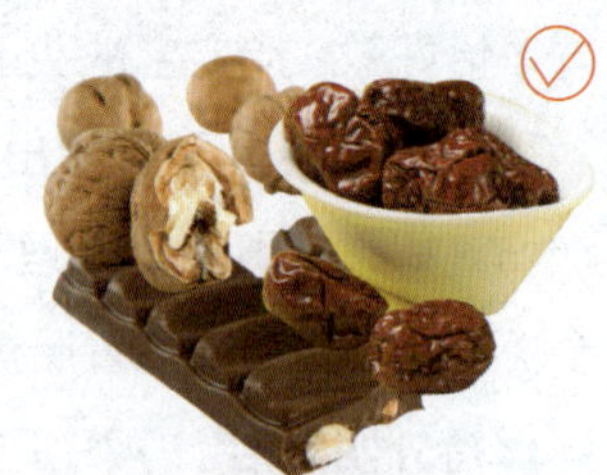

这些零食不宜吃：油炸食品，如炸鸡腿、炸糕等，热量高且不易消化；膨化食品，如雪饼、薯片等，蛋白质含量很少，多吃可致肥胖；果冻等营养成分很少的食品。

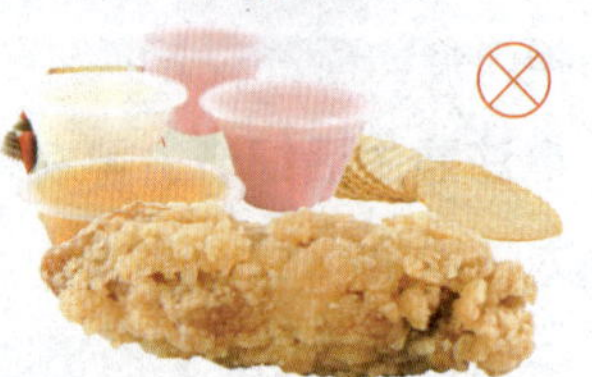

孕期生活情报站

——职场孕妈妈要安排休产假啦

到了此时，还坚持在工作岗位上的孕妈妈可要开始休产假了。不管你的工作多么重要，多么需要你，都不能再勉强工作了。孕妈妈可根据以下2个方面来确定何时开始休产假。

根据职业环境确定休假时间

如果工作环境比较安全，孕妈妈可以考虑一直工作到预产期前一周。如果工作环境不是太好，如工作需要久站，那么孕妈妈最好在预产期前1～2个月就在家里好好调养。

根据自身的身体状况确定休假时间

身体状况较好的孕妈妈也可以在工作岗位上坚持到预产期。而在产前检查中发现有异常或是有严重妊娠并发症的孕妈妈，就应该提前休产假。出现先兆早产、患有妊娠高血压综合征的孕妈妈，要听取医生的建议，再决定自己停止工作的具体时间。

快乐"孕"动操——有助于分娩的运动操

增强臂、腿肌肉力量的运动

【具体步骤】

❶ 取舒适姿势端坐地毯上，两条手臂自然地放在身体两侧，两手掌着地，面部朝前，两腿向前平伸；稍稍屈膝弓腿，脚跟着地，脚趾向上用力翘起，保持放松，小腿、脚踝、脚趾用力（图1）。在心里默数到10，先深吸气再做呼气动作。

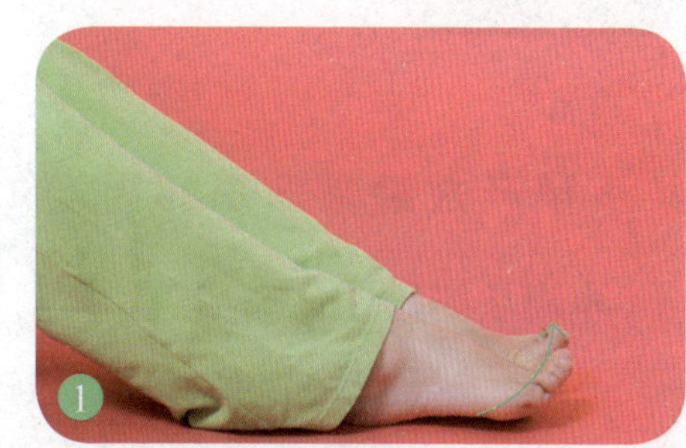

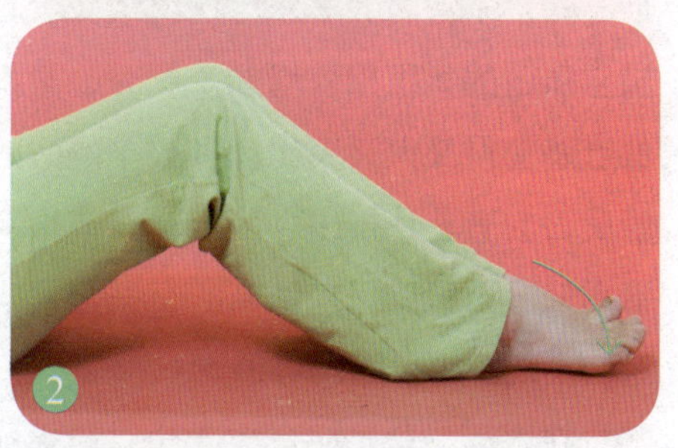

❷ 保持刚才的姿势，两腿向前平伸，脚跟着地，脚趾下压（图2）。心里默数到10，先深吸气再做呼气动作，使整个腿部、脚部受力。然后，将身体恢复原状。

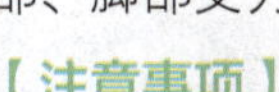

【注意事项】

这一组运动中的每一个动作可以重复做10次，注意动作要轻柔缓慢，转动身体时要适度。

增强骨盆肌肉力量的运动

【具体步骤】

❶ 在地毯上以舒适姿势取右侧卧位，上身抬起，右小臂着地并屈肘做支撑动作，右腿向内屈膝，左手臂自然地放在胸前，左腿抬起并向前伸直。心里默数到10，先深吸气再做呼气动作，身体恢复原状，增加大腿牵引力，使骨盆放松变得灵活。保持刚才的姿势，身体再转向相反方向侧卧，做同样的动作。

❷ 在地毯上以舒适姿势取右侧卧位，右手臂平放在地毯上并伸直，头枕在臂上，右腿屈膝弓起，左手臂自然地放在胸前，屈肘并手掌着地，左腿抬起伸直，保持腿部肌肉的张力和弹性，并使骨盆得到活动。

❸ 取舒适的姿势端坐地毯上，左腿屈膝盘起，右腿向前伸直，右手臂自然地放在身体右侧，左手臂自然地放在右腿上，弯腰并上身前倾，低头。心里默数到10，先深吸气再做呼气动作，同时伸展脊柱，活动骨盆底肌肉和髋关节。保持刚才的姿势，两条腿交换位置，右腿屈膝盘起，左腿向前伸直，之后将身体恢复原状。

怀孕第36周

平安进入待产期

孕产大讲堂·第36周

本周孕妈妈变化

此时，孕妈妈体重的增长已经达到了最高峰，子宫内的羊水比例继续减少，胎宝宝所占的体积相应增加。此时，孕妈妈的肚脐变得又大又突出。多数孕妈妈的乳腺此时会有乳汁排出，应用软布或棉花蘸清水轻轻擦拭以保持清洁。有些孕妈妈此时会出现反胃、胸闷等感觉。

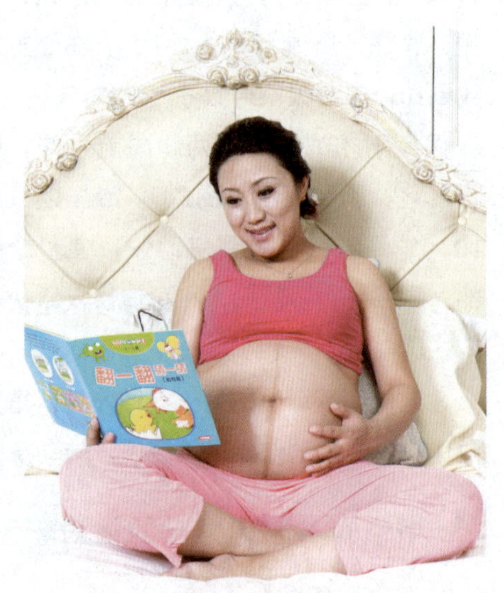

在本周，孕妈妈可能会比以前更加频繁地上卫生间。此外，腹股沟和腿部的疼痛会加剧。

本周胎宝宝变化

36周的胎宝宝身长继续增加，体重大约已有2600克。

此时，胎宝宝的指甲已经完全覆盖了指尖，两个肾脏也已经发育完全，肝脏已能够处理一些代谢废物。另外，胎宝宝出生时身上带有的胎记现在也已完全形成了。

在这个时期，每当胎宝宝在孕妈妈的腹中活动时，他的手肘、小脚丫及头部的轮廓都可能会清楚地在孕妈妈的腹部凸显出来。此阶段，大多数的胎宝宝头部向下，已做好出生的准备。

本周注意事项

由于孕妈妈的肚子已经非常大了，所以在上下楼梯和洗澡的时候，要特别注意安全，防止滑倒或摔伤。

本周优孕细细读
——为母胎护航的五色食物

红黄食物可防晒

众所周知，孕妈妈不能随意用化妆品，防晒产品也要小心使用。如果孕妈妈想要晒不黑，其实可以从身体"内部"加强防晒，常吃红黄"防晒"食物即可解决这一难题。"防晒"食物可以提高皮肤的抗氧化力，帮助清除自由基，孕妈妈应适量摄取黄红色蔬果。胡萝卜、西红柿、南瓜、橘子、樱桃、草莓等，都含有大量胡萝卜素及其他的抗氧化物质，可增强皮肤抵抗力。

✻孕妈妈食用黄、红、白等五色食物，不但可以提升自身免疫力，还可以提升孕妈妈的肤色。

尤其是西红柿，它是最好的防晒食物。研究发现，每天摄入16毫克番茄红素可将晒伤的危险系数下降40%，而且熟吃比生吃防晒效果更好。西瓜含水量丰富，它还含有多种具有增强皮肤生理活性的氨基酸，易被皮肤吸收，对面部皮肤的滋润、营养、防晒、增白效果较好。

黑色水果可提升免疫力

黑色水果含有维生素、硒、铁、钙、锌等物质，营养价值很高，孕妈妈可多食用。据营养专家介绍，黑色水果之所以呈现出黑色外表，是因为它含有丰富的色素类物质，如原花青素、叶绿素等，这类物质可以提高孕妈妈机体免疫力。

◎**黑葡萄**。黑葡萄本身就是一种营养丰富的水果，含有丰富的钙、钾、磷、铁以及维生素B_1、维生素B_2、维生素B_6、维生素C等，还含有多种人体所需的氨基酸。孕妈妈常食黑葡萄对神经衰弱、疲劳大有改善作用。

◎**桑葚**。桑葚营养丰富，含有多种氨基酸、维生素、胡萝卜素等营养物质，孕妈妈常食用桑葚，可以增强身体免疫，促进造血红细胞生长，防止动脉硬化，促进机体新陈代谢。

◎**黑加仑**。黑加仑含有丰富的维生素C、磷、镁、钾、钙、花青素、酚类物质等。孕妈妈常食用黑加仑可以预防贫血、关节炎、风湿病、口腔和咽喉炎等疾病。

孕期营养宝典——粗粮也重要

现在已不是那个物质贫乏的年代，孕妈妈如果在思想上还存在这样一个误区，认为只有精粮才对身体有好处，并摒弃了所有的粗粮，那就大错特错了。尤其对于需要全面营养的孕妈妈来说，粗细搭配是非常必要的。因为甘薯、玉米、糙米等粗粮中含有很多精粮中缺乏或含量较少的营养元素。

甘薯

甘薯含有丰富的淀粉以及钙、铁等矿物质，而且甘薯中的氨基酸、维生素A、B族维生素、维生素C都要高于许多精制的细粮。除此之外，甘薯中还含有一种类似于雌性激素的物质。因此，孕妈妈经常食用甘薯，可使皮肤变得白皙、细嫩。

玉米

玉米中含有丰富的不饱和脂肪酸、淀粉、胡萝卜素、矿物质等多种营养成分，而且不同颜色的玉米含有的营养成分还有差异。比如黄玉米中富含镁，能够舒张血管，加强肠壁蠕动，促进身体的新陈代谢功能，加速体内废物的排泄；它还富含谷氨酸，能促进脑细胞的新陈代谢，排出脑组织中的氨。而红玉米中富含维生素B_2，如果经常食用，可以预防和治疗舌炎、口腔溃疡等因缺乏维生素B_2而引发的病症。

糙米

糙米中同样含有多种孕妈妈身体所需要的营养要素。每100克糙米胚芽中就含有优质蛋白质3克、脂肪1.2克、维生素A50毫克、维生素E1.8毫克以及锌、铁各20毫克，镁、磷各15毫克，烟酸、叶酸各250毫克。而这些营养素都是孕妈妈日常所需要的。

小米

小米很容易被人体消化吸收，而且营养价值很高，具有滋阴养血的作用。小米中含有大量的碘元素，可以维持正常的甲状腺功能，避免胎宝宝痴呆或智力低下以及骨骼发育延缓等症。另外，小米具有健脾和中、益肾气、清虚热、利小便、治烦渴的功效，是治疗孕妈妈脾胃虚弱、体虚、食欲缺乏的营养佳品。

优孕指南对对碰——关于剖宫产的疑虑

剖宫产的优点&缺点

/ 优点 /

◎ 可避免自然分娩过程中的突发状况，可以在短时间内结束妊娠，挽救母胎的生命。

◎ 阴道不易受到影响。

◎ 如果是选择性剖宫产，宫缩尚未开始前已施行了手术，可以免去阵痛之苦。

◎ 与腹腔有关的其他疾病，可一并处理。

/ 缺点 /

◎ 出血量较多。

◎ 并发症较多，包括伤口感染及麻醉后遗症等。

◎ 产后恢复较慢，住院时间较长。

◎ 剖宫产的新宝宝，没有经过产道挤压，与自然分娩的新宝宝比，肺功能较弱，有可能出现呼吸窘迫综合征。

◎ 二次妊娠时子宫破裂概率较大，若再次进行剖宫产手术，手术难度增大。

◎ 可能造成膀胱、腹壁、子宫壁黏连等后遗症。还会留有伤疤。

需要进行剖宫产的情况

◎ **骨盆狭窄。**骨盆狭窄且试产失败。

◎ **高危妊娠。**如孕妈妈患有重度子痫前期、子痫；合并心脏病、心功能不全；合并妊娠期高血压综合征；肾病、肝脏疾病等高危妊娠疾病时。

◎ **软产道畸形。**如梗阻、瘢痕、子宫体部修补缝合及矫形等。

◎ **先兆子宫破裂。**

◎ **既往难产。**既往有多次难产、死胎、死产、习惯性流产、早产等情况。

◎ **产道梗阻。**妊娠合并生殖器瘘管及直肠或盆腔良、恶性肿瘤梗阻产道。

◎ **外阴疾病。**孕妈妈出现外阴或阴道静脉曲张严重，外阴水肿严重，经治疗后无效者。

◎ **高龄初产。**35岁以上高龄初产孕妈妈。

◎ **胎宝宝缺氧。**胎宝宝出现宫内缺氧，或者分娩过程中缺氧，短时间内不能顺利分娩时。

◎ **胎位异常。**如横位、臀位，尤其是出现胎足先入盆，持续性枕后位等胎位异常情况。

◎ **巨大儿。**

◎ **多胎妊娠。**

◎ **脐带脱垂或脐带先露。**

◎ **胎盘先天问题。**如前置胎盘、前置血管、胎盘边缘血窦破裂出血多等。

◎ **胎盘早期剥离。**

◎ **胎盘功能降低。**

◎ **胎膜早破。**当胎膜早破并且羊水污染或宫内感染时。

◎ **相对性头盆不对称。**

怀孕第37周

做好住院前的准备工作

孕产大讲堂·第37周

本周孕妈妈变化

这一周由于胎宝宝体重的增加，孕妈妈子宫的平滑肌层正在变平、放松。孕妈妈的子宫底达到肚脐上16厘米的位置，宫高大约为37厘米。

孕妈妈尿意频繁，这是子宫压迫膀胱导致的。孕妈妈的子宫和阴道逐渐软化，阴道分泌物增多。

胎宝宝下降至骨盆，对孕妈妈的胃和心脏的压迫有所减轻。

孕妈妈乳腺不断增生，乳房变得丰满，乳头外凸，有分泌物溢出。

本周胎宝宝变化

胎宝宝的头现在已经完全进入骨盆了。胎宝宝的体重为2600～3000克，身长约为50厘米。胎宝宝的大脑仍在发育。

由于子宫内的空间有限，胎宝宝已经无法像过去一样伸展四肢，但依然会经常蠕动身体。

胎宝宝此时的肠道内堆积着脱落的胎毛、皮肤细胞及脱落的肠黏膜细胞。皮肤细纹消失，身体蜷缩成一团，准备出生。

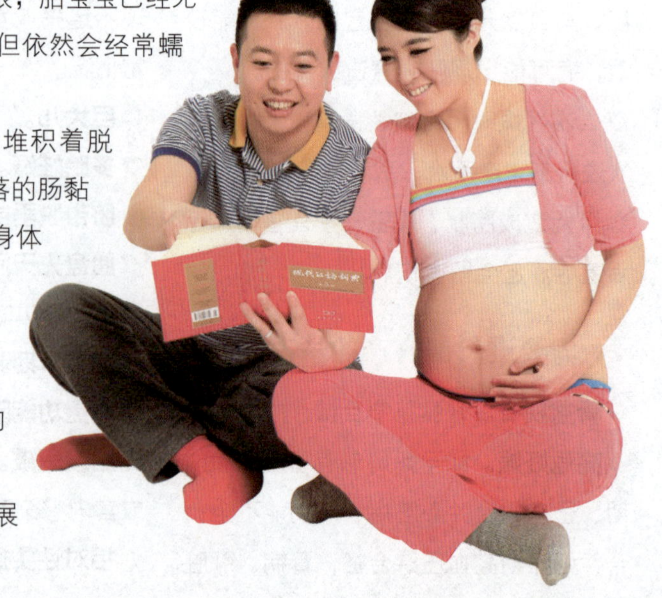

本周注意事项

孕妈妈要保证优质的睡眠以积蓄体力；还要坚持强化阴道肌肉的舒展运动。

本周优孕细细读

——住院前，需要做好这些事儿

做好交通准备	再次确认住院的行李	练习呼吸法，预习生产
为了防止住院时家人不在身边的情况发生，孕妈妈可事先确认好交通工具以及乘车路线，再把要点写下来。孕妈妈最好再记下几辆出租车的电话，以求安心。	住院时、住院中、出院时的必要的物品等，孕妈妈要提前分别准备好。出发前要再次确认是否有忘掉的东西。	孕妈妈可反复练习学习过的呼吸法。有任何疑惑都要在产前请教专业护理人员。
和家人商量住院时的问题	**确认生产费用并做好准备**	**需要积极运动**
和家人提前商讨住院时家里的事情，包括卫生、家具摆放等，以便出院后妈妈和宝宝有个安全、舒适的生活环境。	准爸爸可先向医院确认大概的生产费用，最好能准备稍多一点儿，以备不时之需。	有早产讯息的孕妈妈，37周后，随时都有可能分娩。为了安全起见，建议在产前要坚持运动，做产前体操。
准备好物品	**制作宝宝诞生时的联络表**	**将必要证件放在一起**
为了迎接随时来到的宝宝，孕妈妈要准备好婴儿房和婴儿用品，并确认必要的物品是否都已齐全，随时进行补充。	住院前，孕妈妈可先将要告知宝宝诞生的亲友名单及联系方式制作成联络表，以防宝宝出生后没有时间和精力顾及此事。	为了随时可以顺利住院，孕妈妈以及家人要将母子健康手册、医保卡、诊疗卡都放在一起。在外出时，也最好务必将其随身携带。

孕期营养宝典
——为顺产做好营养储备

孕妈妈此时的饮食要以量少、多样化为主，可以采取少吃多餐的方式，但要特别控制食用高蛋白和高脂肪食物，因为过多食用容易导致胎宝宝生长过大，增加分娩的难度。

孕妈妈应选择体积小，营养价值高的食物，如动物性食品等。还要特别注意钙质的补充，孕妈妈在食用含钙丰富的食物时，不要忘了摄取适量的维生素，因为均衡营养对孕晚期的孕妈妈来说是非常重要的。

初产孕妈妈从有规律性宫缩开始到宫口全开，大约需要12小时。在这段时间内，没有高危妊娠因素的初产孕妈妈，在自然分娩前，可进食一些易消化吸收、少渣、味鲜的食物，如面条鸡蛋汤等，为分娩准备足够的能量和体力。

快乐孕程一点通
——孕妈妈产前备忘录

灌肠

为防止孕妈妈在分娩时出现排便这一尴尬事，医护人员会在产前给孕妈妈进行灌肠。在灌汤过程中，医护人员会一直控制着水流，基本不会出现疼痛感，如果出现不适，孕妈妈可以随时告诉护士，及时调整水流。

剔体毛

分娩前，医生或护士会给孕妈妈剔除体毛，主要集中在会阴部和大腿内侧等部位。在剔毛的过程中，孕妈妈一旦出现头晕、恶心等症状，可及时告知医护人员暂停。

少量进食

由于大多数孕妈妈在生产时都需要进行局部麻醉，如果吃得过多，孕妈妈容易呕吐，甚至会将食物吸进气管内。因此，孕妈妈在待产时最好少量进食，可适当食用一些巧克力或汤粥等流质食物。尤其是巧克力，还有一定的助产作用。

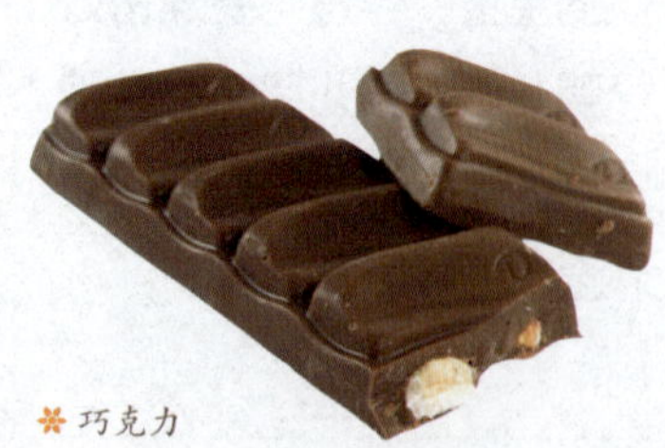
巧克力

优孕指南对对碰——分娩前的征兆有哪些

孕妈妈可能都知道自己的预产期是哪一天，但预产期具有一定的不确定性，在预产期的前后2周都可能随时分娩。不过孕妈妈无须过于担心或不安，可以根据下面介绍的这些分娩前的征兆来判断自己是否已临近分娩。

征兆1：宫底高度下降

到了孕36周，孕妈妈的子宫口和产道开始变软，子宫开始不断下移，胎宝宝出现下滑趋势，最后到达骨盆。因此，当预产期逼近的时候，孕妈妈的宫底高度会一天天下降。

征兆2：胎动减少

随着胎宝宝向骨盆处不断下移，受到胎宝宝所处位置的影响，胎宝宝的活动空间变小，再加上子宫不断地收缩，胎宝宝更加难以活动。这个时候的胎宝宝在母体内活动的次数会越来越少，1个小时最多活动3次。这里需要提醒孕妈妈的是：胎动次数减少不代表胎动消失了，所以一旦长时间感觉不到胎动，要立即去医院检查。

征兆3：出现不规律宫缩

胎宝宝移到骨盆处后，孕妈妈因为子宫收缩得厉害，腹部开始出现无规律的阵痛或发紧、变硬的痛感，这种现象被称为“假宫缩”。假宫缩没有规律性，与真正的分娩前的规律性宫缩是不一样的。

征兆4：胃部变得轻松

宫底高度下降了，原来被子宫顶着的胃和横膈膜的位置也相应下降了不少，使得胃腔空间增大，孕妈妈可感到胃部变得轻松了很多，连呼吸都变得畅快了。而且胃部获得了释放，许多因为胃部压迫引起的不适得到了缓解，孕妈妈的胃口也变得好起来了。

征兆5：出现破水现象

如果孕妈妈感到下身有水样液体呈涓涓细流状从阴道流出的话，这就是羊膜破裂，也叫破水。这种现象多发生在分娩前数小时或是临近分娩。

怀孕第38周

临产征兆及应对策略

孕产大讲堂 · 第38周

本周孕妈妈变化

这一周孕妈妈的子宫底到耻骨联合的距离约为38厘米，肚脐到子宫底部的距离则为16~18厘米。

大多数孕妈妈在怀孕的最后几周没有增加多少体重，但却会感到非常疲惫，而且这段时间孕妈妈的背部和颈部很容易扭伤。孕妈妈的乳头会分泌出更多的乳汁，这说明孕妈妈的身体已经为哺乳做好了准备。

另外，在孕期的最后几周，孕妈妈的脚还会非常肿胀。

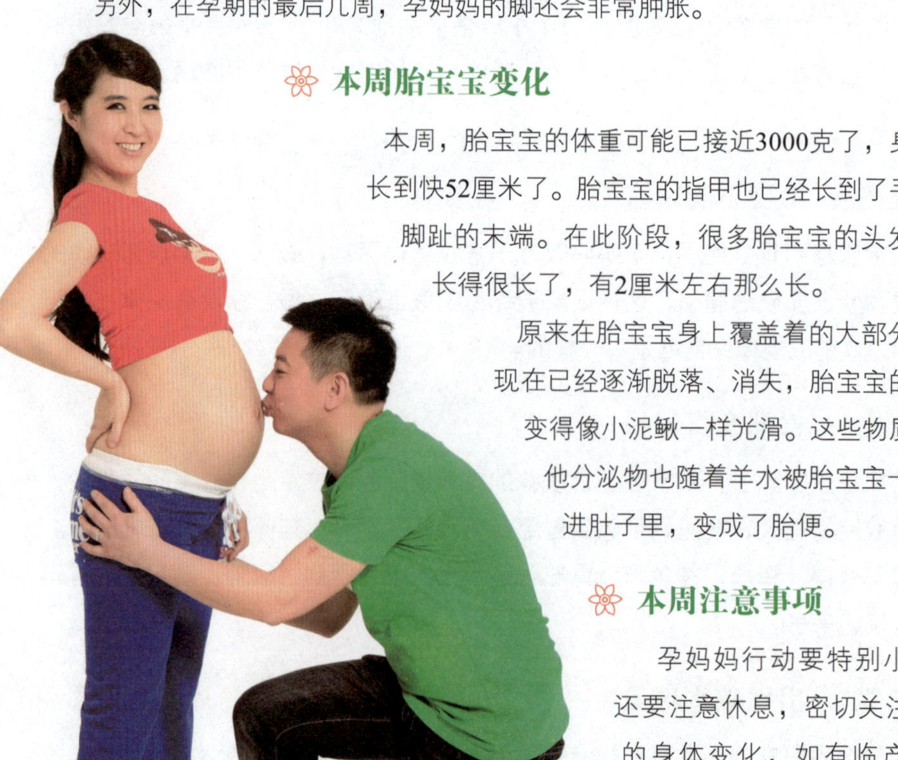

本周胎宝宝变化

本周，胎宝宝的体重可能已接近3000克了，身长也长到快52厘米了。胎宝宝的指甲也已经长到了手指和脚趾的末端。在此阶段，很多胎宝宝的头发已经长得很长了，有2厘米左右那么长。

原来在胎宝宝身上覆盖着的大部分胎脂现在已经逐渐脱落、消失，胎宝宝的皮肤变得像小泥鳅一样光滑。这些物质及其他分泌物也随着羊水被胎宝宝一起吞进肚子里，变成了胎便。

本周注意事项

孕妈妈行动要特别小心，还要注意休息，密切关注自己的身体变化，如有临产的征兆等。

本周优孕细细读——出现临产征兆怎么办

这段时间，胎宝宝已经完全做好了出生的准备，随时都有可能来到这个世界看看爸爸妈妈。因此，孕妈妈此时不仅要做好身心的准备，还要做好住院的准备。此外，接近分娩时，孕妈妈的身体会出现一些变化。但变化的程度是有个人差异的，孕妈妈也没必要为此紧张。当身体发出明显临产信号时，可参照如下方法处理。

破水

1 自己可做处置

流出的水量少，即使判断不出是漏尿或破水，也要用清洁的卫生巾抵住。

2 接受医院的指示

破水时，恐怕会有感染之虞。和医院联络，接受指示。破水时，首先就要住院。

3 联络家人

有家人陪伴住院时，就安排车子。如果没有人陪伴，就自己呼叫出租车。

4 放松心态

收拾好行李等住院物品后，孕妈妈最好以平躺的姿式等待。

出现阵痛

1 计算阵痛的时间间隔

有突然以短间隔开始的阵痛，不过一般是间隔慢慢变短。可记录疼痛的间隔。

2 减轻阵痛

发生阵痛时，要设法减轻疼痛，可采用舒适的姿势缓解阵痛。

3 联络家人

家人不在时，需要联络家人并告知自己已出现了临产前的阵痛。

4 保持体力

生产时需要体力，在阵痛的中间进餐。尽量摄取高热量，且好消化的食物。

5 与医院联络

阵痛间隔成10分钟后，就要和医院联络。如果距离分娩医院较远，就要提前联络，做好入院准备。

↓

搭乘出租车时，孕妈妈尽量保持平躺的姿式。阵痛期间，千万不要紧张，一定要放松身体去医院。

快乐孕程一点通

——提前整理好你的待产包

宝宝用品
婴儿护肤品：婴儿浴盆1个，浴巾1条；婴儿专用洗发露、沐浴露各1瓶；婴儿润肤露1瓶；婴儿护臀膏1瓶。
纸尿裤：医院会发一些婴儿纸尿裤，但是建议孕妈妈再准备一些纱布或是棉布的尿布，以防宝宝对纸尿裤过敏。
婴儿湿巾：婴儿柔肤湿巾、婴儿纸巾各1包。
婴儿奶粉：可以准备一袋婴儿专用奶粉，以备母乳不足。
吸鼻器1支：及时吸出宝宝鼻腔内的鼻痂或鼻涕，可使宝宝呼吸更通畅，吃奶无阻碍。
湿疹膏1支：可预防和舒缓尿布区的皮肤红肿过敏症状。
棉花棒2盒：清洁宝宝耳、鼻时使用。
妈妈用品
证件：身份证、母子健康手册、医保卡、诊疗卡等必要证件要提前准备好放在一起。
卫生棉：产前讯息来临时及产后恶露变少时使用，准备2种尺寸就可以。
盥洗用品：洗脸和洗脚的毛巾各1条；洗脸和洗脚的盆子各1个；梳子、镜子各1个；牙刷、牙膏各1支。
袜子、拖鞋：准备1双通气性好的拖鞋或凉鞋。袜子是为了避免脚尖受凉而穿。
卫生纸、湿纸巾：住院时经常要使用卫生纸。母乳滴落时可以使用湿纸巾擦拭。
产褥内裤：恶露稳定后，改用大型的生理用内裤亦可。
母乳垫子、清洁棉：防溢乳垫可放在胸罩的内侧，谨防母乳流出弄脏衣服；清洁棉是处理恶露时用的。
前开襟的内衣：较为宽松的内衣，方便产后喂乳。

孕期生活情报站——孕晚期杜绝感冒有妙招

预防得当

到了临近生产的时候，孕妈妈一定要预防感冒的侵袭。首先，孕妈妈要尽量避免到人群拥挤的地方，减少被传染的机会。再者，接触过公共物品或设施后要赶紧洗手，养成勤洗手的好习惯，或者是用纸巾隔着，避免直接碰触到各种未经消毒的公共物品，如杯子等。

调整睡眠与情绪

到了孕晚期，孕妈妈一定要多注意休息，养成良好的睡眠习惯。但也不要休息过头，整天都躺在床上睡觉，这样反而会造成身体的不适感。孕妈妈需要特别注意保持良好的情绪，不能过度悲伤，更不能给自己太大的压力。

准爸爸爱妻大行动——妻子“家中急产”怎么办

帮助孕妈妈分娩

◎妻子急于分娩时，准爸爸和家人应该赶紧拿一块消过毒的毛巾，轻轻地压住妻子的会阴部，再用另一只手护着胎宝宝，引导宝宝微微上移，缓缓地滑出产道。

◎分娩后，孕妈妈的阴道会大量出血，且持续的时间较长，准爸爸应让妻子立即按摩自己的腹部，使子宫缓缓地缩小到肚脐以下。

◎立即拨打急救电话，并按照医生的指示行事。

保护好宝宝

◎临产阵痛发生以后，孕妈妈最好不要上厕所，以免胎宝宝快速滑出产道掉进马桶里。

◎宝宝滑出产道后，家人可以将脐带对折，再用橡皮筋或细绳紧紧地绑上。注意要使用消过毒的剪刀来剪断脐带。

◎在宝宝滑出产道后，要立即对宝宝做简单的清理，再将宝宝倒提起来，轻轻地拍拍他的脚底并轻轻地按摩他的背部。

◎胎宝宝出生后，应立即用干净、柔软的大毛巾包裹住，以防受凉。

优孕指南对对碰——孕晚期需做好分娩的心理准备

十月怀胎，一朝分娩。随着孕妈妈体型发生的巨大变化，孕妈妈的心理也会发生一些变化，而且越接近分娩，孕妈妈的心理会越不稳定。许多孕妈妈会产生一种兴奋与紧张的矛盾心理，甚至还会出现情绪不稳定、精神压抑等心理问题。还有些孕妈妈在尚未临产、没有任何异常的情况下，就开始缠着产科医生要求提前住院观察。其实，这些都是孕妈妈心理负担过重的表现。孕晚期孕妈妈要想保持健康的心理，需注意以下几点。

充分了解分娩过程

孕晚期，孕妈妈要充分了解分娩的过程，克服心理上紧张和兴奋的矛盾冲突。上过产前培训班的孕妈妈，还可能针对分娩过程中可能出现的情况进行一些相关训练。很多地方的医院或相关机构都有专门讲解孕产知识的“孕妈妈学校”，告诉孕妈妈在分娩时如何配合医生的知识，孕妈妈在产前可以适当选择学习，以有效减轻心理压力和思想负担。

提前做好分娩准备

分娩准备主要包括孕晚期的健康检查、心理准备和物质准备。

此外，在孕晚期，特别是临近预产期的时候，准爸爸最好能留在家中，不要出差，这样可以使妻子心中有所依托。如果由于特殊原因不得不离家在外，也要时刻和妻子保持联系，以便掌握妻子的情况。

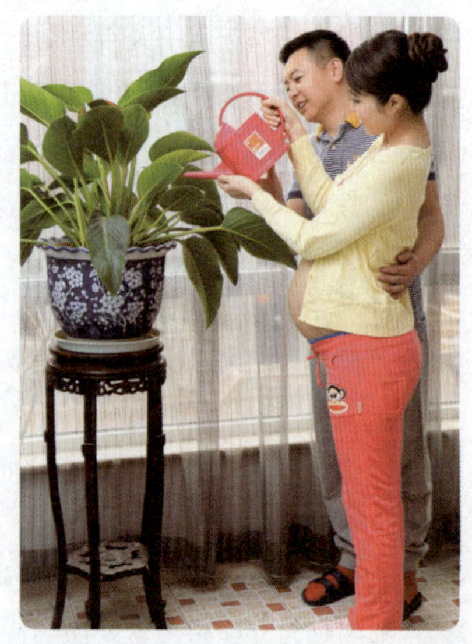

妻子即将分娩了，准爸爸更要细心照顾妻子，让妻子保持好心情。

不宜提早入院

首先，孕妈妈入院后较长时间不临产，难免会有一种紧迫感，尤其看到后入院的孕妈妈已经分娩了，对她来说也是一种刺激。其次，产科病房内的每一件事情都会影响到孕妈妈的情绪，使其心绪不宁，不利于母胎的身体健康。所以，最好还是等到临近分娩的时候再入院。

快乐“孕”动操——增加肢体力量的助产运动

头部和颈部运动

把头转向一边，感觉颈部被拉紧。把头抬高，再倾落在另一面，重复做3次。

腰部运动

交叉脚，坐姿，头向右转。把右手放在后面，尽量向后望。把左手放在膝上，多转一些。换左面，重复做这个动作。

推左、右臂运动

左手手臂放在背后伸展，右手放在左手臂的肘部往下推，然后将右手放在背后握住左手，握20秒后放松。右手臂部放在背后伸展，左手放在右手臂肘部往下推，然后将左手放在背后握着右手，握20秒之后放松。

骨盆运动

双手双膝着地，边呼气边缩紧肛门，低头，背部向上弓起。吸气，呼气时舒缓肛门，仰头，将脸朝前，保持重心前移的姿势，早晚各3次。

腿部和脚趾运动

坐下，双脚伸向前面，以双手支撑着身体。一边膝部慢慢屈曲，再伸直，另一边膝部重复此动作。

幸福妈妈经验谈

做手工，既可怡情又可胎教

怀孕后，老公和婆婆就没怎么让我干过家务活了，都是他们抢着打理家中的事务。我除了散散步，就是做做孕妇操。在婆婆的建议下，我买了一些花布和彩纸，决定亲手给宝宝做几件小衣服。刚开始的时候，我还不是特别熟练，后来越做越好，我一边做衣服，一边给宝宝讲解花布上的各种图案，宝宝在我肚子里竟然有了反应！哈哈，看来他很喜欢妈妈为他做的衣服呢，感觉好开心啊！

——Vivian

怀孕第39周

提前学习减轻阵痛的方法

孕产大讲堂·第39周

本周孕妈妈变化

到了本周，从肚脐量起，孕妈妈的肚脐到子宫底部高度约为20厘米，从耻骨联合量起约为40厘米。

此时，孕妈妈的子宫和阴道变得更加柔软、更加有弹性，子宫颈管逐渐张开，为分娩做好了充分的准备。

孕妈妈的体重基本稳定下来，不会再猛增。这个时期，孕妈妈气短会减轻，胃部的饱胀感会有所缓解。

本周胎宝宝变化

本周胎宝宝的体重应该可以达到3200克左右了。一般情况下，男性胎宝宝比女性胎宝宝的平均体重略重一些。胎宝宝现在还在继续发育，并且已经准备了一定的脂肪用来帮助出生后调节体温。现在，胎宝宝的身体各部分器官已发育完成，其中肺部是最后一个成熟的器官。

这是因为到此时，胎宝宝的头部已固定在骨盆中，他（她）更多地将会是向下运动，压迫孕妈妈的子宫颈，因而活动频率和幅度会减小许多。

本周注意事项

孕妈妈在此时出现紧张、烦躁、焦虑等情绪属于正常现象，不必担心。分娩前，孕妈妈仍要注意补充充足的营养，调节好心情，注意休息。

本周优孕细细读——减轻阵痛的方法全攻略

分娩球轻松缓解阵痛不适

/ 分娩球第1式——趴式倚球 /

❶ 将球放在地板上，孕妈妈趴在分娩球上，取自己舒服的姿势，全身放松。（准爸爸可在一旁陪伴，起保护作用）

❷ 当阵痛来袭时，孕妈妈用鼻子深深吸气，再用嘴慢慢吐气，慢慢练习5分钟。

/ 分娩球第2式——靠球休息 /

❶ 将分娩球放在地板上，紧紧靠住墙壁，孕妈妈背部靠着分娩球，身体尽量放轻松慢慢用力。

❷ 家人可轻轻触摸孕妈妈的腹部，以减轻孕妈妈的紧张感。

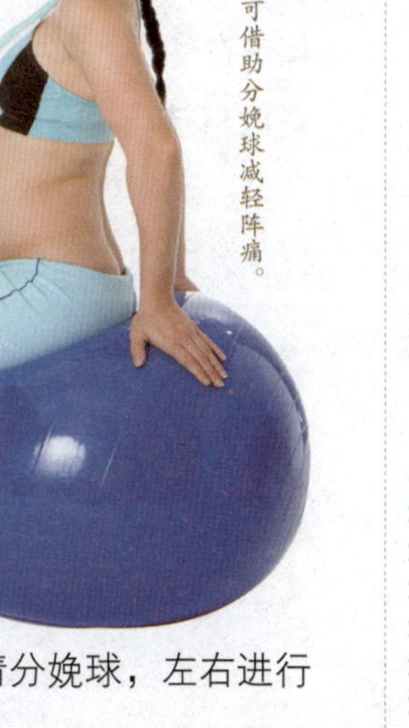

✻孕妈妈可借助分娩球减轻阵痛。

/ 分娩球第3式——坐球休息 /

❶ 孕妈妈坐在分娩球上，双腿尽量张开，家人可帮助孕妈妈按摩背部和肩膀，帮助放松。

❷ 如果孕妈妈要独坐时，还可上下、左右慢慢摇晃臀部。

/ 分娩球第4式——站立靠球 /

❶ 孕妈妈可在家人的帮助下靠在分娩球上。

❷ 慢慢弯曲膝盖，用背部慢慢上下滚动分娩球，也可以紧靠着分娩球，左右进行移动。

这些姿势帮你减轻阵痛

/ 抚摸腹部 /

盘腿而坐，把手放在腹部两侧，边深呼吸边上下抚摸。即使不抚摸，仅采取盘腿的姿势，有轻松的感觉。

/ 抬高大腿 /

盘腿而坐，把双手放在大腿上，疼痛时就向上抬起一条腿，左右腿交替练习3分钟。

/ 推墙壁 /

两脚打开与肩同宽，两手抵住墙壁伸直手肘。疼痛时呼气的同时，双手用力推墙壁。

/ 采取侧卧体位休息 /

有轻微阵痛或疲劳时，可采取侧卧体位休息法。侧向躺着，两脚间可放置一个枕头或是靠垫，并轻轻弯曲上面的脚。

/ 跨坐 /

跨坐在椅子上，采取打开双脚的姿势，会有变轻松的感觉。

巧妙呼吸缓解阵痛

◎**吸气技巧。**当孕妈妈感到阵痛强烈时，应该立即调整呼吸，尽可能克制张口吸气。放松身体做深呼吸时，一般都可以减轻一些疼痛，只要孕妈妈不刻意把意识集中在疼痛上即可。

◎**吐气技巧。**孕妈妈把嘴收小，发出“吁……”的一声，并长长地、慢慢地吐出气来。反复做“放松、吐气”动作就会形成“吐气就是在放松”的条件反射，这样在分娩的时候会收到很好的效果。

拉梅兹放松法缓解阵痛

/ 脚腕放松法 /

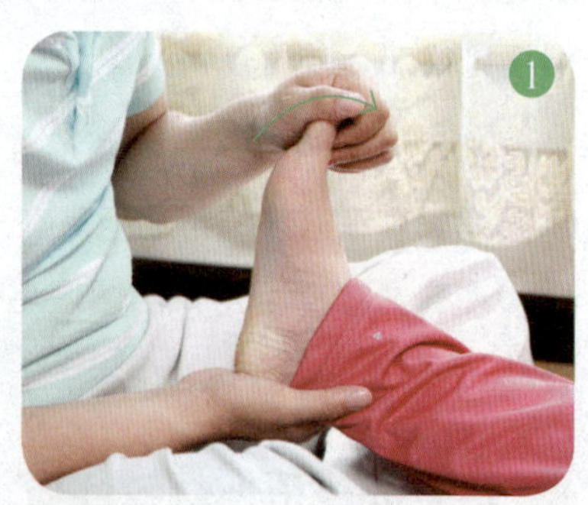

❶孕妈妈采取舒服的坐姿，右腿向前伸直，准爸爸在一旁用右手轻轻握住孕妈妈的脚腕，并且用左手轻轻地按压脚趾。

❷保持刚才的体位，准爸爸用左手握住孕妈妈的脚趾并前后运动，注意让孕妈妈放松肌肉，且准爸爸手法要轻柔（图1）。

/ 膝盖放松法 /

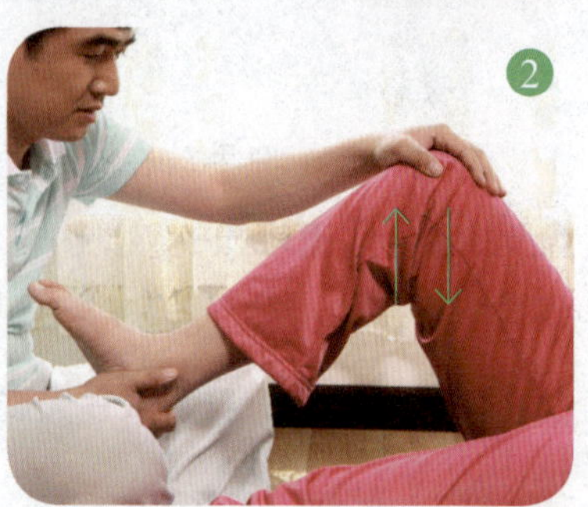

❶孕妈妈采取舒服的坐姿，两臂放在身后撑住身体，准爸爸用左手轻轻地握住孕妈妈的膝盖，右手握住孕妈妈的脚腕。

❷保持刚才的体位，准爸爸按照关节运动的方向，将孕妈妈的膝部反复蜷曲、伸直（图2）。

孕期营养宝典

——分娩前的饮食要点

临近分娩，孕妈妈需要摄入足够的营养为分娩储备能量，胎宝宝也要储备营养为出生后的独立生存做准备。因此，保证合理的饮食至关重要。

储备能量

进入孕晚期的最后阶段，孕妈妈的胃部不适感会慢慢减轻，食欲也会逐渐好转，此时各种营养素的摄入都不成问题。但孕妈妈的饮食可能会因为紧张等心理情绪而受到影响。因此，孕妈妈要学会调节自己的情绪，减轻心理压力，科学合理地摄取各种营养。

孕妈妈还要控制脂肪和碳水化合物的摄入量，以免影响顺利分娩。为了储备分娩时需要的能量，孕妈妈可以多食用富含蛋白质等较高能量的食物，但也要注意饮食有度，不可过量摄入。此外，由于胎宝宝此时的生长发育已经基本成熟，孕妈妈应该停止服用钙剂和鱼肝油，以减轻身体的代谢负担。

进食原则

分娩前，孕妈妈会出现一段较长时间的宫缩疼痛，这种疼痛往往会影响到孕妈妈正常进食，所以孕妈妈要学会在宫缩的间歇时间里进食。孕妈妈可以根据喜好选择一些粥类、牛奶、面汤之类易消化的食物。

临产食物的营养成分及功效

食物	营养成分及功效
藕粉	藕粉含大量淀粉，淀粉进入体内会转变为糖，可产生足够的能量。
红糖水	进入第二产程，孕妈妈需屏气用力，耗能巨大。红糖的主要成分是蔗糖，进入体内可快速产生能量，红糖水还可补充一部分体液。
牛奶	可提供热量。孕妈妈分娩期间喝点儿牛奶，能补充能量和水分。
空心菜	空心菜粥除了补充能量还有清热、凉血、利尿等作用。孕妈妈临产时食用，有利于分娩的顺利进行。
苋菜粥	清热、滑胎、助顺产。

孕期生活情报站——选择一位“导乐”伴你分娩

何为导乐

“导乐”是希腊语“Doula”的音译，原意为“女性照顾女性”。“导乐”就是一个有生育经验的在分娩前、分娩过程及分娩后给孕妈妈持续的引导及精神上安慰鼓励，使其顺利完成分娩过程的人。

“导乐分娩”是当前国际妇产科学界倡导的一种分娩方式。其特点是，在孕妈妈分娩的整个过程中，由一位富有爱心、态度和蔼、善解人意的女性，会始终以客观的态度去观察孕妈妈，以科学、有效的方式去指导帮助孕妈妈完成分娩过程。

要成为一名“导乐”不仅需要极大的爱心和耐心，还需要全身心的投入。所以，在我国目前可以担任“导乐”的最好人选还是产科医生或助产护士。虽然目前我国的“导乐”普及率还不太高，但是未来一定会成为一种趋势。

导乐的主要作用

导乐会向孕妈妈讲解分娩的生理过程，为孕妈妈进行心理疏导，帮助她树立分娩信心，消除顾虑及恐惧，减轻分娩疼痛。通常，分娩前导乐要指导孕妈妈在阵痛宫缩时如何深呼吸，或在分娩过程中帮助产妇按摩子宫、腰骶部等，以缓解疼痛，促进分娩的顺利进行。

目前临床统计表明，有“导乐”陪伴的孕妈妈，其产程平均缩短了2～3小时。同时，实施“导乐”分娩的孕妈妈，其分娩和分娩后的出血量也会减少，需要手术助产的比率降低，新生儿的发病率也呈降低趋势。

因此，在有条件的情况下，“导乐分娩”是一种值得提倡的分娩方式。建议孕妈妈们最好都能选择一位“导乐”陪伴自己分娩。

优孕专家如是说

如何克服产前恐惧

◎ 学习分娩知识。人的恐惧大多是缺乏科学认知胡思乱想而产生的。所以，建议孕妈妈在产前还是应该多看一些关于分娩的图书或杂志，了解整个分娩过程。

◎ 稳定情绪。情绪紧张会影响产道的扩张，也就会大大延迟了产程，自然分娩的孕妈妈如果情绪太过紧张，医生也会中途要求孕妈妈采取“剖宫产”。所以，孕妈妈分娩前稳定情绪很重要。

准爸爸爱妻大行动——妻子分娩前，丈夫该做哪些准备

采买食物

为了让妻子在坐月子期间能够补充足够的营养，准爸爸现在就要开始储备粮食了。除了柴鸡蛋、龙须面、小米、大枣、红糖等坐月子必备食品，还可以购置一些如花生、芝麻、黑米、虾皮、核桃仁等能促进新妈妈产后恢复的食物。

清扫并布置好房间

准爸爸应该在妻子生产前就把房间彻底清扫干净，好让妻子舒舒服服地坐月子。为妻子和宝宝创造一个清洁卫生、安全舒适的环境，是准爸爸义不容辞的责任。

清洗被褥和衣服

临近分娩时，准爸爸就要主动承担家务事，将家里的被褥、衣服、床单等清洗干净，并在阳光下暴晒。

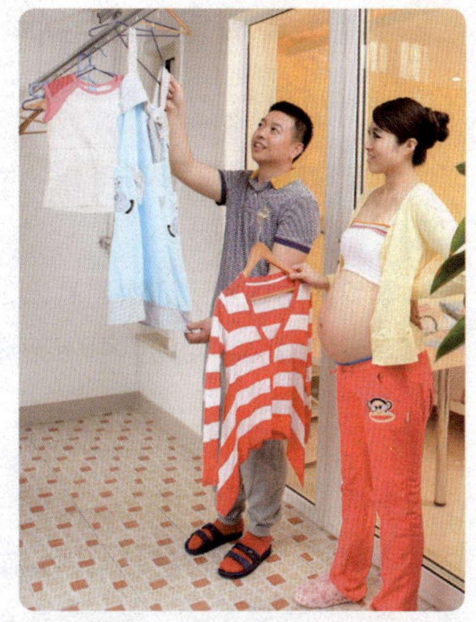

妻子分娩前，准爸爸应该主动担当家中的劳力，将家中的衣服清洗干净。

幸福妈妈经验谈

发生急产，要及时送医院

在孕39周的一天晚上，我的下体突然出水，我知道是破水了，孩子就要出生了。由于当时是凌晨3点多，我觉得不太方便去医院，想等到天亮了再去医院。谁知还没到1个小时呢，肚子就开始疼了起来，而且阴道有血流出来，老公赶紧叫了出租车带我去医院。随着疼痛感的加剧，我只能用力屏住呼吸，幸好医院离家里较近，很快就到了。到了医院15分钟后宝宝就出生了。后来听医生说这是急产，如果处理得不好是非常危险的，破水了就要送医院，而且要平躺着，不能用力的。幸好送来得及时，母子平安。

——Bette

怀孕 第40周

巧妙应对分娩中出现的问题

孕产大讲堂·第40周

本周孕妈妈变化

到了孕40周，孕妈妈子宫的位置和高度基本上没有什么变化，但是羊水量却减少了许多。

孕妈妈的体重已经达到高峰，子宫挤压着胸肋部，会让孕妈妈感觉喘不过气来。孕妈妈的脸色会因为血液循环量增大变得潮红。偶尔也会有心神不宁的状态出现。

本周胎宝宝变化

本周胎宝宝的顶臀长约为38厘米，全身长约52厘米，体重约为3300克。从临床医学角度来看，胎宝宝已经完全成熟，随时可能出生。胎宝宝腹部的周长要比头部稍大，脂肪的比例约占体重的15%，身体内所有的系统已经基本发育成熟。

现在，胎宝宝的骨骼数量比成人的206块还要多。但在出生后，部分骨骼会随着成长逐渐融合到一起。而且，为了迎接子宫外的新生活，此时的胎宝宝已经形成了70多种不同的反射能力。胎宝宝所处的羊水环境也有所变化。原来的羊水是清澈透明的，现在由于胎宝宝身体表面绒毛和胎脂的脱落，以及其他分泌物的产生，羊水变得有些浑浊，呈现出乳白色。

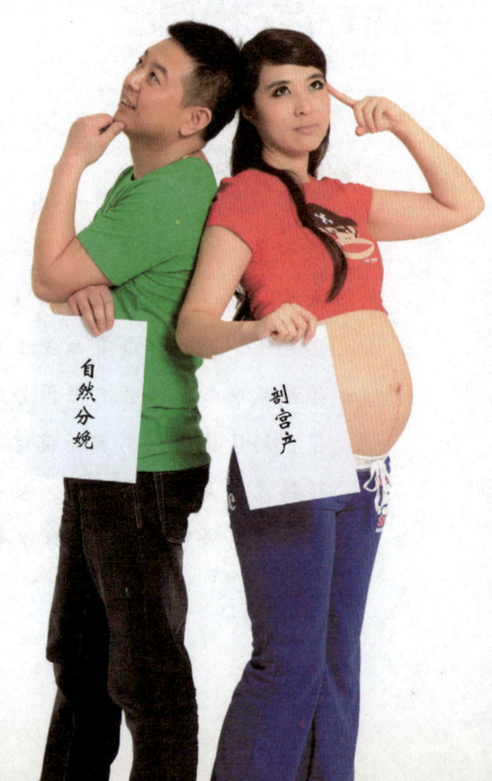

本周注意事项

孕妈妈和准爸爸需要准备好入院的物品，随时准备入院待产。

本周优孕细细读——分娩过程中容易出现哪些突发状况

麻醉意外

对于那些采用无痛分娩或是剖宫产的孕妈妈来说，在使用一定剂量的麻醉药时，很可能会出现药物过敏或是麻醉意外。如果发生这种情况，不要紧张，及时遵循医生的指导进行处理即可。

脚部突然抽筋

如果孕妈妈在分娩台上突然脚抽筋，必须告诉医护人员。在医护人员的建议下伸直小腿肚，把脚趾尖向前面拉以缓解抽筋现象。如果自己可以应付，就自己牵拉脚尖直到不再抽筋。

大腿根部疼痛

分娩过程中，当孕妈妈两脚张开用力时，有时会突然出现大腿根部疼痛、股关节使不上力的情况。这时，孕妈妈可先暂时停止使劲，请医护人员帮忙按摩。如果自己可以按摩缓解，也可自理。

无法使劲

有时，孕妈妈会因为过度集中于呼吸，无法冷静下来，或其他原因导致孕妈妈无法使劲。遇到此种突发事件时，孕妈妈可以大口吐气做深呼吸，便可稳定情绪，巧妙用力。

无法顺畅呼吸

孕妈妈在分娩的时候为了缓解疼痛或用力会拼命呼吸，以至于呼吸节奏变得混乱，无法顺畅呼吸。遇此情况时，孕妈妈千万别着急，只要慢慢做深呼吸便可稳定下来。

想要改变姿势生产

当孕妈妈采用仰卧姿势使劲时，如果腰部或是背部出现疼痛，不需要忍耐，可以直接告诉医护人员想换一个轻松一点儿的姿势。此外，也可以尝试按摩疼痛部位。

孕期营养宝典——怎么吃才能提高“产力”

分娩可不是一件轻松的事情，而是一件重体力活儿，孕妈妈的身体和精神都要承受着很大的能量消耗和压力。所以，分娩过程中适当进食可以帮助孕妈妈补充能力，促进分娩的顺利进行。

不同产程的饮食安排

第一产程需要的时间最长，为了能够有足够的体力完成分娩的全过程，孕妈妈应选择烂糊面、清蛋糕、鸡蛋面、稀饭这些柔软、易消化的食物食用。

到了第二产程时，子宫收缩频繁，疼痛感加剧，更加消耗体能，这时，可以给孕妈妈喝一些糖水、果汁、藕粉、牛奶等能够被肠胃快速吸收，转化成能量的流质食物，以补充体力，帮助孕妈妈顺利分娩。

到了第三产程，时间一般会比较短，不必勉强孕妈妈进食，如果有产程延长的现象，要给孕妈妈喝些糖水、果汁，以免脱水或体力不支。

增加产力的小秘诀

羊肉300克、红枣150克、红糖80克、黄芪15~20克，再加上1500毫升水煮至500毫升，倒出汤汁，加入红糖。分娩前3天开始早晚各服用1次。

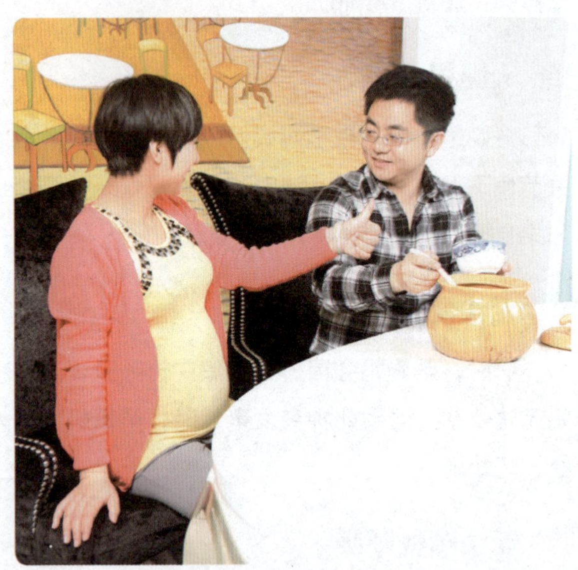

临产前，准爸爸可以为孕妈妈炖制营养丰富的羊肉红枣汤，以增强孕妈妈的体力，为顺利分娩储备能量。

优孕专家如是说

为母乳做好营养储备

如果孕妈妈做好了母乳喂养的准备，在分娩前就要经常食用莲藕、红枣、猪蹄等能促进泌乳的食物。黄花菜和茭白也是不错的选择。黄花菜营养丰富，尤其是蛋白质的含量很高，并具有宽胸、下乳的作用。茭白含有丰富的碳水化合物、蛋白质、维生素C等多种营养素，和猪蹄一起煲汤，对分娩后下乳十分有效。

快乐孕程一点通——做最后1次产检

主动配合医生的询问

临产前，医护人员会向孕妈妈询问有关情况和感觉，这属于基本检查之一，孕妈妈一定要予以重视。

此外，孕妈妈有无妊娠中毒症或前置胎盘，甚至怀孕的全部过程等，都是医生可能会详细了解的情况。孕妈妈要耐心地向医生说明情况，让医生在接生的过程中可以做到有备无患。

宫颈成熟度的检查

临床上用Bishop评分来检查宫颈成熟度。医生会根据宫颈的长度、宫颈的软硬程度、宫颈的容受度、宫颈的位置、先露部位的高低这几方面的评分来评估孕妈妈的宫颈成熟度。

羊水常规检查

近年来，临床上应用羊水指数法（AFI）来监测羊水的情况，这种新型的监测方法比以往的AFD更要准确和敏感一些，以AFI≤5.0厘米作为诊断羊水过少的临界值。

由于羊水过少比较容易发生胎宝宝窘迫和新生儿窒息，容易增加新生儿的死亡率。因此，孕妈妈在临产前监测羊水的情况是非常重要的。

骨盆检测

骨盆的大小是由组成骨盆的各骨之间的距离（即骨盆径线）来显示的，如骨盆各径线测量值正常时，骨盆形态多属正常，胎宝宝多数能够顺利分娩。反之，如果孕妈妈的骨盆过于狭窄、大小不对称、畸形等，即使测量数值正常，也会影响胎宝宝的通过，造成难产。

测量体温、血压

需要特别强调的是，孕妈妈在待产时，一般每隔2～4小时就需要测量体温、血压、呼吸、脉搏及胎心音等项目各1次，以便医护人员及时地了解孕妈妈和胎宝宝的身体状况。孕妈妈要配合。

优孕指南对对碰——孕妈妈需警惕过期妊娠

过期妊娠发生的原因

◎头盆不称时容易导致过期妊娠。由于胎先露部对宫颈内口及子宫下段的刺激不强，容易发生过期妊娠。

◎胎宝宝畸形或羊水过多时，难以刺激宫颈内口及子宫下段引起宫缩，孕期可长达45周。

◎内源性前列腺素和雌二醇分泌不足而黄体酮水平增高，抑制前列腺素和缩宫素，使子宫不收缩，易导致过期妊娠。

过期妊娠有哪些危害

/ 容易导致胎宝宝缺氧 /

如果妊娠超过了42周，胎盘会逐渐老化，胎盘功能减退，这会直接影响胎宝宝的氧气供给，容易引起胎宝宝缺氧。

/ 容易导致难产 /

过期妊娠会使胎盘发生病理性改变，从而出现胎宝宝窘迫或是巨大儿，这样会造成难产等情况，也会使胎宝宝的死亡率加大。

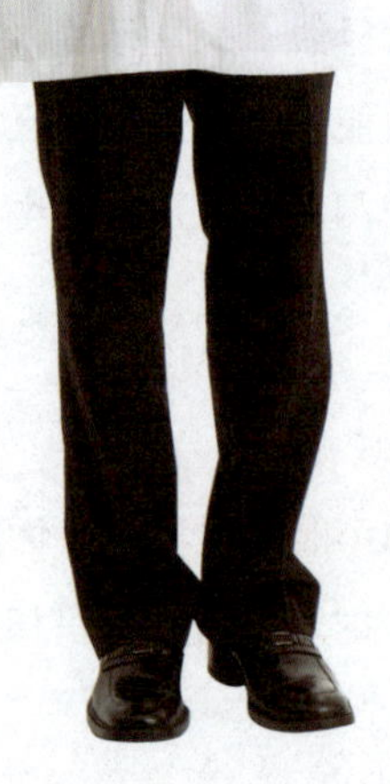

✻孕妈妈整个孕期都要进行定期的产前检查，尤其是在最后1个月里，更是要每周都进行检查，以预防过期妊娠的发生。

过期妊娠的预防和检测方法

/ 过期妊娠的预防方法 /

在整个孕期都必须到医院定期进行检查，还要准确推算自己的预产期。

/ 过期妊娠的检测方法 /

一旦过了预产期10天以上还未分娩，可检查胎盘功能是否减退。检查胎盘功能的方法有：留24小时的尿液测定雌三醇含量，做阴道涂片检查、羊膜镜检查等。如果发现有胎盘功能减退的症状，要根据减退的程度决定分娩方式。

准爸爸爱妻大行动
——准爸爸是最好的陪产人员

现在很多医院都采取人性化的分娩方式，允许准爸爸参与到孕妈妈的分娩过程中，以缓解孕妈妈在分娩时的紧张情绪。同时，也可以让夫妻双方共同迎接他们爱的结晶。

第一产程陪产要点

准爸爸要在精神上支持孕妈妈，一定要让她坚定信心。在宫缩间歇，准爸爸可以为孕妈妈拿些牛奶、巧克力等，让孕妈妈保持充沛的体力和精力；及时提醒孕妈妈排尿和排便等。最重要的是，准爸爸要积极配合医护人员，并将孕妈妈的愿望和需求及时反馈给医生或是护士。

第二产程陪产要点

◎ 第二产程中用力会让孕妈妈觉得口干，准爸爸可以及时给孕妈妈喂一些温水，补充体力。

◎ 对辛苦分娩的妻子，准爸爸要及时给予肯定和鼓励。

◎ 说话时态度亲切、温和，对孕妈妈的话表现出感兴趣并及时回答，注意使用简单、易懂的语言。

◎ 可以给孕妈妈做按摩。通过对孕妈妈背部、腰部、腹部等部位的按摩，缓解孕妈妈在分娩过程的紧张和阵痛。

◎ 准爸爸自己要镇定、自信，从语言、神情到动作都尽量轻松自如，把你的自信和力量传递给孕妈妈。

第三产程陪产要点

◎ 让孕妈妈安静地休息，因为她已经消耗了大量的体力和精力。

◎ 在照顾孕妈妈的同时要注意细心地观察她的其他情况，如果有特殊情况出现，就要及时通知医生。

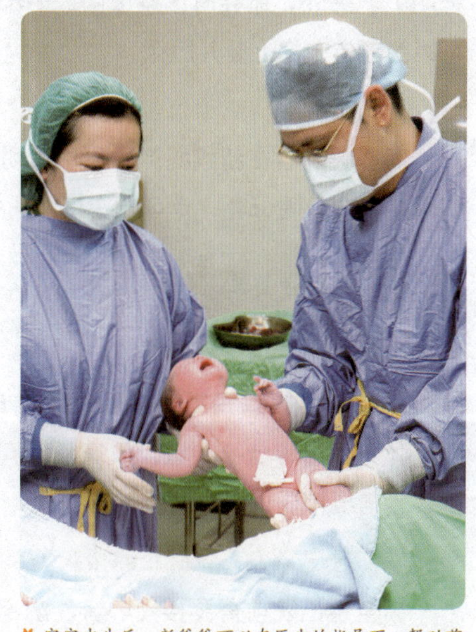

宝宝出生后，新爸爸可以在医生的指导下，帮助剪掉宝宝的脐带并配合医生做好后续工作。

孕期生活情报站——从分娩至出院的相关事宜

分娩结束，新妈妈该做什么

/ 处理阵痛和排尿事件 /

如果新妈妈的会阴伤口疼痛，或阵痛严重，需要通知护士或医生，并进行及时处理。

此外，新妈妈产后因膀胱肌肉麻痹，会出现没有尿意感的情形。因此，一旦从最后排尿开始经过6小时以上还没有排尿，就需要做导尿处理。

/ 擦拭身体 /

新妈妈因生产流汗或是分娩后恶露等情况容易造成身体的不洁净。为了保持身体洁净和预防阴部感染的状况，新妈妈可在分娩后第一天进行简单的身体擦拭，但不能洗澡，阴部可用冲洗器进行冲洗。

为新宝宝所做事宜

/ 测量宝宝 /

测量宝宝的身长、体重、头围、大横径（头的幅度）、胸围，并记录在出生证明上。另外，还会有诊察囟门或阴部。为了预防感染，要消毒肚脐。之后，就可以为新宝宝穿上婴儿服了。

/ 有些宝宝需要喝葡萄糖液 /

有些医院会在新妈妈产后休息的期间，让新宝宝喝5%的葡萄糖液。如果新妈妈希望宝宝只喝母乳，也可以在事前通知医护人员。

出院日相关事宜

/ 新妈妈接受出院检查 /

出院前，新妈妈需要接受医院的最后一次全身检查。需要进行验尿、量血压、体重测量等全身检查。没有任何问题即可出院，如发现有妊娠中毒症后遗症的，则需要接受出院后的咨询指导。

/ 新宝宝需要接受医生的检查 /

新宝宝出院前需要接受心音、阴部、囟门开展情形的诊察，还需要服用第二次维生素K_2糖浆，并测量身高、体重等一系列检查。

孕晚期推荐菜谱

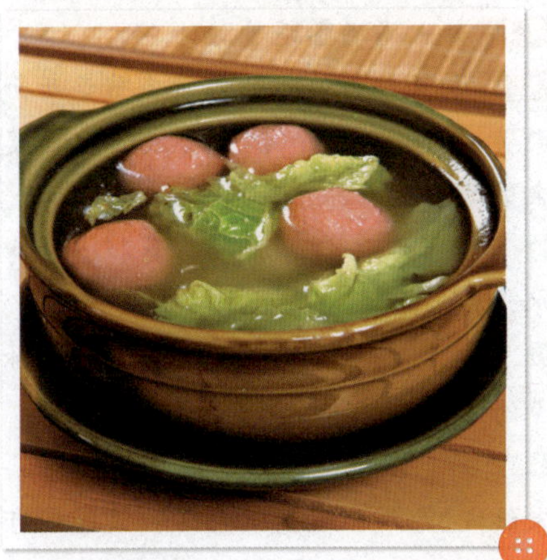

肉丸子冻豆腐汤

材料 冻豆腐2块，猪绞肉250克，白菜1/2颗，草菇150克，葱适量。

调料 盐、淀粉各少许。

做法 ❶ 冻豆腐用清水冲洗干净，切成块；白菜洗净，切成块；葱洗净，切成段；草菇放入水中浸泡，洗净，切末。

❷ 猪绞肉加入适量盐、淀粉、草菇末搅拌均匀，备用。

❸ 锅置火上，倒入适量水烧开，然后将搅拌好的猪绞肉用手揉成球状，再放入沸水中煮熟，然后加入葱段、白菜块、冻豆腐块一起煮至白菜软化，最后加入盐调味即可上桌食用。

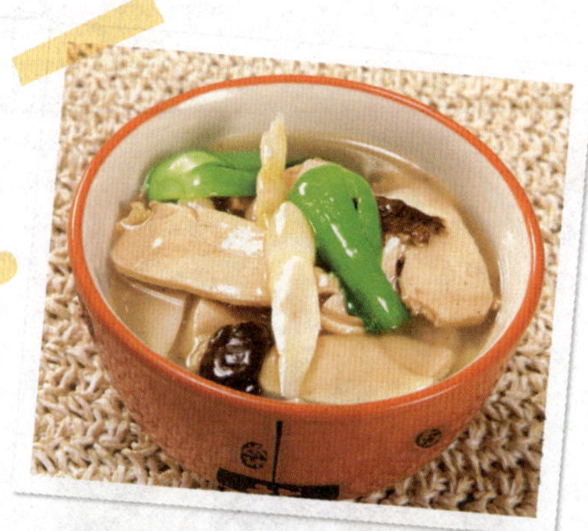

冬笋烩鹅片

材料 熟鹅肉片300克，冬笋、水发香菇各100克，绿叶菜心50克，姜片10克，葱段15克。

调料 盐少许，香油、水淀粉、高汤各适量。

做法 ❶ 将冬笋、香菇洗净；将冬笋切片，香菇去蒂后切片，入沸水汆烫一下沥干，备用；绿叶菜心洗净。

❷ 锅中倒油烧热，放入姜片、葱段炒香，加入高汤，烧至入味，去除姜片、葱段，再下入熟鹅肉片、冬笋片、香菇片、菜心，调入盐、香油烩熟，再用水淀粉勾芡，起锅装盘。

健康小贴士 冬笋要先放入沸水中汆烫，这样可去除其苦涩的口感。除了做凉笋料理的冬笋需要整支完整入沸水中汆烫外，其他的笋都可先切片或切丝后，再放入沸水中汆烫，如此一来既能快熟，又可减少烹调的时间。

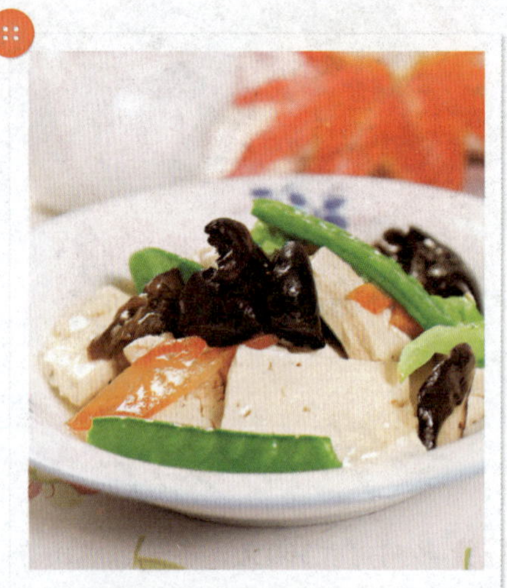

什锦豆腐

材料 豆腐、荷兰豆、胡萝卜片各适量，鲜香菇、黑木耳、葱花各少许。

调料 盐少许，老抽、白砂糖、水淀粉各适量。

做法 ❶豆腐切片，香菇切丁；锅中倒入适量水，大火烧开，将豆腐片和香菇丁、荷兰豆、胡萝卜片汆烫一下，香菇丁泡水，汤备用。

❷油锅烧热，将豆腐片下锅煎至两面金黄，盛出，沥油备用。

❸起锅，放葱花，炒出香味后，将香菇丁、荷兰豆、胡萝卜片、黑木耳入锅煸炒一下，再放入豆腐片。

❹随后倒入泡香菇丁的汤、老抽、糖和盐，继续翻炒1分钟。

❺用水淀粉勾芡即可食用。

雪菜黄鱼汤

材料 黄鱼2条，雪菜、葱花、葱段、姜片各适量。

调料 盐、高汤各适量。

做法 ❶油锅烧热，放入黄鱼煎至两面微黄，盛出滤油；锅里留底油放雪菜末煸炒后盛出。

❷黄鱼重入锅内，加入高汤和适量清水，放入姜片、葱段。

❸大火煮开后继续以大火煮5～6分钟至汤色变白。

❹除去姜片和葱段，加入煸好的雪菜末续煮2分钟；酌情加盐（如果够咸可以不再加盐）后撒上葱花即可。

此道汤不可早放盐，放早了会使鱼肉变硬。在鱼将熟之际，再加入盐调味，这样煮出来的鱼汤才会鲜美入味、醇厚可口。

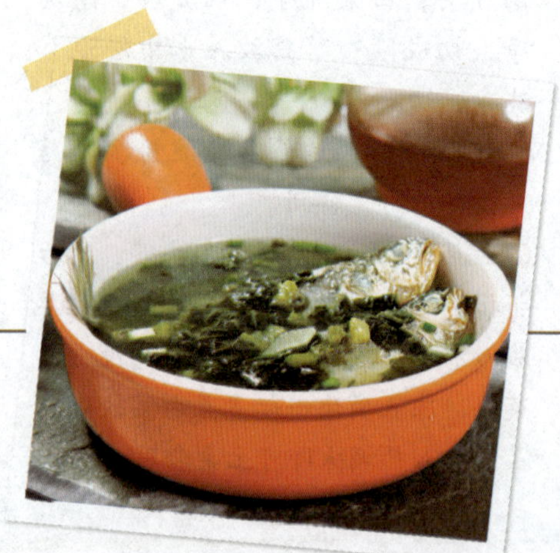